全国中等卫生职业教育规划教材

供护理、助产及其他医学相关专业使用

外 科 护 理

（修订版）

主 编　王　萌　张继新

副主编　杨　峰　陈　琦　徐元江

编　者　（以姓氏笔画为序）

王　萌　周口职业技术学院

刘秀丽　鄂尔多斯市卫生学校

刘树淼　周口职业技术学院

孙景文　黑河市卫生学校

李胜萍　首都医科大学附属卫生学校

杨　阳　江苏省宿迁卫生中等专业学校

杨　峰　郑州市卫生学校

张继新　新乡卫生学校

张燕凤　桐乡市卫生学校

陈　琦　温州护士学校

徐元江　安徽省淮南卫生学校

林冬梅　威海市卫生学校

科 学 出 版 社

北 京

内 容 简 介

本书与执业标准接轨,体现专业特色,内容呈现采用"目标导向"的方式,如"学习要点""病例导引""重点提示""讨论与思考"等。整个教材按实际工作任务、工作过程和工作情境展开,适宜"以任务引领型课程为主体"的具有一定特色的现代职业教育课程体系组织相关教学活动。全书内容分为两部分,即外科病人和皮肤、性病病人的护理。基本按护理程序编写,顺序为护理评估、护理问题、治疗原则、护理措施(病情观察、生活护理、用药护理、对症护理、心理护理)和健康教育。辅助教材资料包括网络资料(含教学大纲与PPT课件)和数字化教辅(含考点标注、练习题与模拟试卷)。

本书可供全国中等卫生职业院校护理、助产、卫生保健、康复技术等专业使用。

图书在版编目(CIP)数据

外科护理 / 王萌,张继新主编. —修订本. —北京:科学出版社,2016
全国中等卫生职业教育规划教材
ISBN 978-7-03-048648-6

Ⅰ. 外… Ⅱ. ①王… ②张… Ⅲ. 外科学–护理学–中等专业学校–教材
Ⅳ. R473.6

中国版本图书馆 CIP 数据核字(2016)第 127593 号

责任编辑:徐卓立 杨小玲 / 责任校对:刘亚琦
责任印制:赵 博 / 封面设计:黄华斌

科学出版社 出版
北京东黄城根北街 16 号
邮政编码:100717
http://www.sciencep.com

保定市中画美凯印刷有限公司 印刷
科学出版社发行 各地新华书店经销
*

2016 年 6 月第 一 版 开本:787×1092 1/16
2020 年 8 月第三次印刷 印张:20 插页:1
字数:484 000
定价:39.00 元
(如有印装质量问题,我社负责调换)

全国中等卫生职业教育规划教材
编审委员会
（修订版）

全国中等卫生职业教育规划教材
教 材 目 录
（修订版）

全国中等卫生职业教育规划教材
修 订 说 明

　　《全国中等卫生职业教育规划教材(护理、助产专业)》在编委会的组织下,在全国各个卫生职业院校的支持下,从 2009 年发行至今,已经走过了 8 个不平凡的春秋。在 8 年的教学实践中,教材作为传播知识的有效载体,遵照其实用性、针对性和先进性的创新编写宗旨,落实了《国务院关于大力发展职业教育的决定》精神,贯彻了《护士条例》,受到了卫生职业院校及学生的赞誉和厚爱,实现了编写精品教材的目的。

　　这次修订再版是在前两版的基础上进行的。编委会全面审视前两版教材后,讨论制定了一系列相关的修订方针。

　　1. 修订的指导思想　实践卫生职业教育改革与创新,突出职业教育特点,紧贴护理、助产专业,有利于执业资格获取和就业市场。在教学方法上,提倡自主和网络互动学习,引导和鼓励学生亲身经历和体验。

　　2. 修订的基本思路　首先,调整知识体系与教学内容,使基础课更侧重于对专业课知识点的支持、利于知识扩展和学生继续学习的需要,专业课则紧贴护理、助产专业的岗位需求、职业考试的导向;其次,纠正前两版教材在教学实践中发现的问题;最后,调整教学内容的呈现方式,根据年龄特点、接受知识的能力和学习兴趣,注意纸质、电子、网络的结合,文字、图像、动画和视频的结合。

　　3. 修订的基本原则　继续保持前两版教材内容的稳定性和知识结构的连续性,同时对部分内容进行修订和补充,避免教材之间出现重复及知识的棚架现象。修订重点放在四个方面:①根据近几年新颁布的卫生法规和卫生事业发展规划及人民健康标准,补充学科的新知识、新理论等内容;②根据卫生技术应用型人才今后的发展方向,人才市场需求标准,结合执业考试大纲要求增补针对性、实用性内容;③根据近几年的使用中读者的建议,修正、完善学科内容,保持其先进性;④根据学生的年龄和认知能力及态度,进一步创新编写形式和内容呈现方式,以更有效地服务于教学。

　　现在,经过全体编者的努力,新版教材正式出版了。教材共涉及 33 门课程,可供护理、助产及其他相关医学类专业的教学和执业考试选用,从 2016 年秋季开始向全国卫生职业院校供应。修订的教材面目一新,具有以下创新特色。

1. 编写形式创新　在保留"重点提示,适时点拨"的同时,增加了对重要知识点/考点的强化和提醒。对内容中所有重要的知识点/考点均做了统一提取,标列在相关数字化辅助教材中以引起学生重视,帮助学生拓展、加固所学的课程知识。原有的"讨论与思考"栏目也根据历年护士执业考试知识点的出现频度和教学要求做了重新设计,写出了许多思考性强的问题,以促进学生理论联系实际和提高独立思考的能力。

2. 内容呈现方式创新　为方便学生自学和网络交互学习,也为今后方便开展慕课、微课等学习,除了纸质教材外,本版教材创新性提供了手机版 APP 数字化辅助教材和网络教学资源。其中网络教学资源是通过网站形式提供教学大纲和学时分配以及讲课所需的 PPT 课件(包含图表、影像等),手机版数字化教辅则通过扫描二维码下载 APP,帮助学生复习各章节的知识点/考点,并收集了大量针对性强的各类练习题(每章不低于 10 题,每考点 1~5 题,选择题占 60% 以上,专业考试科目中的案例题不低于 30%,并有一定数量的综合题),还有根据历年护士执业考试调研后组成的模拟试卷等,极大地提高了教材内涵,丰富了学习实践活动。

我们希望通过本次修订使新版教材更上一层楼,不仅继承发扬该套教材的针对性、实用性和先进性,而且确保其能够真正成为医学教材中的精品,为卫生职教的教学改革和人才培养做出应有的贡献。

本套教材第 1 版和第 2 版由军队的医学专业出版社出版。为了配合当前实际情况,使教材不间断地向各地方院校供应,根据编委会的要求,修订版由科学出版社出版,以便为各相关地方院校做好持续的出版服务。

感谢本系列教材修订中全国各卫生职业院校的大力支持和付出,希望各院校在使用过程中继续总结经验,使教材不断得到完善和提高,打造真正的精品,更好地服务于学生。

编委会

2016 年 6 月

修订版前言

　　本教材属于科学出版社统一组织的修订再版,对原第 2 版教材的内容进行了精简和适当的补充。本教材的修订宗旨是以科学发展观为指导,以就业为导向,以能力为本位,以护士岗位需要和护士执业标准为依据,以护理程序为主线,突出能力培养,符合目前中专生的认知水平,接近临床满足护士执业资格考试的需要。

　　《外科护理》是中等卫生职业教育护理专业的一门主干专业课程。全书内容分为两部分,即外科病人和皮肤、性病病人的护理。基本按护理程序编写,分为护理评估、护理问题、治疗原则、护理措施(病情观察、生活护理、用药护理、对症护理、心理护理)和健康教育。

　　教材内容科学、实用,与执业标准接轨,体现专业特色。内容呈现采用"目标导向"的方式,如"学习要点""病例导引""重点提示""讨论与思考"等。整个教材按实际工作任务、工作过程和工作情境组织相关教学活动,形成"以任务引领型课程为主体"的具有一定特色的现代职业教育课程体系。

　　同时本教材增加了辅助教材资料的内容,包括网络资料(含教学大纲与 PPT 课件)和手机版 APP 数字化教辅(含考点标注、练习题与模拟试卷),大大提升了教材的内涵。

　　本教材供中等卫生职业学校护理、助产、卫生保健、康复技术等专业的学生学习使用。在本书编写过程中,我们主要参考了国内中、高等医学院校有关教材及专著,编写活动得到编者所在单位的大力支持,在此一并表示诚挚的谢意。

　　本书的全体编写者都以高度认真负责的态度参与了编写工作,但因时间仓促与水平有限,难免在内容上存在欠妥之处,恳请广大师生和外科护理工作者提出宝贵意见,以使本教材日臻完善。

编　者
2016 年 6 月

目　录

第1章

绪　　论

一、外科护理的性质与内容

外科护理是阐述和研究对外科病人如何进行整体护理的一门临床学科。护理学作为医学科学的重要组成部分，是以自然科学和社会科学理论为基础，研究维护、促进、恢复人类健康的护理理论、知识、技能及其发展规律的综合性应用科学。随着社会的发展、科学技术的进步、人民生活水平的提高和对健康需求的增加，护理学已逐渐发展成为医学科学中一门具有独特功能的专门学科。外科护理是护理学的重要组成部分，包含了医学基础理论、外科学基础理论、护理基础理论和操作技术，同时还涉及了护理心理学、护理伦理学和社会学等人文学科的知识。

外科护理与外科学紧密相关，外科疾病大致分为创伤、感染、肿瘤、畸形和功能障碍5大类，这些疾病多以手术或手法处理为特有的、主要的治疗手段。外科范围内这5大类疾病的护理理论知识和护理技术，就是外科护理的内容，而这5大类外科疾病的围术期护理，即手术前、手术中和手术后的护理，亦是外科护理中的主要内容。在现代医学模式和现代护理观指导下，外科护士和外科医师一起，对外科病人的各类疾病进行治疗，并根据不同病人的身心、社会和文化需要，以人的健康为中心，以护理程序为框架，提供优质的个体化整体护理。外科护士的工作范畴包括：向病人和健康人提供有关疾病预防、治疗、护理和康复的咨询指导；协助住院病人接受各种诊断性检查、各种手术或非手术治疗；评估并满足病人的基本需要；预防并发症、指导康复训练以预防残障；开展科学研究工作，促进护理理论和实践的发展。

重点提示

创伤、感染、畸形、肿瘤和功能障碍为外科常见的5大类疾病。

二、外科护理的发展

外科护理的发展与外科学在历史上的各个发展阶段是相辅相成、密不可分的。在远古时代人们已认识并建立了外科学。19世纪40年代以后,随着解剖学、病理解剖学、病理组织学尤其是实验外科的建立,为外科学的发展奠定了基础。在早期的外科实践中,手术疼痛、出血和伤口感染等曾是妨碍外科学发展的主要因素之一。直到19世纪中叶,无菌术、止血输血、麻醉镇痛技术的问世,解决了外科手术中手术疼痛、出血及伤口感染3大难题,才使外科学的发展得到了飞跃。

同一时期,南丁格尔在克里米亚战争中成功地应用清洁、消毒、换药、包扎伤口、改善休养环境等护理手段,使战伤死亡率从50%降至2.2%,充分显示了护理在外科治疗中的重要作用,并由此创建了护理学,外科护理也见雏形。

重点提示

南丁格尔在外科护理发展中的重要作用使其成为现代护理学的奠基人。

外科和外科护理学传入我国已有百余年,新中国成立后得到快速发展。20世纪50年代,首例大面积烧伤病人的抢救和20世纪60年代世界首例断肢再植在我国获得成功,体现了我国护理工作者对外科护理学所做出的突出贡献。目前,我国有120万名护士,其中约半数属于外科性质学科(手术科室)的护士,她们日夜工作在医疗战线的第一线,为保护人民生命健康做出了重大贡献。随着外科领域有关生命科学高新尖科学技术的引入,医学分子生物学和基因研究的进展,为外科学和外科护理学提供了新的发展机遇与挑战。外科护理工作者应更新护理理念,总结经验,开拓创新,不断提高自身素质,为外科护理学的发展做出贡献。

现代护理学的发展经历了以疾病护理为中心、以病人护理为中心和以人的健康护理为中心的3个发展阶段。随着医学模式的转变,护理服务的对象从病人扩大到健康人,即不仅是帮助病人恢复健康,还包括对健康人的预防和保健工作,主动参与各种疾病普查,定期保健指导和咨询以及康复训练等;护理的工作场所从医院扩展到社会和家庭,即深入到学校、工矿、社区广泛开展卫生宣传教育,提高人们防病、防伤意识,促进和保持健康;护理服务的期限从胎儿到临终,囊括了个体生命的全过程。体现了1978年世界卫生组织提出的"护士作为护理的专业工作者,其唯一的任务是帮助病人恢复健康,帮助健康人促进健康"的任务和目标。

三、如何学习外科护理

(一)明确外科护理课程教学目标

根据我国卫生职业教育教学指导委员会颁发的中等职业学校护理专业临床护理教学大纲中的规定,结合护理专业的培养目标,使学生通过本课程的学习,能够达到如下目标。

1. **基础知识教学目标** ①了解外科常见病的概念、病因及发病机制、病情判断及防治要点;②理解外科常见病患者护理评估的内容(健康史、身体状况、心理状态及社会状况)和方法;③掌握外科常见病患者的护理问题、护理措施和健康教育(指导);④掌握外科常见危重症病人的救护原则和方法。

2. **能力培养目标** ①具有对外科护理对象应用护理程序、实施整体护理的能力,并同时具有对常见病患者的病情变化和治疗反应进行观察和初步分析的能力;②具有对外科常见危重症患者进行初步应急处理和配合抢救的能力;③具有实施外科常见护理操作技术的能力,并具有初步管理手术室和初步配合常见手术的能力。

3. 思想品德教育目标 ①通过观察、了解疾病对人的身心危害,体会护理对象为恢复、维持、促进其健康的护理需求,进一步认识和珍爱生命,养成自觉地关心、爱护、尊重护理对象以及全心全意为护理对象服务的观念与行为意识;②养成爱岗敬业、吃苦耐劳、认真负责的工作态度和作风;③具有与同事人员合作工作的团队意识及协作精神;④在外科护理的学习、工作过程中,具有研究新理论、新方法、新技术的创新意识。

(二)学会用整体护理观指导本课程的学习

通过对外科护理的学习,应树立"以人的健康为中心的全面护理"的护理理念,理解整体护理的科学内涵:①对人的生理、心理和社会方面的需要进行全面照顾;②包括人在疾病时的护理和健康时的护理,也就是要帮助病人减轻痛苦和恢复健康,指导健康人保持健康和促进健康;③包括医院内的病人护理和家庭护理、社区护理,或者说不只是做好个体人的护理,还有群体的护理、环境护理;④对人生命过程的各个阶段的健康问题给予关怀和照顾,即对胎儿、新生儿、婴幼儿、儿童、青少年、中年、老年乃至临终关怀等不同生命活动阶段的护理。

在外科护理的学习和工作中,运用外科护理学的知识和技术,采用科学的护理程序:①评估病人的健康状况;②提出护理问题;③制订护理计划;④实施护理计划;⑤评价护理结果。为病人提供身心健康服务,初步具有向个体、家庭和社区开展健康教育的能力。

(三)学习要理论与实践相结合

外科护理的学习,应加强其理论知识与实践的结合,才能取得理想的学习效果。

1. 打好基础 外科护理学的基础理论、基本知识和基本技术,对初学者非常重要,是学习专业课程和临床实践的基础;同时,学习中要联系基础医学理论知识,使所学知识融汇贯通。所以,要认真学习和复习好本课程的教学内容,为其他专业课程的学习和毕业后的工作或深造打下良好的基础。

2. 注重实践 即要重视学习书本上的理论知识和培养运用理论知识来分析、解决外科护理中实际问题的能力,更要注重外科护理技能操作的训练。利用实践的机会,理解以护理程序为框架的整体护理模式知识,收集和分析资料,发现外科病人现有的和潜在的护理问题,采取有效的护理措施。

(四)掌握外科护理的发展趋势

随着国民经济不断发展,外科业务的扩大和深入,外科分工越来越细,更需要相应的专科护士,要求他们既通晓外科护理,又对某一领域有护理专长。外科护士不仅要满足于应对临床工作的现状,还要不断追逐外科技术发展的前沿动态,探索研究新的护理技术,为成为合格的专科护士进行知识、技能的储备,并通过科学研究充实护理理论,指导工作实践,推动外科护理学科的发展。

随着医学科学技术的进步,许多急危重症病人的抢救存活率显著提高,但有后遗症和功能障碍的病人也不断增多,如脑外伤后遗留的运动功能障碍、言语功能障碍等。护理作为一个完整的体系,是由保健、预防、临床和康复4个方面构成。如果病人的正常生理功能尚未恢复,不能进行正常的生活和工作,就意味着护理工作还没有结束。康复必须从疾病早期开始,与临床护理同步进行,开始得越早,功能恢复的效果越好。康复的指导思想和技术已经越来越广泛地为外科临床护理工作者所重视,并有机地结合到日常护理工作中去,扩大护理工作的服务范围,体现了护理工作救死扶伤的宗旨。

四、外科护士应具备的职业素质

外科临床护理工作具有与其他学科不同的特点,急诊多、抢救工作强度大、复合性损伤涉及多个脏器或学科、病情复杂多变等特点,对外科护士的要求更高。

(一)明确职责

外科护士的职责包括:①协助病人接受各种诊断性检查;②提供有关疾病的预防、治疗、护理和营养的咨询、指导及健康教育;③协助各项手术和非手术治疗;④评估及满足病人的基本要求;⑤协助预防并发症;⑥协助康复锻炼,预防残障;⑦外科护理的科研与创新。

归纳起来,外科护士的职责是通过对人的躯体、心理和社会状况的认真评估,发现健康问题,并采取有效的护理措施,满足患者的基本需要,帮助患者恢复健康,预防并发症和残障的发生,以达到最佳的护理为目的。

(二)适应角色

根据外科护士的职责,外科护士的角色应为:①基本护理活动的执行者;②外科护理的计划者;③病人权益的维护者;④病人的健康顾问和咨询者;⑤健康教育者;⑥医护工作的协调者;⑦外科病房工作的管理者;⑧外科护理学科的研究者和创新者。

(三)培养职业素质

1. 具有高尚的思想道德品质 作为外科护士,必须热爱护理专业,具有强烈的事业心、高度的责任心及奉献精神。工作中做到视病人如亲人,富有爱心、同情心,急病人之所急,真正树立全心全意为病人服务的思想,才能做好外科护理工作。

2. 具有扎实的专业素质

(1)要具有比较完整的外科护理专业理论知识,娴熟的操作技能,具有敏锐的观察力和综合分析判断能力,能透过细微的病情变化,发现病人潜在的健康问题,积极主动地做好并发症的预防工作。

(2)需要具备相关学科如社会科学、人文科学的知识,才能更好地运用护理程序,真正做到以人的健康为中心的全面护理。

(3)在临床护理工作中,要具有科研意识,认真积累工作经验,在繁杂的护理工作中,寻找科学规律,积极开展护理科研工作,推动护理学科的发展。

3. 具有良好的身体素质 随着社会的发展及交通工具的进步,各种车祸、外伤等突发事件增多,使得外科护理工作突发性强的特点更为突出,短时间内可能有大批伤员到达并需要紧急处置与抢救,工作量可骤然加大。要求外科护士具有健康的体魄和良好的精神状态,积极配合医师做好抢救工作,圆满完成各项护理任务。

4. 具有良好的心理素质 外科病人常伴有严重的肢体离断、胸腹部开放性损伤及颅脑外伤等紧急情况,要求护士要有良好的自我控制能力,做到处变不惊、沉着冷静地为病人做好各项护理工作。同时,外科病人手术前后会有复杂的心理变化,也要求外科护士有良好的精神状态、乐观向上的情绪及高超的沟通技巧,建立良好的护患关系,做好外科病人的心理护理工作,促进病人的全面康复。

讨论与思考

1. 简述外科护理的主要内容。
2. 怎样学习好外科护理？
3. 如何做一名合格的外科护士？

（王　萌）

第2章

水、电解质及酸碱代谢失衡病人的护理

学习要点

1. 人体内正常体液的分布情况。
2. 三种脱水的主要临床表现。
3. 静脉补钾的注意事项。
4. 代谢性酸中毒的临床表现。

案例分析

病人,男性,25 岁。因腹泻,24h 从肠道丢失水分约 1000ml,24h 排出尿量 1000ml。请分析:病人 24h 丢失的水分共有多少?

第一节　正常体液平衡

一般成年男性体液总量约占体重的 60%(女性 55%,婴儿 70%~80%),其中细胞内液约为体重的 40%(女性 35%),细胞外液约为体重的 20%。细胞外液中组织间液占体重的 15%,血浆占体重的 5%。以上体液分布比例相对恒定,它们之间不断地进行交流,保持动态平衡。体液是溶液,其溶质有无机盐、葡萄糖和蛋白质等。

一、水 的 平 衡

人体每日水分的摄入与排出保持动态平衡。正常成年人每天水分出、入总量各为 2000~2500ml(表 2-1)。

摄入水主要来源于饮水和食物水。内生水主要是指体内糖、脂肪和蛋白质在代谢过程中产生的少量水。在肾衰竭少尿期需要严格限制水的入量,补液时应注意扣除内生水量。人体排出水的途径主要有泌尿道、消化道、呼吸道和皮肤等。尿和粪为显性失水,呼吸蒸发和皮肤蒸发称为不显性失水,在发热、气管切开等情况下不显性失水量会增加。肾是调节人体水分最主要的器官,正常成年人 24h 尿量 1000~1500ml,尿比重为 1.015~1.025。每天通过肾的固体代谢产废物为 30~40g,故至少需要尿量 500~600ml,否则会因代谢产物潴留而引起内环境改变。正常人每日胃肠道分泌消化液约 8200ml,多数被胃肠道回吸收,仅有 100~150ml 由粪便排出。

表 2-1　成人每日水的摄入量与排出量

摄入量(ml)	排出量(ml)
饮水 1000~1500	尿液 1000~1500
食物水 700	粪 150
内生水(物质代谢水)300	呼吸蒸发 350
	皮肤蒸发 500
总入量 2000~2500	总出量 2000~2500

体液平衡的调节主要是通过神经-内分泌系统和肾进行。体内水分缺乏或丧失时,细胞外液渗透压增高,刺激下丘脑-神经垂体-血管升压系统,产生口渴而增加主动饮水,同时增加血管升压素(ADH)的分泌。血管升压素作用于远曲肾小管和集合管上皮细胞,加强对水分的重吸收,减少尿量的生成,使水分保留于体内而达到降低细胞外液渗透压的效果。反之亦然。

此外,肾素和醛固酮也参与体液平衡的调节。当细胞外液减少,尤其循环血容量减少时,肾小球滤过率也相应下降,这种情况可导致肾素(由肾的近球细胞产生)分泌增加。肾素可以催化血浆中的血管紧张素原,使其转化为血管紧张素 Ⅰ 和 Ⅱ。血管紧张素 Ⅱ 刺激肾上腺皮质分泌醛固酮,促进远曲小管和集合管对钠的重吸收和钾、氢的排泄,使肾小管对水的重吸收增加,尿量减少,细胞外液即有所增加。循环血量增加和血压回升后,又可反馈抑制肾素的释放,使醛固酮分泌减少,从而减少对钠的重吸收并使细胞外液量不再增加,维持内环境稳定。

重点提示

一般成年男性体液总量约占体重的 60%(女性 55%,婴儿 70%~80%),其中细胞内液约为体重的 40%(女性 35%),细胞外液约为体重的 20%。正常成年人每天水分出、入总量各为 2000~2500ml。

二、电解质的平衡

细胞外液中最主要的阳离子为 Na^+,主要阴离子为 Cl^-、HCO_3^- 和蛋白质,共同维持细胞外液的渗透压,并参与细胞代谢和生物电活动。血清 Na^+ 正常值为 135~145mmol/L,在维持细胞外液的渗透压和容量方面起决定作用,即钠浓度的增减可直接影响细胞外液量的变化。正常成年人每天需要氯化钠 5~9g,钠平衡主要由肾调节,其调节特点是多摄多排,少摄少排,不摄不排。

细胞内液中的主要阳离子为 K^+、Mg^{2+},主要阴离子为 HPO_4^{2-} 和蛋白质,共同维持细胞内液的渗透压。细胞外液 K^+ 浓度仅占全部 K^+ 的 2%,即通常所说的血清钾,其正常值为 3.5~5.5mmol/L,却有重要的生理功能,能参与维持细胞代谢活动,稳定神经-肌肉的兴奋性,以及维持心肌正常功能等。正常成年人每日需要钾2~3g,钾主要由肾排出,其调节特点是多摄多排,少摄少排,不摄也排。因此,禁食2d以上必须补钾,以防低钾血症。

细胞外液和细胞内液所含阴离子、阳离子总数相等,渗透压相等,并保持电中性。

三、酸 碱 平 衡

正常血液酸碱度(pH)维持在7.35~7.45,这是机体进行新陈代谢最适宜的环境。机体pH在6.8以下或7.8以上均不能生存,机体通过血液缓冲系统、肺的呼吸、肾的调节和细胞内外转移4个途径来维持体液的酸碱平衡。

(一)血液缓冲系统

血液中的缓冲体系有碳酸氢盐缓冲体系、磷酸氢盐缓冲体系和蛋白质缓冲体系等。其中以血浆中的碳酸氢盐缓冲体系最为重要。碳酸氢盐缓冲体系:HCO_3^-/H_2CO_3,当体内酸性物质过多时,可与HCO_3^-作用生成H_2CO_3($H^++HCO_3^-\rightarrow H_2CO_3\rightarrow CO_2\uparrow+H_2O$),结果使体液酸度得到缓冲;当体内碱性物质过多时,H_2CO_3与碱中和($OH^-+H_2CO_3\rightarrow HCO_3^-+H_2O$),结果使体液碱度得到缓冲;缓冲体系的调节作用是迅速而短暂有限的,HCO_3^-与H_2CO_3二者正常的比值为20:1。

(二)肺的呼吸

肺通过排出体内挥发性酸(碳酸)来调节体内H_2CO_3的浓度,这种调节受延髓的呼吸中枢控制。血液中氧分压(PO_2)和二氧化碳分压(PCO_2)及pH的变化都能引起化学感受器的兴奋或抑制。延髓的呼吸中枢主要接受PCO_2和pH的刺激,而且对血液中的PCO_2的变化反应有一定的限度。当血浆PCO_2增加或pH下降时,呼吸中枢兴奋,呼吸运动加深、加快,将过多的CO_2排出体外,使血浆HCO_3^-下降。当血浆PCO_2下降或血浆pH上升时,呼吸中枢受抑制,呼吸运动变得浅而慢,使血浆保留较多HCO_3^-。

(三)肾的调节

肾通过改变排除固定酸及保留碱性物质的量来维持血浆的HCO_3^-浓度,使血浆pH保持不变。其调节的主要机制有:通过Na^+-H^+交换而排H^+;通过HCO_3^-重吸收而增加碱储备;通过产生NH_3并与H^+结合成NH_4后排除;通过尿的酸化过程而排H^+。

(四)细胞内外的转移

细胞内每进入1个H^+和2个Na^+,可将3个K^+替换出。其目的是恢复细胞内外电解质的平衡。当细胞外液H^+增多(酸中毒)时,H^+进入细胞内,使K^+排出,故酸中毒可以引起高钾血症;相反,碱中毒时可以引起低钾血症。

以上4种主要机制相互配合,对酸碱平衡发挥着调节和代偿作用,其中以肾的调节最为重要。

重点提示

人体内酸碱平衡调节主要有血液缓冲系统、肺的呼吸、肾的调节和细胞内外的转移4个方面。

第二节　水和钠代谢失衡病人的护理

> **案例分析**
>
> 病人，男性，60 岁。晚期食管癌，神志清醒，口渴明显，皮肤弹性差，黏膜干燥，舌纵沟增多，眼窝凹陷，尿量减少等。
>
> 请分析：该病人属于哪种类型脱水？存在哪些主要护理问题？护理的重点是什么？

水钠代谢正常是维持内环境稳定的重要因素，Na^+ 是决定细胞外液渗透压的主要成分，血清钠的正常值为 135~145mmol/L。不同的病因及不同的病理生理变化，可导致不同类型的水钠代谢失调，临床常见有：等渗性缺水、高渗性缺水和低渗性缺水。

【护理评估】

1. 等渗性脱水

（1）健康史：消化液急性丧失，如大量呕吐、严重腹泻、急性肠梗阻、胃肠减压、肠胰胆管瘘等。体液急性丧失，如急性腹膜炎、大面积烧伤的早期等。反复多次抽放胸腔积液或腹水等。

（2）身体状况：既有缺水症状又有缺钠症状。病人出现恶心、厌食、乏力、尿少、皮肤干燥、唇舌干燥、眼眶凹陷，但口渴不明显。如出现脉搏细速、肢端湿冷、血压不稳或下降等血容量不足症状时，说明机体丧失液体的量已达体重的 4%~6%。如体液继续丧失，则休克症状更严重，并伴有代谢性酸中毒。中枢神经功能障碍或循环功能障碍时，说明机体丧失液体量已超过体重的 6%。

（3）实验室检查：血清钠和血浆渗透压正常，血液浓缩，红细胞、血红蛋白、血细胞比容可升高，尿量减少，尿钠减少或正常，尿比重正常或偏高。

> **重点提示**
>
> 等渗性脱水身体状况，既有缺水症状又有缺钠症状。

2. 高渗性脱水

（1）健康史：水分摄入不足，如长期禁食、上消化道梗阻、昏迷病人未补充液体、食管癌病人进水受限等。水分丧失过多，如高热、大量出汗、气管切开后呼吸增快或大量应用渗透性利尿药等。

（2）身体状况：突出的临床表现为口渴，口渴与失水程度成正比。病人常表现为尿少、皮肤和唇舌干燥、眼眶凹陷、神经系统功能障碍等。临床上根据缺水的程度可分为 3 度（表 2-2）。

表 2-2　脱水程度的评估

脱水程度	临床表现	失水量（占体重%）
轻度	口渴、尿少	2~3
中度	病人口渴加重、乏力、尿少、皮肤干燥失去弹性、唇舌干燥、眼眶凹陷、烦躁等	4~6
重度	除以上症状外，病人还出现躁狂、谵妄、昏迷等严重的脑功能障碍症状	>6

（3）实验室检查：血清钠>150mmol/L，血浆渗透压>310mmol/L；尿比重>1.025。

3. 低渗性脱水

（1）健康史：低渗性脱水又称慢性脱水或继发性脱水，缺钠多于缺水，血钠浓度<135mmol/L，细胞外液呈低渗状态。常见原因有：消化液持续丧失，如反复呕吐、腹泻、肠瘘、长期胃肠减压等；大创面的慢性渗液，如大面积烧伤创面的慢性渗液；长时间应用排钠利尿药（氯噻酮、依他尼酸等）；肾疾病，如急性肾衰竭的多尿期、急性肾小球肾炎等；过多低钠性液体进入体内，如静脉输入大量的无钠液体、大量出汗后只补充水、反复多次用低渗液体洗胃或灌肠等。

（2）身体状况：临床特点是较早出现周围循环衰竭。如站立性昏倒、血压下降甚至休克等，病人表现为无口渴，有恶心、呕吐、头晕、软弱无力、视物模糊等，当血容量进一步下降时，可出现尿量减少、腓肠肌痉挛、腱反射减弱及不同程度的意识障碍等。临床上根据缺钠的程度可分为3度（表2-3）。

表 2-3 缺钠程度的评估

缺钠程度	临床表现	血清钠（mmol/L）	缺钠（g/kg）
轻度	病人感软弱无力、头晕、手足麻木等	<135	0.5
中度	病人除以上症状外，还可出现恶心、呕吐、脉搏细速、血压不稳或下降、脉压减小、尿少、表情淡漠、视物模糊等	<130	0.5~0.75
重度	病人出现休克、肌痉挛性抽痛、腱反射减弱或消失、意识障碍不断加深，甚至昏迷	<120	0.75~1.25

（3）实验室检查：血清钠<135 mmol/L，血浆渗透压<290mmol/L；尿钠明显减少，尿比重<1.010。

4. 水中毒 水中毒是指机体摄入水量超过排水量，细胞外液稀释而形成稀释性低钠血症。同时细胞外液向细胞内渗入而引起细胞内水肿。临床较少见。

（1）健康史：导致水中毒的病因有：肾功能不全、各种原因引起的 ADH 分泌过多，如急性感染、严重创伤、大手术后的病人、机体摄入水分过多或静脉补液过多等。

（2）身体状况：急性水中毒，因脑细胞肿胀和脑组织水肿可致颅内压增高，引起神经、精神症状，如头痛、躁动、谵妄、惊厥，甚至昏迷，严重者可发生脑疝。慢性水中毒，多被原发病症状所掩盖，可有软弱无力、恶心、呕吐、嗜睡、皮肤苍白等。

（3）实验室检查：血清钠低于正常，可至 120mmol/L 以下，血常规见血液稀释现象。

【护理问题】

1. 体液不足 与体液丢失过多或水钠摄入不足有关。

2. 潜在并发症 失液性休克。

【治疗原则】

1. 去除病因 去除病因；及时补充丧失的液体和电解质；保持细胞内外渗透压的平衡。肾衰竭引起的水中毒必要时采取透析治疗。

2. 液体疗法 对已发生缺水和缺钠的病人，必须给予及时、正确的液体补充。其治疗须掌握"缺多少，补多少，宁少勿多，避免矫枉过正"。治疗计划包括补液总量、补液种类和补液方法 3 个方面,并根据病情的变化,及时进行调整。

(1)补液总量,包括 3 部分:生理需要量+累计损失量+继续损失量

1)累计损失量(已丧失量):即病人从发病到就诊时已丧失的液体量,此部分液量根据临床表现和实验室检查,按缺水或缺钠程度而定,第 1 日补给总量的 1/2,其余量可在第 2 日酌情补给。

2)继续损失量(额外损失量):即在治疗过程中继续丧失的液体量,包括外在性液体和内在性液体。外在性液体,如呕吐、腹泻、引流液、出汗、胃肠道瘘、胃肠减压和气管切开等;内在性液体是积聚在体腔内的液体,如胸腔内、腹腔内积液等。继续损失量当日估算出于次日补给,补充液体的种类及量应根据所丧失体液的来源和其电解质成分而定。

3)生理需要量:即在静息情况下,正常人每日需要的生理基础量(见表 2-1)。

第 1 日补液量=生理需要量+1/2 累计丧失量

第 2 日补液量=生理需要量+1/2 累计丧失量+前 1 日继续损失量

第 3 日补液量=生理需要量+前 1 日继续损失量

重点提示

补液总量包括 3 部分,生理需要量+累计损失量+继续损失量。

(2)补液种类:须根据体液失调的不同类型,选用适宜的溶液补充。常用的液体有晶体溶液(包括非电解质溶液和电解质溶液)和胶体溶液。高渗脱水病人遵循先糖后盐的原则,脱水症状基本纠正后,血清钠降低后补充适量的等渗盐水。低渗脱水病人遵循先盐后糖的原则,轻者静脉补充等渗盐水即可纠正,重度缺钠者先静脉输注含盐溶液,后输胶体溶液,再给高渗盐水(3%～5%氯化钠溶液)200～300ml,以进一步恢复细胞外液量和渗透压。大量输入氯化钠时,要防止 Cl^- 输入过多,导致高氯性酸中毒,故一般选用平衡盐液。等渗脱水病人遵循糖盐各半的原则,用等渗盐水和平衡盐液补充血容量。除此之外,上述 3 种脱水均还应补充当日生理需要量,可补液 5%葡萄糖盐水 500～1000ml/d,5%～10%葡萄糖液 1500ml/d,10%氯化钾溶液 20～30ml/d。

(3)补液方法:轻症病人口服补液最安全。如需静脉输液者,在输液中应掌握先快后慢、先盐后糖、先晶后胶、液种交替、尿畅补钾的补液原则,以确保液体输入安全、有效。

1)先快后慢:指明显缺水或有效循环血量锐减的病人,初期输液速度要快,同时打开几条静脉通道输入已丧失的液体,待病情好转后减慢滴速,防止加重心肺负荷。但对于心肺功能障碍者,输液速度不可过快。

2)先盐后糖:先输入含钠溶液(高渗性脱水除外),后输入葡萄糖溶液,有利于稳定细胞外液渗透压和恢复细胞外液容量,因葡萄糖进入体内则会被细胞迅速利用,对维持渗透压意义不大。

3)先晶后胶:应先输入晶体溶液(平衡盐溶液)进行扩容,补充血容量,然后输入适当的胶体溶液,维持血浆胶体渗透压。但大出血病人应尽早补充胶体溶液。

4)液种交替:在输入多种类型的液体时(电解质类、葡萄糖类、碱类、胶体类)应交替输入,有利于机体的代偿调节,防止长时间内输入一种液体而出现体液失衡。但高渗性脱水初期宜持续补充葡萄糖溶液,低渗性脱水初期宜持续补充盐水。

5）尿畅补钾：是指尿量在≥40ml/h 方可补钾，以免急性肾衰竭而发生高钾血症。但严重创伤和大手术后的病人，因组织细胞破坏，大量的 K^+ 自细胞内逸出细胞外，故一般 2～3d 不需补钾。

6）水中毒治疗：严格控制水的摄入，同时使用利尿药，必要时进行透析疗法。

重点提示

补液原则是先快后慢、先盐后糖、先晶后胶、液种交替、尿畅补钾。

【护理措施】

1. 观察病情变化　观察并记录生命体征、尿量、皮肤黏膜干燥的程度、神志及精神状态改变等病情变化。

2. 记录出入液量　要认真记录 24h 的液体出入量，并根据临床表现和实验室检查结果，正确估算出已丧失的液体量和继续损失的液体量，为诊断、治疗和护理提供可靠的依据。

（1）入液量的估计：包括口服饮食、管饲饮食、静脉补液量、鼻及胃管冲洗液量、灌肠液量等。

（2）排液量的估计：包括尿量、粪便量、呕吐量、胃管吸出量、汗液量、创面渗出液量、各引流管引流出的液量、不显性失水（皮肤和呼吸）及内在性失液量。

①发热液体丧失量估计。体温升高可增加皮肤蒸发，每升高 1℃，皮肤丧失低渗液体 3～5ml/kg。体温上升到 40℃时，成年人需多补 600～1000ml 液体。

②出汗液体丧失量估计。中度出汗，丧失液体量 500～1000ml，含钠 1.25～2.5g；大量出汗，丧失液体量 1000～1500ml，含钠 2.5～3.8g。通常汗湿一身衬衣裤，丧失液体量约 1000ml。

③呼吸道液体丧失量估计。气管切开的病人，每日呼吸中丧失液体量是正常的 2～3 倍，700～1000ml。

在估算液体的出入量中，还应包括内生水和内在性液体丧失量的估计，因后者体液丧失在第三间隙中，如胸、腹腔内积液，胃肠道内积液等，病情虽严重但不出现体重减轻，所以液体丧失的量不能用体重的变化来计算，应根据病情的严重程度来估计，并在补液的过程中，随着病情的变化及时调整补液计划。

3. 确保有效输液

（1）观察病人液体输入是否通畅和顺利，穿刺部位有无肿胀、液体有无外溢，及时排除输液障碍。

（2）掌握输液的量和速度，按计划完成每日的液体总量，注意防止因输液速度过快或短时间内输入过量的液体而出现肺水肿等循环负荷过重的不良反应；水中毒病人应控制液体输入量，输液速度要慢；输入脱水药的速度应快，否则不但疗效不显，而且会增加体内的液体量使病情加重。

（3）观察输液疗效，有利于进一步调整输液方案。输液疗效观察项目如下：如躁动、嗜睡、昏迷等意识障碍情况是否好转；口渴、眼眶凹陷、皮肤弹性减退等缺水征象是否减轻；生命体征变化、尿量减少等血容量不足现象是否改善；实验室检查及其他辅助检查测得值是否接近或恢复正常等。

4. 心理护理 要给予病人和家属心理上的支持和鼓励,应耐心倾听病人叙述内心的感受,认真解释病人提出的各种问题,以消除心理顾虑,减轻心理压力,提高战胜疾病的信心,积极配合治疗和护理。护士应向病人及家属解释缺水的原因、治疗方法,帮助病人饮水、进食,协助病人活动,减轻其焦虑、恐惧心理,使病人和家属树立战胜疾病的信心。

【健康教育】

1. 对存在导致脱水、缺钠的因素和原发病,如高热、呕吐、腹泻、大量出汗等,应及早诊治。

2. 对高温环境作业者、进行高强度体育活动者出汗较多时,要告之及时补充水分,最好饮用含盐饮料。

第三节 钾代谢失衡病人的护理

> **案例分析**
>
> 病人,女性,32 岁。恶心、呕吐,未进食 3d,表现疲乏无力,表情淡漠,反应迟钝,心悸。
> 请分析:该病人存在哪些主要护理问题? 护理的重点是什么?

钾 98% 分布在细胞内,是细胞内主要的阳离子。血清 K^+ 浓度仅占总量的 2%,其正常值为 3.5~5.5 mmol/L。钾具有重要的生理功能,它能参与维持细胞代谢活动,稳定神经-肌肉的兴奋性,以及维持心肌正常功能等。

一、低 钾 血 症

【护理评估】

1. 病因

(1)钾摄入不足:如长期进食不足、昏迷、吞咽困难、厌食、长期输入不含钾盐的液体等。

(2)钾排出过多:如消化液的大量丧失(呕吐、腹泻、胃肠道瘘等)、长期使用排钾利尿药、急性肾衰竭的多尿期、盐皮质激素(醛固酮)过多等。

(3)钾由细胞外转移至细胞内:如体内输入葡萄糖和胰岛素促进糖原合成时、碱中毒。

2. 身体状况 主要表现为神经、肌肉应激性降低和心肌应激性增强。

(1)肌无力:为最早的表现。开始表现为四肢肌肉无力,进一步出现吞咽困难、呼吸困难,甚至软瘫、腱反射减弱或消失。肌张力和腱反射是判断低钾血症程度的重要体征。

(2)循环系统功能障碍:主要表现为心肌兴奋性增强,出现心悸和心动过速、传导阻滞和心律失常、血压下降,严重时出现心室纤颤甚至心脏停搏。

(3)消化系统功能障碍:表现为恶心、呕吐、腹胀、肠麻痹、便秘等。

(4)中枢神经统功能障碍:出现躁动、嗜睡、昏迷。

(5)碱中毒:低血钾时,细胞内的 K^+ 转移至细胞外,则 H^+ 进入细胞内,故常合并碱中毒。但肾为了保 K^+,K^+-Na^+ 交换减少、H^+-Na^+ 交换增多,故出现反常酸性尿。

3. 辅助检查 血清钾<3.5mmol/L,血浆 pH 升高;心电图表现为 T 波低平或倒置,ST 段降低,QT 间期延长,出现 U 波。

重点提示

并非每个低钾血症病人都有心电图改变,故不应单凭心电图异常来诊断低钾血症。

【护理问题】

1. 疲乏 与缺钾出现软弱无力、眩晕、嗜睡等有关。

2. 有受伤的危险 与软弱无力、眩晕、意识恍惚有关。

3. 潜在并发症 心律失常、心室颤动。

【治疗原则】

积极治疗原发疾病,尽早恢复病人的饮食,能口服者尽量口服,不能口服者可静脉补给,但要遵循静脉补钾原则。

【护理措施】

1. 病情观察 注意观察病人的精神状态、生命体征、尿量变化,监测血钾浓度、心电图的表现以及原发病病情变化。

2. 生活护理 一般生命体征平稳者采取平卧位;由于病人疲乏无力,协助病人变换体位,防止压疮形成,改善舒适度。由于饮食中含钾丰富,尽早恢复病人饮食以纠正低钾血症。病人软弱无力、嗜睡,应加强护理避免意外损伤。

3. 药物治疗的护理 补充钾盐以口服为安全,10%氯化钾、枸橼酸钾或醋酸钾溶液口服,不能口服者应从静脉补钾。为防止高血钾的危险,静脉补钾应注意以下事项。

(1)浓度不过高:不超过0.3%,即5%葡萄糖溶液1000ml中加入10%氯化钾溶液不能超过30ml。

(2)滴速不过快:成年人静脉滴注0.3%氯化钾溶液的速度不可超过每分钟60滴,严禁静脉推注补钾。

(3)总量不过大:禁食者每天补充氯化钾生理需要量2~3g;轻度缺钾者,每天补充氯化钾4~5g;严重缺钾者,每天需补充氯化钾的总量不超过6~8g。

(4)尿少不补钾:要求尿量在40ml/h以上时,方可补钾。

重点提示

静脉补钾的原则是浓度不能过高,滴速不能过快,总量不能过大,尿少不能补钾,禁忌静脉推注。

二、高 钾 血 症

【护理评估】

1. 病因

(1)钾摄入过多:如口服或静脉补钾过量、速度过快,短时间内输入大量的库存血液。

(2)钾排出减少:主要见于肾排钾功能障碍,如肾衰竭、使用保钾利尿药导致钾不能随尿排出及盐皮质激素(醛固酮)不足等。

(3)钾由细胞内转移至细胞外:如严重的挤压伤、溶血、酸中毒等。

2. 身体状况 突出表现为钾对心肌的抑制作用,严重可导致病人死亡。

(1)神经肌肉症状:轻者可出现手足感觉异常、疲乏、肌酸痛,严重者四肢无力。

(2)心血管症状:轻者出现血压降低、心率减慢,严重者可出现微循环障碍,表现为皮肤苍白和湿冷、低血压、心律失常,甚至心脏停搏。

(3)胃肠道症状:表现为恶心、呕吐、腹泻、腹胀。

(4)酸中毒:高钾血症病人细胞外钾内移,细胞内 H^+ 外移,导致酸中毒。

3. 辅助检查 血清钾>5.5mmol/L,血 pH 下降;心电图出现早期 T 波高而尖,QT 间期延长,QRS 波增宽。

【护理问题】

1. 活动无耐力 与骨骼肌无力及低血压有关。

2. 心排血量减少 与心律失常和心肌功能改变有关。

3. 气体交换受损 与呼吸肌无力有关。

4. 有受伤的危险 与骨骼肌无力易出现意外损伤有关。

5. 焦虑或恐惧 与疾病造成的种种不适及担心预后有关。

【治疗原则】

高钾血症有导致心脏停搏的危险,故应积极治疗原发疾病,改善肾功能,纠正酸中毒,迅速降低血清钾浓度。主要有禁钾、排钾、抗钾、降钾等措施。

【护理措施】

1. 严密观察病情 严密观察生命体征及尿量的变化,注意有无心律失常、血压下降、意识障碍等症状,并结合实验室血清钾的检查及心电图的表现进行综合判断,及时处理。特别要注意呼吸和循环功能衰竭的征象。

2. 严格禁止钾的摄入

(1)停用一切含钾或保钾的药物,避免进食含钾量高的食物,如新鲜水果、蔬菜、鱼、肉、蛋、谷类、豆类、奶类、巧克力、花生、芝麻、核桃、莲子等。

(2)促进钾排出:使用呋塞米 40mg 静脉推注,从尿中排钾;口服或保留灌肠阳离子交换树脂,每克可吸附 1mmol 钾,同时口服甘露醇或山梨醇导泻,从消化道排钾;通过血液透析或腹膜透析排钾。

(3)拮抗钾作用:使用 10% 葡萄糖酸钙 20ml 加入等量的 25% 葡萄糖溶液静脉缓慢注射,钙的拮抗只能暂时缓解钾对心肌的毒性作用,不能降低血清钾浓度。

(4)降低钾浓度:输注 25% 葡萄糖注射液 100~200ml,每 5g 糖加入胰岛素 1U,以促进糖原合成;输注 5% 碳酸氢钠溶液(高渗碱性溶液),促进 Na^+-K^+ 交换,使 K^+ 转入细胞内,从而降低血清钾浓度。

【健康教育】

向病人宣传有关疾病预防的知识,警惕电解质失衡的原因,保持每天电解质的生理需要量。

第四节　酸碱平衡失调病人的护理

> **案例分析**
>
> 病人,女性,60岁。因急性腹膜炎收治入院,现病人呼吸深而快,头痛、头晕、嗜睡等。
> 请分析:该病人为哪一类型酸碱平衡失调? 存在哪些主要护理问题? 护理的重点是什么?

机体在代谢过程中,虽不断摄入和产生酸性和碱性物质,但正常情况下,机体可维持血 pH 在 7.35~7.45 的正常范围内。保持这种相对稳定状态有赖于血液的缓冲系统、肺的呼吸及肾的排泄等一系列调节机制的作用。当体内产生酸性或碱性的物质过多及机体调节机制发生障碍并超出机体代偿能力时,则导致不同类型的酸碱平衡失调。在病理情况下,当血 pH<7.35、H^+ 浓度高于正常时为酸中毒;当血 pH>7.45、H^+ 浓度低于正常时为碱中毒。临床上因代谢因素引起体内酸性或碱性物质过多,使血浆中 HCO_3^- 降低或增高,称为代谢性酸中毒或代谢性碱中毒。因肺泡通气及换气功能障碍引起呼吸的改变而导致 CO_2 排出过少或过多,导致血 $PaCO_2$ 增高或降低,称为呼吸性酸中毒或呼吸性碱中毒。在疾病的发展过程中,各种酸碱平衡失调可能同时或相继发生。临床上以代谢性酸中毒最常见。

一、代谢性酸中毒

【护理评估】

1. 病因

(1)酸性代谢产物过多:如糖尿病酮症、休克、心力衰竭、呼吸衰竭等引起的乳酸积聚;严重创伤、严重感染等高分解代谢时的产酸过多。

(2)酸性物质摄入过多:如输入大量生理盐水或过多的氯化铵引起的高氯性酸中毒。

(3)碱性物质丢失过多:如腹泻、肠瘘、肠梗阻等丧失大量碱性消化液。

(4)肾功能障碍:如肾小管对 H^+ 排出过少或对 HCO_3^- 再吸收减少。

(5)体内转移:高钾血症病人,细胞内液中的 H^+ 向细胞外转移,引起酸中毒。

2. 身体状况　其表现取决于发生酸中毒的原因、程度、速度和代偿情况。轻度酸中毒可无症状。

(1)神经系统症状:酸中毒时,脑细胞代谢活动受到抑制,病人可有头痛、头晕、嗜睡等,严重者可出现昏迷。病人常有对称性肌力减弱,腱反射减弱或消失。

(2)心血管系统症状:常伴有高钾血症,抑制心肌收缩,一般病人心率较快,心音较弱,血压偏低。因 H^+ 浓度增高使毛细血管扩张,面色潮红,口唇呈樱红色,但休克病人因缺氧而发绀。

(3)呼吸系统症状:呼吸深而快为典型的特征,以加速 CO_2 排出。由于体内酮体增多,呼出气体有烂苹果味。

(4)消化系统症状:出现恶心、呕吐等。

重点提示

临床以代谢性酸中毒最为多见,其呼吸特点为深大呼吸,呼出气体有烂苹果味。

3. 辅助检查　代谢性酸中毒时,血 pH↓、血 HCO_3^-↓(正常值 24 mmol/L)、血 CO_2CP↓(正常值 25mmol/L)、血 $PaCO_2$↓(正常值 40mmHg)、血 K^+↑、尿呈酸性。

【护理问题】

1. 心排血量减少　与〔H^+〕增高抑制心肌收缩力有关。

2. 意识障碍　与酸中毒抑制脑代谢活动有关。

3. 潜在并发症　高钾血症。

【治疗原则】

主要是治疗原发疾病,绝大多数代谢性酸中毒病人经适当补充缺水,酸中毒常可自行纠正,重者可考虑使用碱性药物。

【护理措施】

1. 密切观察病情　应动态地进行病情观察,综合分析病情变化。注意观察生命体征变化,特别是呼吸频率及深浅度的改变。要密切观察心血管和脑等重要脏器功能情况,并结合辅助检查检测的结果,尤其是血气分析和电解质浓度的变化,及时调整治疗方案和护理计划。

2. 维持酸碱平衡　及时补充所需的水、电解质、酸性及碱性药物,并记录 24h 液体的出入量。在应用酸碱药物时应注意掌握输液的量和速度,防止在纠正酸碱中毒时,因矫正过度而出现更为复杂的混合型酸碱平衡失调。应用碱性液以 5% 碳酸氢钠注射液为首选,也可应用 11.2% 乳酸钠注射液,但对缺氧或肝功能不全者不宜应用,以免增加肝负担。碱性液用量根据临床表现及 CO_2CP 计算。HCO_3^- 所需量(mmol/L)=〔正常血 HCO_3^- 值(mmol/L)−HCO_3^- 测得值(mmol/L)〕×体重(kg)×0.4,首次给药应在 2~4h 内输入总量的 1/2,余量要根据血气分析结果和电解质的浓度来决定是否输入。

3. 保持呼吸通畅　改善呼吸功能,维持有效的呼吸形态。鼓励病人深呼吸,进行有效的咳嗽和咳痰,给予雾化吸入稀释痰液,必要时做气管插管或气管切开。

4. 提供心理支持　由于疾病的原因会导致病人情绪不稳和心理压力增加。因此要提供心理支持和给予必要的心理疏导,耐心倾听病人的叙述,并做好解释,同时应讲解有关疾病方面的知识,以减轻焦虑,使之处于接受治疗和护理的最佳心理状态。

【健康教育】

1. 高度重视容易导致酸碱代谢平衡失调的原发疾病和诱因的治疗。

2. 发生呕吐、腹泻、高热者应及时就诊。

3. 向病人宣讲有关疾病预防的知识,防止酸碱中毒发生。

二、代谢性碱中毒

【护理评估】

1. 病因

(1)酸性胃液丢失过多:如幽门梗阻、严重呕吐、长期胃肠减压等,丢失大量的 HCl。

(2)碱性物质摄入过多:如在纠正酸中毒时补碱过量、输入大量含抗凝血药的库血等。

（3）严重低钾血症：K^+从细胞内转移至细胞外，进行 H^+-K^+ 和 Na^+-K^+ 交换，从而引起细胞内的酸中毒和细胞外的碱中毒。

（4）利尿药的作用：如应用大量的呋塞米时，抑制了肾近曲小管对 Na^+ 和 Cl^- 的再吸收，但随尿排出的 Cl^- 多于 Na^+，出现低氯性碱中毒。

2. 身体状况

（1）轻者无明显表现，重症者抑制呼吸中枢，表现为呼吸浅而慢。

（2）脑细胞活动障碍表现精神异常，如嗜睡、谵妄，甚至昏迷等。

（3）可有低钾或缺水的表现。

3. 辅助检查　血 pH↑、血 HCO_3^-↑、血 CO_2CP↑、血 $PaCO_2$ 正常或代偿性升高、血 K^+↓、尿呈碱性，但缺钾性碱中毒时，尿可呈酸性（称反常酸性尿）。

【护理问题】

1. 有受伤的危险　与代谢性碱中毒导致的意识障碍有关。

2. 潜在并发症　低血钾、低血钙。

【治疗原则】

对于低氯性碱中毒者，可输入生理盐水或葡萄糖盐水，以补充细胞外液和氯离子。缺钾性碱中毒者，在纠正碱中毒同时应补钾，并且尿量必须在 40ml/h 以上。严重代谢性碱中毒者（血 pH>7.65，血 HCO_3^-45~50 mmol/L）应尽快中和细胞外液中过多的 HCO_3^-，可用稀释的稀盐酸溶液（盐酸浓度为 0.15mol/L），经中心静脉导管缓慢滴入（25~50ml/h），切忌将该溶液经周围静脉输入，以避免因漏入皮下，导致组织坏死。

【护理措施】

1. 遵医嘱用药并加强监测。定期监测病人生命体征、意识状态、动脉血气分析及电解质。

2. 减少受伤害的危险，监测血压，以免血压过低摔倒，加强安全防护。

3. 有手足抽搐者，遵医嘱给 10% 葡萄糖酸钙 20ml。

三、呼吸性酸中毒

【护理评估】

1. 致病因素　呼吸性酸中毒是体内 CO_2 蓄积，使血［H_2CO_3］升高，常见的致病因素有：胸部因素，如呼吸道梗阻、胸部外伤、术后肺不张和肺炎等；呼吸中枢抑制，如颅脑外伤、麻醉过深、脊髓损伤等。

2. 身体状况　主要表现呼吸抑制或呼吸道梗阻引起急性缺氧和二氧化碳潴留。

（1）呼吸困难、胸闷、气促、发绀。

（2）心律失常、血压下降。

（3）头痛、烦躁、嗜睡、昏迷。

3. 辅助检查　血 pH 明显降低，CO_2CP 增高，PCO_2 增高。

4. 心理-社会状况　病人呼吸功能障碍及原发疾病的影响，易使病人产生恐惧和焦虑。

【治疗原则】

积极治疗消除病因，改善呼吸，保持呼吸道通畅并给氧，必要时气管切开；使用呼吸机辅助呼吸，监测电解质动态变化及血气分析；做好气管插管或气管切开准备。酸中毒严重者，应适当给氨基丁三醇（THAM），并应用抗生素，预防感染。

四、呼吸性碱中毒

【护理评估】

1. 致病因素　呼吸性碱中毒是因肺换气过度,体内 CO_2 排出过多,血液的 PCO_2 降低,引起的 H_2CO_3 原发性下降。凡换气过度都可发生呼吸性碱中毒,见于癔症、颅脑损伤、高热、使用呼吸机不当等。

2. 身体状况　多无明显表现,部分病人可有初期呼吸深快,随后转为浅慢或不规则;出现手足麻木、肌肉震颤、抽搐;有时可有表情淡漠、意识障碍、头晕、晕厥等表现。

3. 辅助检查　血 CO_2CP 和 PCO_2 降低,pH 上升,HCO_3^- 与 H_2CO_3 比值增加。

4. 心理-社会状况　病人呼吸不规则、意识障碍及肌肉震颤,使病人及家属易产生焦虑、恐惧。

【治疗原则】

积极治疗原发病。用纸袋罩住口鼻,以增加 CO_2 吸入,或吸入含 5% CO_2 的氧气。手足抽搐者,可给 10% 葡萄糖酸钙缓慢静脉推注。

讨论与思考

1. 人体是通过哪些途径调节酸碱平衡的?
2. 病人静脉补钾时应注意哪些事项?
3. 比较三种脱水、高钾血症和低钾血症的临床表现。
4. 代谢性酸中毒临床特点是什么?

（徐元江）

第 **3** 章

外科休克病人的护理

学习要点

1. 休克的病理生理。
2. 休克的治疗原则。
3. 休克的护理措施。
4. 休克的病因、分类、身体状况评估。

案例分析

李某,男性,37 岁,被车撞右上腹部后 7h,表情淡漠,面色苍白,出冷汗,脉搏 120/min,血压 85/50mmHg,尿量减少,体温不升。

请分析:该病人存在哪些主要护理问题? 护理的重点是什么?

休克是机体受到强烈的致病因素侵袭后,有效循环血量锐减,微循环血液灌注不足所导致的组织细胞缺血缺氧、代谢紊乱、重要器官功能受损的一种危急临床综合征。有效循环血量是指单位时间内在心血管系统中运行的血量,取决于有效的心排血量、血容量和周围血管张力 3个因素维持,任何引起这 3 个方面变化的因素都可引起休克的发生。休克的病因很多,但其本质是有效循环血量锐减。休克的分类方法也很多,但按病因可分为低血容量性休克、感染性休克、心源性休克、过敏性休克、神经性休克等。外科常见的是低血容量性休克和感染性休克。

有效循环血量锐减和组织灌注不足,以及由此引起的微循环障碍、代谢紊乱和内脏器官功能障碍是各类休克的生理改变。其微循环变化分为 3 期。

1. 微循环收缩期(休克早期) 由于有效循环血量锐减,动脉血压下降,机体通过一系列代偿机制,使心率加快,外周和内脏小血管收缩,其毛细血管前括约肌和毛细血管后括约肌收缩、动静脉间短路开放,微循环处于"少进少出"的低灌注状态,增加了回心血量,以保证重要器官的供血。此期病人因皮肤表面微循环灌注不足而苍白,若能积极治疗,休克容易得到纠正。

2. 微循环扩张期(休克中期) 若休克继续发展,组织灌注更为不足,细胞无氧代谢,大量酸性产物蓄积,使毛细血管前括约肌舒张;而后括约肌对酸性物质耐受力较强,处于相对收缩状态。微循环处于"多进少出"的再灌注状态,血液滞留在毛细血管内,病人皮肤由苍白转为发绀;同时由于毛细血管静水压升高及通透性增强,使回心血量减少,心排血量减少,血压下降,心、脑重要脏器灌注不足,休克加重而进入抑制期。

3. 微循环衰竭期(休克晚期)　由于停滞在毛细血管血液浓缩及黏滞度的增加,加之酸性环境的血液高凝状态,红细胞与血小板容易发生凝集而形成微血栓,甚至引起弥散性血管内凝血(DIC)。微循环处于“不进不出”的停滞状态,组织器官缺氧更加严重。同时各种凝血因子的大量消耗,继发纤维蛋白溶解系统被激活,酸性代谢产物和内毒素的作用,细胞因严重缺氧和能量缺乏而坏死,引起广泛的组织损害甚至多器官功能受损。此期成为休克失代偿期。

第一节　低血容量性休克病人的护理

【护理评估】

1. 致病因素及分类

(1)失血性休克:如各种疾病导致的大出血等。

(2)失血浆性休克:大面积烧伤液体渗出,血浆容量减少。

(3)失液性休克:如严重的呕吐、腹泻等引起的脱水等,可引起血容量降低。

2. 身体状况　根据休克的病理和临床特点,将休克分为休克早期、休克期、休克晚期,各期临床特点如下。

(1)休克早期:相当于微循环收缩期,病人表现神志清楚、精神紧张、烦躁不安、面色苍白、皮肤发冷,脉搏增快,呼吸增快,尿量正常或减少。由于舒张压升高,收缩压稍高或正常,因此脉压缩小(<30 mmHg)。若此期处理得当,休克很容易恢复。

(2)休克期:相当于微循环扩张期,病人表现表情淡漠、反应迟钝,面色苍白,皮肤发绀,四肢湿冷,脉搏细速,呼吸急促,尿量减少,血压进行性下降,收缩压下降至 70~90mmHg,脉压更小(<20 mmHg);浅静脉萎陷;病人出现代谢性酸中毒。

(3)休克晚期:相当于微循环衰竭期,病人出现意识模糊甚至昏迷,皮肤黏膜出现瘀点甚至瘀斑,四肢厥冷、心音弱、脉搏摸不清,呼吸微弱或不规则,少尿或无尿,体温不升,血压测不出;并发 DIC 者,可出现出血倾向、内脏出血。此期病人常继发多器官多系统衰竭(MODS 或 MODF)而导致死亡。

休克病人主要表现在神志表情、皮肤面色、肢体感觉、脉搏、呼吸、血压、尿量等的变化上。随着休克的进展,表现将进一步加重。

重点提示

　　休克病人的共同病理基础是有效循环血量锐减。主要表现在神志表情、皮肤面色、肢体感觉、脉搏、呼吸、血压、尿量等的变化上。随着休克的进展,表现将进一步加重。

3. 辅助检查

(1)血、尿常规:检查红细胞计数、血红蛋白值和血细胞比容测定,可了解血液稀释或浓缩程度。白细胞计数增多和中性粒细胞比例增高提示有感染的存在。尿比重增高常提示血容量不足。

(2)动脉血气分析:了解呼吸功能和酸碱平衡情况,休克病人可因肺通气不足,出现体内

二氧化碳积聚使 $PaCO_2$ 升高;因组织细胞缺氧,使血 pH 和 PO_2 降低。

(3)凝血功能检查:血小板计数、凝血酶原时间、纤维蛋白原等测定,有助于对弥散性血管内凝血(DIC)的诊断。

(4)其他检查:如电解质、肝肾功能检查,可了解病人体液丢失的类型和肝肾等器官的功能状况,中心静脉压(CVP)可反映血容量的情况,肺毛细血管楔压反映肺静脉、左心房的功能状态。

4. 心理-社会状况 了解病人对疾病的认识程度,有无不良的心理状态及其程度,家庭社会对病人病情的影响等。因休克病人起病急、病情危重,并发症较多,加之监护仪器多,易使病人及家属产生焦虑、恐惧心理。

【护理问题】

1. 体液不足 与大量失血、失液有关。

2. 体温异常 与感染、组织灌注不足有关。

3. 气体交换受损 与有效循环血量减少、缺氧和呼吸改变有关。

4. 焦虑、恐惧 与病情危重、担心疾病预后有关。

5. 潜在并发症 感染、压疮、多器官多系统衰竭等。

【治疗原则】

休克的治疗重点是尽快恢复有效循环血量。扩充血容量是治疗休克的基本措施。

1. 一般紧急治疗处理原发伤、原发病 如包扎制动、大出血止血。保持呼吸道通畅,呼吸困难严重者,可做气管插管或气管切开。采取休克体位以增加回心血量及减轻呼吸困难。

2. 补充血容量 是纠正休克的最基本最有效的措施。应用晶体液、胶体液或全血。根据监测指标估算输液量及判断补液效果。一般先快速输入扩容作用迅速的晶体液,再输入扩容作用持久的胶体液。

3. 积极处理原发病 外科疾病引起的休克,如失血性休克在恢复有效循环血量后,需手术治疗原发病。严重情况下,抗休克同时进行手术治疗。

4. 纠正酸碱平衡失调 常伴有不同程度的酸中毒。在休克早期,由于过度换气,引起低碳酸血症及呼吸性碱中毒。休克早期轻度酸中毒者无须再应用碱性药物,但严重酸中毒者须应用碱性药物纠正,常用的碱性药物为5%碳酸氢钠注射液100~200ml,以后根据动脉血气分析结果,决定是否继续使用。

5. 应用血管活性药物

(1)血管收缩药:如去甲肾上腺素、多巴胺、间羟胺等,可暂时升高血压,但可使组织缺氧更加严重,应慎重选用,避免血管收缩药渗漏到皮下造成组织坏死。

(2)血管扩张药:①α受体阻滞药,如酚妥拉明。②抗胆碱药,阿托品。其可以解除小动脉痉挛,关闭动静脉短路,改善微循环。但应注意只有在血容量补足的基础上使用,否则会导致血压急剧下降。

(3)强心药:休克发展到一定程度后会伴有不同程度的心肌损害,可应用强心药毛花苷C,增强心肌收缩力,减慢心率。

6. 治疗DIC 改善微循环需应用肝素抗凝血治疗。DIC晚期,纤维蛋白溶解系统亢进,可使用抗纤维蛋白溶解药,如氨甲苯酸、氨基己酸等;抗血小板黏附和聚集的阿司匹林、双嘧达莫和右旋糖酐-40。

7. 糖皮质激素的应用 为了调节休克病人的应激反应可使用糖皮质激素。

重点提示

休克治疗的重点是尽快恢复有效循环血量。扩充血容量是治疗休克的基本措施。

【护理措施】

1. 病情观察

（1）生命体征：休克病人多数体温降低。休克病人脉搏细速、呼吸急促、收缩压<90mmHg、脉压<20mmHg，表明休克存在；血压回升、脉压增大，表明休克好转。呼吸>30/min 或<8/min 表示病情危重。

（2）意识变化：可反映脑组织灌流情况。若病人由表情淡漠转为对答自如，则提示病情好转；若表情淡漠、烦躁不安、嗜睡或昏迷，则说明脑功能障碍。

（3）皮肤色泽、温度：可反映体表灌流情况。若病人唇舌黏膜及皮肤由苍白、发绀，四肢湿冷转为肢体皮肤干燥、红润、四肢温暖，则提示休克好转。

（4）中心静脉压（CVP）：可反映相对血容量和右心功能，CVP 正常值为 5~10cmH$_2$O，低于 5cmH$_2$O 表示血容量不足；高于 15cmH$_2$O 表示有心功能不全；高于 20cmH$_2$O 则提示充血性心力衰竭。

（5）出入量：应有专人准确记录 24h 输液的种类、数量，记录病人的尿量。若尿量<25ml/h，提示血容量不足；若尿量<17ml/h、尿比重低而固定者，提示已发生急性肾衰竭；若尿量>30ml/h，提示休克好转。

2. 生活护理

（1）体位：病人仰卧中央凹位，即头和躯干抬高 20°~30°，下肢抬高 15°~20°，以暂时增加回心血量。

（2）保持呼吸道通畅：及时清理呼吸道异物，严重呼吸困难者，协助医师进行气管插管或气管切开，给予呼吸及辅助呼吸。对神志不清或昏迷的病人，应将头偏向一侧，避免误吸及窒息。予以吸氧以提高动脉血氧浓度。

（3）维持正常体温：对高热的休克病人应给予物理降温，必要时遵医嘱使用药物降温。及时更换被汗液浸湿的衣、被等，并做好病人的皮肤护理。休克病人出现体温下降，应给予保暖。可提高室温、加盖棉被、毛毯；切忌应用热水袋、电热毯等体表加温的方法，以避免烫伤及皮肤血管扩张增加耗氧量而加重缺氧。

（4）预防意外损伤：对于烦躁或神志不清的病人，应加床旁护栏，夹板固定输液肢体，避免病人坠床或将输液管拔出，影响治疗。

3. 药物治疗的护理

（1）扩容的护理：扩容是休克治疗最基本、首要的措施，应用输液、输血等方法使病人迅速恢复有效循环血量，应以平衡盐为主。①建立静脉通道：迅速建立 2 条以上静脉通道迅速补液，若周围静脉穿刺困难时，应立即行中心静脉插管，同时监测中心静脉压；②合理补液：根据病人心、肺功能，血容量、血压及 CVP 值检测情况及时调整输液量和速度（表 3-1）。

表 3-1　中心静脉压、血压与补液的关系

中心静脉压（CVP）	血压（BP）	原　因	处理原则
低	低	血容量严重不足	充分补液
低	正常	血容量不足	适当补液
高	低	心功能不全或血容量相对过多	给予强心药,纠正酸中毒,舒张血管
高	正常	容量血管过度收缩	舒张血管
正常	低	心功能不全或血容量不足	补液试验*

* 补液试验:取等渗盐水 250ml,于 5～10min 经静脉滴入,若血压升高而 CVP 不变,提示血容量不足;如血压不变而 CVP 升高 3～5cmH$_2$O,则提示心功能不全。

（2）应用血管活性药的护理:目的是改善微循环,维持重要器官如心、脑、肺、肾的血供。应用血管活性药应注意:①血管活性药使用时应从低浓度、慢速度开始,遵医嘱控制药物浓度和速度;②严防药液外渗造成组织坏死,若发现注射部位红肿、疼痛,应立即更换注射部位,并用 0.25% 普鲁卡因封闭穿刺部位解除血管痉挛;③血压平稳后,应逐渐降低药物浓度、减慢速度后撤除。

（3）纠正代谢紊乱的护理:休克病人常有不同程度的代谢性酸中毒。但在休克早期,由于过度换气,可出现呼吸性碱中毒。病人经快速扩容后可得到缓解。严重者,需应用 5% 碳酸氢钠注射液进行纠正。首次可于 1h 内静脉滴入 100～200ml,以后根据动脉血气分析结果,决定是否继续使用。

（4）处理原发病的护理:应针对休克的病因,积极配合医师给予针对性的措施处理原发病。如对失血性休克的病人,应在抗休克的同时进行手术止血。

（5）防止感染的护理:休克时病人免疫功能下降,抵抗力减弱,容易继发感染,应注意预防。进行各项护理操作时严格按照无菌技术原则,防止感染。加强呼吸道护理,避免肺部感染的发生。加强导尿管的护理,避免泌尿道感染。遵医嘱合理、正确应用有效抗生素。

（6）维护重要器官功能的护理:对于心力衰竭的病人,遵医嘱给予增强心肌收缩力的药物;对于尿少的病人,应扩张肾血管,改善肾灌流,使用利尿药,应避免应用肾毒性的药物,预防肾衰竭;对于急性呼吸窘迫综合征的病人,应协助医师气管切开和气管插管,预防肺功能障碍。

4. 心理护理　注意及时了解病人及家属的情绪变化和担忧,做好心理疏导,稳定其情绪。适当向病人或家属说明病情变化以及有关治疗方法,消除焦虑、恐惧心理,使他们能够很好地配合治疗与护理。

【健康教育】

加强自我保护,避免损伤。损伤后有活动性出血者应立即压迫或止血带止血;如有高热,应进行物理降温;有肝脾破裂者,应尽早手术止血。

第二节　感染性休克病人的护理

【护理评估】

1. 致病因素及分类

（1）高动力型（高排低阻型）:以血管扩张为主,临床少见。特点是高心排血量、低外周阻

力、低血压、中心静脉压正常或偏高,四肢皮肤干燥温暖,又称暖休克。

（2）低动力型(低排高阻型):临床上较多见,外周血管收缩,微循环淤滞,大量毛细血管渗出导致血容量减少,血管反应性收缩为主,特点是低心排血量、高外周血管阻力、低血压、低中心静脉压,四肢湿冷发绀,又称冷休克。

2. 身体状况　感染性休克的临床特点见表 3-2。

表 3-2　感染性休克的临床特点

临床特点	暖休克(高排低阻型)	冷休克(低排高阻型)
神志	清醒	躁动、淡漠、嗜睡
皮肤色泽	淡红或潮红	苍白、发绀
皮肤温度	温暖干燥	湿冷或冷汗
毛细血管充盈时间	1~2s	延长
脉搏	慢、搏动清楚	细速
尿量	>30ml	<25ml

【护理问题】

1. 体温异常　与感染、组织灌注不足有关。

2. 气体交换受损　与有效循环血量减少、缺氧和呼吸改变有关。

3. 焦虑、恐惧　与病情危重、担心疾病预后有关。

4. 潜在并发症　感染、压疮、MODS 等。

【治疗原则】

治疗原则是抗休克与抗感染同时进行性。

1. 补充血容量　首选以输注平衡盐溶液为主,配合适当地胶体液、血浆或全血,恢复足够的有效循环血量。不断调整输液量和速度。

2. 控制感染　主要措施是应用抗菌药物和处理原发病。对病原菌未确定的病人,可根据临床判断选择抗菌药,或应用广谱抗菌药。确定致病菌种时,则应选择敏感的抗菌药。原发病灶的存在是发生休克的主要原因,应尽早处理。

3. 纠正酸碱平衡失调　感染性休克的病人,常伴有严重的酸中毒。应尽早纠正,常用的碱性药物为 5% 碳酸氢钠注射液 100~200ml,以后根据动脉血气分析结果,再做补充。

4. 应用血管活性药物　经补充血容量、纠正酸碱平衡失调、应用抗感染药,甚至已消除感染病灶后,而休克不见好转时,应用血管扩张药物。感染性休克时,会有不同程度的心肌损害。改善心功能可应用强心药毛花苷 C。

5. 应用糖皮质激素　多在血容量基本补足、酸碱平衡失调已纠正、病人状况不见明显好转的情况下,早期、足量、短程使用。主张冲击大剂量给药,一般只用 1~2 次。

【护理措施】

1. 病情观察　感染性休克病人多有体温升高。暖休克神志清醒,皮肤淡红或潮红、温暖干燥,脉搏慢、搏动清楚,尿量>30ml/h。而冷休克神志不清、躁动、淡漠、嗜睡,皮肤苍白、发绀、湿冷或冷汗,脉搏细速,尿量<25ml/h。

2. 药物治疗的护理

（1）补充血容量：是纠正休克的最基本最有效的措施。以输注平衡盐溶液为主，可适当输注胶体液或全血，恢复足够的有效循环血量。

（2）控制感染：遵医嘱应用抗生素和处理原发病灶。根据药敏结果应用抗生素，原发感染病灶是发生休克的主要原因，应尽早处理。

（3）纠正酸碱平衡失调：常伴有严重的酸中毒，且发生较早，需及时纠正。常用的碱性药物为5%碳酸氢钠注射液200ml，以后根据动脉血气分析结果，再做补充。

（4）应用心血管药物：经补充血容量、抗感染、纠正酸中毒后，而休克未见好转时，应采用血管扩张药物治疗。感染性休克有不同程度的心肌损害，改善心功能可给予毛花苷C，增强心肌收缩力。

3. 心理护理　注意及时了解病人及家属的情绪变化和担忧，做好心理疏导，稳定其情绪。适当向病人或家属说明病情变化以及有关治疗方法，消除焦虑、恐惧心理，使他们能够很好地配合治疗与护理。

【健康教育】

加强自我保护，避免损伤，损伤后有活动性出血者应立即压迫或止血带止血；如有高热，应进行物理降温；有肝脾破裂者，应尽早手术止血。

讨论与思考

1. 休克病人的体位应如何安置？为什么？
2. 肝破裂出血性休克病人，主要护理措施有哪些？
3. 感染性休克病人，应怎样进行治疗？
4. 休克病人应用血管活性药，应注意哪些问题？
5. 休克病人易发生酸中毒，为什么？

（孙景文　林冬梅）

第 **4** 章

多器官功能障碍综合征病人的护理

多器官功能障碍综合征(MODS)是指急性疾病过程中两个或两个以上重要器官或系统同时或序贯性地发生急性衰竭。多器官功能障碍综合征中最常见的器官是肺,其次是肾、肝、心、中枢神经系统、胃肠、免疫系统以及凝血系统。MODS 的发病机制还不十分清楚,目前认为是在严重损伤、感染休克等状态下,机体受到强烈损害因子侵袭,体内出现大量细胞因子、炎症介质及其他病理性产物,对组织细胞产生各种损害,同时或序贯性地引起多系统器官衰竭,一旦发生进展极为迅速,治疗困难,病死率高。因此在治疗多发疾病,特别是严重创伤、烧伤、感染、休克以及大手术后的病人时,应警惕 MODS 的出现,一旦出现 MODS 的早期征象,应及时采取治疗护理措施。

第一节　急性呼吸窘迫综合征病人的护理

案例分析

病人,男性,40 岁。因交通事故致多脏器功能受损,现病人明显呼吸困难,呼吸加快,发绀,吸氧不能改善。

请分析:该病人存在哪些主要护理问题? 护理的重点是什么?

急性呼吸窘迫综合征(ARDS)是急性呼吸衰竭的类型之一,多指在严重创伤、感染、休克、大手术等严重疾病的过程中继发的一种以进行性呼吸困难和难以纠正的低氧血症为特征的急性呼吸衰竭。

【护理评估】

1. 致病因素

(1)直接原因:包括误吸、溺水、吸入毒气、呼吸道烧伤、严重的肺挫裂伤等。

（2）间接原因：包括各种休克、脓毒血症、严重烧伤或创伤，并发休克和（或）感染等。

2. 病理生理　ARDS 的共性病理基础是肺泡-毛细血管膜损伤。由于各种损伤和疾病，引起肺泡和（或）肺血管内皮受损，在多种介质、因子作用下，血管通透性增高，血液成分渗漏，肺间质和肺泡发生水肿，肺泡Ⅱ型细胞受损，表面活性物质缺失，造成肺泡萎陷，肺顺应性降低，功能残气量减少，从而使通气/血流比例失调，肺内动静脉样分流增加和弥散障碍，换气功能严重受损造成低氧血症。

3. 身体状况　常在严重创伤、感染后突然发病。因肺通气、换气障碍，病人临床上以进行性呼吸困难和难以纠正的低氧血症为其特征，但在早期体格检查时除呼吸音稍弱外，肺内常无啰音，X 线检查也无显著变化。呼吸困难使呼吸功能消耗加大，又会加重营养不良及水、电解质和酸碱平衡紊乱。在护理过程中应注意掌握病情发展程度，根据其病变程度分为以下 3 期。

（1）初期：病人出现呼吸困难，呼吸频率加快，呼吸有窘迫感，检查无明显体征，X 线检查也无显著变化。血气分析动脉血氧分压下降，一般性给氧病情不能缓解。

（2）进展期：初期 ARDS 未经过充分有效治疗，病理变化进展而进入该期。病人明显呼吸困难、发绀，此时听诊双肺可有中小水泡音，呼吸音变化出现管状呼吸音，病情继续恶化，病人出现昏迷，体温升高，X 线胸部摄片可见网状阴影，继之肺出现斑点状或成片状的阴影，血生化检查呈现呼吸性及代谢性酸中毒。此时行气管插管并以机械通气支持，才能缓解缺氧症状。

（3）末期：病人出现深度昏迷，呼吸困难及缺氧更加严重，由于长时间通气不良导致严重酸中毒、心律失常。当 PaO_2 下降至 25mmHg（3.3kPa），$PaCO_2$ 分压上升至 55mmHg（7.3kPa）时，提示呼吸衰竭已达临终状态，此期病人心脏停搏、呼吸停止，各种抢救措施已很难奏效。

4. 心理-社会状况　病人出现呼吸困难，呼吸有窘迫感及深度昏迷。意外事故、感染的日趋加重，易使病人及家属产生焦虑和恐惧感。

5. 辅助检查　X 线检查早期无异常或呈肺纹理增多，继之出现双肺部分或大部分斑片状阴影，后期出现双肺广泛大片致密阴影。动脉血气分析 $PaO_2 < 60mmHg$，$PaCO_2 < 35mmHg$ 或正常，氧合指数 $PaO_2/FiO_2 < 300$。

【护理问题】

1. 气体交换受损　与肺间质水肿、肺泡萎陷等病理改变有关。

2. 低效型呼吸形态　与肺顺应性降低有关。

3. 焦虑　与意外创伤或病情加重等因素有关。

4. 有感染的危险　与呼吸不畅、肺水肿、全身抵抗力降低及某些治疗护理操作等有关。

【治疗原则】

1. 迅速纠正低氧血症　改善肺泡换气功能主要治疗方法是机械通气，选用呼气末正压通气（PEEP）。应用 PEEP 时，呼气末的气道压及肺泡内压维持高于大气压的水平，使萎陷的肺泡张开，增加肺泡通气量，改善通气/血流比例，同时增加肺泡和肺间质的压力，促进肺泡和肺间质的水肿消退，从而改善 ARDS 病人呼吸功能，纠正低氧血症。PEEP 应从 3~5cmH$_2$O 开始逐步增加，以 5~15cmH$_2$O 为宜。避免高浓度氧气的长期吸入。

2. 维持有效循环　防止液体过量及肺水肿发生。治疗中应准确记录出入量，病人若有低血容量，必须及时补液以支持循环。输液总量进行控制，以晶体液为主，辅以胶体液，适当补充蛋白及血浆，液体入量偏多时，适当使用利尿药，以排出过多水分。

【护理措施】

1. 病情观察　严密观察病人的生命体征,尤其是呼吸的频率、节律、深度及使用辅助呼吸机的情况,监测病人的心率、血压变化,监测尿量、中心静脉压的变化和血气分析。

2. 生活护理　应注意补充足够热量、必需氨基酸及维生素等,防止在治疗过程中出现负氮平衡。病人不能正常进食,且消耗率高,应经静脉或胃管给予营养支持提供足够的营养。端坐位或高枕卧位,有利于呼吸。

3. 药物治疗的护理　全身严重感染及肺部感染不但会诱发 ARDS,而且会使已发生的 ARDS 病情加重,故不论治疗原发疾病或治疗 ARDS,抗感染措施始终是非常重要的。脓毒血症是 ARDS 的常见病因,ARDS 发生后又可并发肺部感染,因此需要抗感染治疗。

4. 对症护理

(1)保持呼吸道通畅:病人频繁的咳嗽,肺部听诊有痰鸣音,及时抽吸呼吸道分泌物。每 2 小时变动一次体位,给予叩背促咳。指导病人咳嗽、深呼吸,以促进分泌物的排出。

(2)人工气道的护理:常用的人工气道有气管内插管和气管切开插管。应注意保持人工通气管的湿化,供气系统必须设有湿化气体装置。封闭气管内插管或气管切开管的气囊压力一般维持在 $20cmH_2O$,气囊平时应保持充气状态。

5. 心理护理　ICU 的环境及各种治疗对病人都造成刺激,人工气道导致病人语言沟通障碍。护士应经常到床旁,安慰病人,解除病人的焦虑。

【健康教育】

让病人充分休息,帮助并支持病人及家属应用松弛疗法、按摩等。

第二节　急性肾衰竭病人的护理

> **案例分析**
>
> 病人,男性,44 岁。建筑工人,双下肢被重物压砸伤 1h 被救出,表情淡漠,面色苍白,出冷汗,脉搏 110/min,血压 85/55mmHg,尿量 500ml,体温 36.5℃,双下肢肿胀。
>
> 请分析:该病人存在哪些主要护理问题? 护理的重点是什么?

急性肾衰竭(ARF)是指某些原因造成的双侧肾出现泌尿功能急剧下降,代谢产物在体内潴留,水、电解质和酸碱平衡失调和氮质血症的临床综合征。尿量明显减少是肾功能受损的主要表现,如少尿(每日少于 400ml),或无尿(每日少于 100ml)。

【护理评估】

1. 致病因素　急性肾衰竭是由不同的致病因子作用于机体的不同部位而引起的,根据致病原因不同,急性肾衰竭分为肾前性、肾性、肾后性 3 类。

(1)肾前性:肾本身无原发性损害,由于各种原因引起有效循环血量不足或心排血量减少使肾血流量减少,导致肾功能损害,如创伤、大出血、休克、严重脱水等均可使肾血流灌注压力不足,最终导致肾功能损害。早期属于功能性损害,及时补充血容量,增加肾血管灌注量,才能使肾衰竭症状缓解,否则导致肾实质损害而成为急性肾衰竭。

(2)肾性:由于肾实质病变及各种原因引起的肾缺血、肾中毒,引起广泛性肾损害而导致急性肾衰竭。最常见的原因为:①肾实质病变,如挤压伤、急性肾炎等;②肾缺血,如大出血、休克等;③肾中毒,如重金属(砷、汞、铅),氨基糖苷类抗生素(链霉素、卡那霉素、庆大霉素),生物毒素(蛇毒、鱼胆),有机溶剂、杀虫药(苯、酚、四氯化碳)等。

(3)肾后性:与肾前性相似,本型初期也无原发性肾损害,主要是肾以下尿路梗阻病变引起,梗阻以上尿路压力升高,导致肾小球滤过降低甚至肾功能急剧降低。最常见于结石、肿瘤、手术损伤及炎症等。如能早期解除梗阻,肾功能容易恢复,但如梗阻时间过长,可导致实质性肾损害,最终过渡到肾性则预后不佳。

2. 身体状况 肾衰竭的主要表现是排尿异常和主要代谢产物在体内蓄积,以及内环境的紊乱,极易导致生命危险。根据其病程发展可分为以下 3 期。

(1)少尿或无尿期:一般可持续 7~14d,平均 5~6d,最长达 1 个月以上。成人 24h 总尿量少于 400ml 称为少尿,不足 100ml 为无尿。主要是由于肾小球滤过率下降、肾小管阻塞及原尿从坏死的肾小管漏回至肾间质等引起,此时尿少而比重低,一般在 1.010~1.014,尿中常含有蛋白质、红细胞、白细胞和管型等成分。主要表现如下。

1)水、电解质和酸碱平衡失调。①水中毒:肾排尿少或不排尿,水分在体内潴留,引起高血压、肺水肿和脑水肿导致呼吸困难、头痛、呕吐、嗜睡和昏迷。其是肾衰竭早期死亡最常见的原因。②电解质紊乱:常表现为血钾、血磷、血镁增高,血钠、血氯、血钙降低。高钾血症是少尿期最主要和最危险的并发症,也是引起病人死亡的最常见原因。肾不能排钾,使钾在体内潴留;各种创伤因素破坏组织细胞和酸中毒,使大量钾离子从细胞内转至细胞外,血钾若升高至 6~6.5mmol/L 即可出现心率缓慢、心律失常及心电图 T 波高尖、QRS 间期延长、P 波下降等异常改变。③酸中毒:肾衰竭后,排酸功能降低或停止,体内酸性物质堆积,引起代谢性酸中毒。临床出现恶心、呕吐、脉搏细微、呼气中略带酮味,严重时昏迷,继之可发生休克。

2)氮质血症或尿毒症。肾衰竭的直接后果是代谢产物在体内的堆积,血中尿素氮、肌酐升高,临床上出现头痛、呕吐、烦躁、意识障碍或昏迷抽搐等症状。只出现血中尿素氮、肌酐升高而没有临床表现时称氮质血症;不但血中尿素氮、肌酐升高,而且出现恶心、呕吐、头痛、烦躁、乏力、意识模糊或昏迷、抽搐等明显的临床表现时称尿毒症。血中尿素氮、肌酐上升越快,表示病情越重,预后越不理想。

3)出血倾向。由于血小板质量下降、多种凝血因子减少、毛细血管脆性增加、肝功能障碍引起,表现为皮下、口腔黏膜、牙龈及胃肠道出血等。消化道出血更加速血钾和尿素氮的升高。有时可发生弥散性血管内凝血(DIC)。

(2)多尿期:当 24h 尿量超过 400ml,则表示进入多尿期。尿量最多可达 3000ml 以上,一般持续时间 1~2 周。多尿是急性肾衰竭好转的表现,此期虽然尿量多,但肾功能仍未能恢复,氮质血症仍持续存在。多尿期后期,可因大量水分和电解质排出而出现脱水、低钾血症、低钠血症、低钙血症等。此期病人体重减轻、营养失调、内环境紊乱、抵抗力低下,容易继发感染。低钾血症和感染是多尿期的主要死因。

(3)恢复期:多尿期之后,血肌酐及尿素氮逐渐下降,待尿素氮处于稳定后即进入恢复期。虽然症状消失,血、尿化验都已正常,但要恢复正常还需要较长时期,部分病人较长时间不能恢复而转入慢性肾衰竭。肾功能的恢复与少尿期的长短及病人年龄等因素有关,在护理评估时应注意少尿期越长,年龄越大,肾功能恢复越差。

重点提示

肾衰竭的最主要和最危险的并发症是高钾血症和感染。

3. 心理-社会状况　急性肾衰竭是一种临床综合征,大多数病人是由于感染、休克、中毒或严重创伤引起的,病人心理及情绪变化较为显著,如哭泣、急躁、无助、忧伤等。当出现肾功能障碍时,病人会有恐惧或焦虑心理,若病程迁延不愈,病人常表现为意志消沉、悲观或绝望等。

4. 辅助检查

(1)实验室检查:包括血常规检验、血尿素氮和肌酐、血清电解质测定、尿量及尿液检测等。

(2)影像学检查:主要用于诊断肾后性 ARF。B 超检查可显示双肾大小及肾输尿管积水;尿路 X 线片、CT 平扫可发现尿结石影;磁共振水成像可显示尿路梗阻部位及程度。

(3)肾穿刺活检:通常用于没有明确病因的肾实质性急性肾衰竭。

【护理问题】

1. 排尿异常:少尿或无尿　与急性肾衰竭有关。

2. 体液过多:水中毒　与肾泌尿功能障碍有关。

3. 有感染的危险　与免疫力减退有关。

4. 焦虑或悲哀　与肾功能障碍、病程较长等因素有关。

5. 潜在并发症　高钾血症、代谢性酸中毒、尿毒症等。

【治疗及护理要点】

1. 少尿期或无尿期

(1)严格限制入量:是防治水中毒的根本措施。严格记录 24h 的出入量,包括尿液、粪便、汗液、引流液等。每日补充液量=显性失水+非显性失水-内生水。显性失水指尿量、消化道排出或引流量以及其他途径丢失的液体;非显性失水为皮肤及呼吸道挥发的水分,一般为 600~1000ml/d。补液原则是"量出为入,宁少勿多"。理想控制标准是每日减轻体重 0.5kg,血钠维持在 130mmol/L,中心静脉压基本正常,无肺水肿、脑水肿、心力衰竭等并发症。

(2)控制饮食:少尿及多尿期病人绝对卧床休息,恢复期病人鼓励逐渐活动。在少尿期 3d以内,机体分解代谢亢进,代谢产物在血内迅速增加,故不宜摄入蛋白质,严禁含钾食物,给予高糖、高维生素半流质饮食;待少尿期 3~4d 及之后,组织分解代谢减慢,可适当摄入少量蛋白质,但仍应严格禁止钾的摄入。多尿期给予足够热量和维生素饮食;恢复期病人给予高热量、高蛋白饮食。

(3)调整电解质平衡:主要纠正高血钾及酸中毒。①高钾血症:可引起严重心律失常,应密切观察。禁含钾食物及含钾药物,控制感染,清除坏死组织,不输库存血。密切注意血钾情况,如血钾超过 5.5mmol/L,应及时处理;可用 10% 葡萄糖酸钙,缓慢静脉滴注。②酸中毒:纠正酸中毒的方法,包括输入足够热量,监测 CO_2CP 及血 pH。如血 pH 低于 7.25 或 CO_2CP 低于 13mmol/L 时,应补充碱性药物。

(4)预防感染:急性肾衰竭病人除原有感染外,可继发肺部、泌尿系感染、全身及伤口感染,感染会促进组织细胞分解,加重肾衰竭程度。根据药物敏感试验,遵医嘱合理使用抗生素,严禁应用对肾有毒性药物,做好呼吸道护理及尿管护理。

(5)透析疗法:常用透析方法包括血液透析和腹膜透析两种。①血液透析:适用于高分解代谢的 ARF,病情危重、心功能尚稳定、不宜行腹膜透析者。②腹膜透析:适用于非高分解代谢的 ARF,以及有心血管功能异常、建立血管通路有困难、老年病人。近期如有腹部手术史、腹腔有广泛粘连、肺功能不全和置管有困难者不适合腹膜透析。腹膜透析安全简单易行,使用广泛,透析过程中的护理要点有:a.病人取半卧位,鼓励病人深呼吸和有效咳嗽,帮助病人翻身,预防肺部并发症;b.严格遵循无菌原则,做好引流管护理,防止插管部位及腹腔感染;c.在透析过程中,皮管内不能有空气进入,更换透析瓶时不能使正常运作中断,以保证持续虹吸引流作用;d.密切观察病情变化,定时测量生命体征,记录每次排出液量,并累计 24h 排液量总和。

2. 多尿期　多尿期主要是排出体内潴留液体,但此期也要补充生理需要量,初期补液是补充排出水分的 1/2 或 1/3。积极预防感染,继续使用抗生素,保持皮肤清洁,做好口腔护理,注意消毒隔离防止交叉感染。加强营养支持,注意蛋白质摄入,纠正贫血,提高病人抵抗力。

3. 恢复期　应指导病人饮食治疗,摄入易于消化和吸收的高蛋白饮食,避免各种有害肾的因素,如疲劳、创伤、感染、妊娠及对肾有毒的药物等。

重点提示

急性肾衰竭少尿期的补液原则是"量出为入,宁少勿多"。

【健康教育】
1. 向病人及家属进行 ARF 科普知识的宣传教育。
2. 加强营养,增强机体免疫力和抵抗力,避免过度劳累。
3. 避免一切对肾有害的因素。
4. 定期复查,加强随访。

讨论与思考

1. 如何对急性呼吸窘迫综合征病人进行护理评估?
2. 急性肾衰竭病人的致病因素有哪些?
3. 对急性肾衰竭病人评估时,应重点收集哪些资料?
4. 腹膜透析护理的重点是什么?

(杨　阳)

第 **5** 章

麻醉病人的护理

学习要点

1. 麻醉的概念及分类。
2. 麻醉前病人的护理。
3. 全身麻醉病人的护理措施。
4. 椎管内麻醉病人的护理。

➕ **案例分析**

李某,男性,25 岁。因溃疡病穿孔而入院,表情痛苦,出冷汗,脉搏 120/min,血压 130/70mmHg,腹部拒按。拟行"剖腹探查术",准备进行椎管内麻醉。

请分析:该病人存在哪些主要护理问题? 护理的重点是什么?

第一节 概 述

麻醉是利用药物或非药物,使手术的病人痛觉暂时消失的方法。主要分全身麻醉和局部麻醉两大类。全身麻醉是麻醉药作用于中枢神经系统,病人意识和全身痛觉消失、肌肉松弛、反射活动减弱的麻醉方法;局部麻醉是局麻药物作用于周围神经系统,使相应区域暂时痛觉消失,运动障碍,但病人意识清醒。椎管内麻醉是将局部麻醉药注入椎管内的蛛网膜下隙或硬脊膜外隙,阻断部分脊神经传导,使其支配区域痛觉消失的麻醉方法。根据局部麻醉药注入的部位,分为蛛网膜下隙阻滞、硬脊膜外隙阻滞。椎管内麻醉属于局部麻醉。

一、全 身 麻 醉

全身麻醉是临床麻醉中使用的主要方法,能满足全身各部位手术需要,较之局部麻醉和椎管内麻醉,病人更舒适和安全。全身麻醉可分为吸入麻醉、静脉麻醉、复合麻醉。

(一)吸入麻醉

经呼吸道吸入挥发性的麻醉药物产生全身麻醉的方法称吸入麻醉。

1. 吸入麻醉的方法　目前常用气管内吸入麻醉,优点是方便吸出呼吸道分泌物,保持呼吸道通畅;容易控制麻醉药的用量和麻醉深度,适用于各种大手术,尤其是胸部手术。

2. 常用吸入麻醉药物　异氟烷、恩氟烷、氟烷、氧化亚氮。

(二)静脉麻醉

经静脉注入麻醉药,作用于中枢神经系统而产生全身麻醉的方法称静脉麻醉。

1. 分类

(1)按给药方式分类:分单次、间断和连续给药。

(2)按具体药物分类:硫喷妥钠、氯胺酮、丙泊酚和羟丁酸钠静脉麻醉等。

2. 常用药物

(1)硫喷妥钠:是一种超短效的巴比妥类药物,药物作用发生快,消失快,效果佳,适用于全身麻醉诱导及短小手术。

(2)氯胺酮:临床上应用广泛的快速作用麻醉药,可产生意识和感觉分离现象,属分离麻醉药,临床用于体表小手术及全身麻醉的诱导。

(3)丙泊酚:临床主要用于全身麻醉的诱导与维持,适用于小儿和颅脑手术的麻醉。

(三)复合麻醉

复合麻醉又称平衡麻醉,是指两种或两种以上全身麻醉药物或方法合理组合使用,可最大限度满足麻醉和手术需要。根据用药途径分为全静脉复合麻醉和静-吸复合麻醉。

二、局 部 麻 醉

(一)概述

将局部麻醉药应用于病人身体的局部,使身体某一部位的感觉神经被暂时阻断,该神经所支配的区域处于感觉麻痹状态,而运动神经保持完好或同时有程度不等的被阻滞状态。

(二)常用局部麻醉药物

1. 酯类　临床上常用酯类局部麻醉药有普鲁卡因、氯普鲁卡因、丁卡因和可卡因等。

2. 酰胺类　包括利多卡因、丁哌卡因、依替卡因和罗哌卡因等。

(三)常用的局部麻醉方法

1. 表面麻醉　将穿透能力强的局部麻醉药与局部黏膜接触,作用于神经末梢所产生的黏膜感觉消失方法称为表面麻醉。常用于眼、鼻、咽喉、气管、尿道等处的浅表手术或内镜检查。

2. 局部浸润麻醉　沿手术切口由浅入深分层注射局部麻醉药,逐步逐层阻滞组织中的神经末梢的麻醉方法称为局部浸润麻醉。它是应用最广的局部麻醉方法,可加入少量肾上腺素,能降低吸收速度,延长麻醉时间并减少出血。

3. 区域阻滞麻醉　在手术区周围及基底部注射局部麻醉药,以阻滞支配手术区的神经末梢的麻醉方法称为区域阻滞麻醉。常与局部浸润麻醉合用。

4. 神经阻滞麻醉　在神经干、神经节、神经丛周围注入局部麻醉药使其支配区域痛觉消失的麻醉方法称为神经阻滞麻醉。如颈丛神经阻滞用于颈部手术,臂丛神经阻滞用于上肢手术。

三、椎管内麻醉

将局麻药注入椎管内的蛛网膜下隙或硬脊膜外隙,阻断部分脊神经传导,使其支配区域痛觉消失的麻醉方法称为椎管内麻醉。

1. **分类**　根据局部麻醉药注入的部位分类:①蛛网膜下隙阻滞(腰麻):是将药物注入蛛网膜下隙阻滞部分脊神经的麻醉方法称为蛛网膜下隙阻滞。适用于下腹部、盆腔、肛门、会阴和下肢手术。②硬脊膜外隙阻滞:是将药物注入硬脊膜外隙阻滞部分脊神经的麻醉方法称为硬脊膜外腔阻滞。适用于腹部、腰部和下肢手术。

2. **常用药物**　有普鲁卡因、利多卡因和丁卡因等。

重点提示

> 氟烷适用于冠心病病人的麻醉;氯胺酮可产生意识和感觉分离现象。

第二节　麻醉病人的护理

一、麻醉前护理

【护理评估】

1. **健康史**　了解病人麻醉史、手术史;有无药物过敏史;有无高血压、冠心病、哮喘、糖尿病等疾病史;是否经常使用催眠药、镇痛药、糖皮质激素等药物;有无烟酒嗜好等。

2. **身体状况**　评估病人神志、精神状态及营养发育情况;了解心、肺、脑、肝、肾等器官功能状况;了解有无发热、贫血、凝血障碍和水、电解质及酸碱平衡紊乱等情况;了解有无牙齿松动、缺齿和义齿;拟行椎管内麻醉者穿刺部位有无皮肤感染、脊柱畸形。

3. **辅助检查**

(1)实验室检查:血、尿、粪常规检查,出凝血时间测定,肝肾功能检查;根据需要进行血气分析、血清电解质测定。

(2)心电图和胸部 X 线检查:了解心、肺功能。

4. **心理-社会状况**　一般病人对手术和麻醉都有顾虑,常产生紧张、畏惧的情绪反应,影响休息和睡眠。

5. **麻醉方法选择**　根据病人的身体状况、手术部位、范围来选择麻醉方法。

【护理问题】

1. **焦虑**　与担心麻醉效果和手术预后有关。

2. **知识缺乏**　缺乏麻醉前需要注意和配合的知识。

3. **潜在并发症**　呼吸和循环功能异常、麻醉药过敏等。

【护理措施】

1. **提高机体对麻醉和手术的耐受力**　努力改善病人的营养状况,纠正各种生理功能紊乱,使各重要脏器的功能处于较好的状态,为麻醉创造条件。

2. **心理护理**　用恰当的语言向病人讲解麻醉方法和手术方案、配合方法,安慰鼓励病人,缓解其恐惧、焦虑的情绪,取得病人的信任和配合,确保麻醉与手术的顺利实施。

3. **胃肠道准备**　择期手术病人麻醉前常规禁食 8~12h、禁饮水 4~6h,避免术中、术后发生呕吐和误吸导致窒息的危险。急症手术的病人,只要时间允许,应尽量准备充分。饱食后的急诊手术病人,可以采取局部麻醉方式,因手术需要必须全身麻醉者,则应清醒插管,主动控制气道,避免引起麻醉后误吸。

4. 麻醉药过敏试验及脊柱检查 应详细了解病人的药物过敏史。普鲁卡因使用前,常规做皮肤过敏试验,并准备好肾上腺素和氧气等急救用品。检查脊柱有无畸形及穿刺部位有无皮肤感染灶。

5. 麻醉前用药 用药目的包括:稳定病人情绪,缓解焦虑;控制呼吸道及唾液腺分泌,保持呼吸道通畅;消除因手术或麻醉引起的不良反射;提高痛阈,减少麻醉药用量。常用药物有以下4类。

(1)抗胆碱药:能抑制呼吸道黏液和口腔唾液分泌,解除平滑肌痉挛,保证呼吸道通畅;能抑制迷走神经的兴奋性,避免术中心动过缓或心脏停搏。常用阿托品0.5mg,术前30min肌内注射。抗胆碱药物能抑制汗腺分泌和影响心血管活动,甲状腺功能亢进症、高热、心动过速者不宜使用。

(2)催眠药:有镇静、催眠和抗惊厥作用,能防治局麻药的毒性反应。常用苯巴比妥钠0.1g,麻醉前30min肌内注射。

(3)安定镇静药:有安定镇静、催眠、抗焦虑、抗惊厥及中枢性肌肉松弛作用,并有一定的抗局部麻醉药毒性的作用。常用地西泮5~10mg,麻醉前30min肌内注射。

(4)镇痛药:有镇痛、镇静、提高痛阈作用,从而减少麻药用量,增强麻醉效果。常用哌替啶50~100mg肌内注射,或吗啡5~10mg皮下注射。吗啡、哌替啶有抑制呼吸中枢的不良反应,故小儿、老年人应慎用,孕妇、呼吸功能障碍者禁用。

6. 麻醉物品的准备 药品准备包括麻醉药和急救药;器械准备包括吸引器、面罩、喉镜、气管导管、供氧设备、麻醉机、监测仪等。

【健康教育】

1. 术前向病人详细讲解麻醉方法和手术过程,消除病人不必要的顾虑和恐惧。

2. 指导病人自我调控,保持情绪稳定。

3. 术前指导病人练习术中的特殊体位,便于手术的配合。

4. 讲解术后并发症的表现、预防及康复训练方法,使病人有充分的心理准备。

重点提示

麻醉前常用阿托品减少呼吸道分泌,可保持呼吸道通畅,抑制迷走神经兴奋,避免心搏骤停;用苯巴比妥钠防治局部麻醉药毒性反应;地西泮有中枢性肌肉松弛作用;吗啡和哌替啶有提高痛阈作用。

二、麻醉中护理

主要由麻醉医师负责。手术室巡回护士应协助麻醉医师做好病情观察及并发症的护理,并在输液、输血、临时用药、导尿、麻醉意外的抢救等方面做好密切配合。

1. 病情观察 ①病人意识是否清醒,有无麻醉药所致幻觉和异常行为,精神状态如何;②早期应每15~30分钟测定血压、脉搏、呼吸频率1次,可以连接心电监护,加强观察;③观察并记录液体出入量;④观察并评估病人肢体感觉、运动有无异常;⑤观察有无恶心、呕吐、头痛等并发症的发生。

2. 常见并发症的护理

（1）全脊髓麻醉：是硬脊膜外隙阻滞麻醉最危险的并发症。一旦发生，应立即以面罩加压给氧并紧急行气管内插管进行人工呼吸，加速输液，并以血管加压药维持循环稳定。

（2）局部麻醉药毒性反应：局部麻醉药吸收入血后，单位时间内血中局部麻醉药浓度超过机体耐受剂量就可发生毒性反应，病人表现嗜睡、眩晕、多语、惊恐不安和定向障碍，严重时可出现意识丧失、谵妄、抽搐、心搏呼吸骤停。

毒性反应出现后，应立即停用局部麻醉药、遵医嘱对症处理，维持生命体征平稳。预防措施主要有：①麻醉前使用苯巴比妥钠、地西泮、抗组胺药，可预防或减轻毒性反应；②药物总量限制，普鲁卡因不超过 1g，利多卡因不超过 0.4 g，丁卡因不超过 0.1 g；③注药前回抽，以防注入血管；④可在 100ml 局部麻醉药中加入 0.1% 肾上腺素 0.3ml，减慢局部麻醉药吸收、延长麻醉时间；但指（趾）、阴茎等接收末梢动脉供血的部位忌用，避免缺血坏死。

（3）局部麻醉药过敏反应与护理：过敏反应是指使用很少量局部麻醉药后，出现荨麻疹、咽喉水肿、支气管痉挛、低血压和血管神经性水肿，甚至危及病人生命。过敏反应出现后必须停药，遵医嘱给予对症抗过敏处理。预防的关键是麻醉前仔细询问过敏史和进行药物过敏试验。

重点提示

硬膜外麻醉最严重并发症是全脊髓麻醉。预防局麻药毒性反应主要有麻醉前用药、限制总量、回抽无血注药、加入少量肾上腺素（指、趾、阴茎部位忌用）。

三、麻醉后护理

麻醉后护理的关键是做好病情的观察及并发症的护理。

（一）病情观察

1. 病人意识是否清醒，有无麻醉药所致幻觉和异常行为，精神状态如何。
2. 早期应每 15~30 分钟测定血压、脉搏、呼吸频率 1 次，可以连接心电监护，加强观察。
3. 观察并记录液体出入量。
4. 观察并评估病人肢体感觉、运动有无异常。
5. 观察有无恶心、呕吐、头痛、尿潴留等并发症的发生。

（二）生活护理

麻醉未醒应去枕平卧 6~8h，全身麻醉病人头偏向一侧，防止呕吐误吸，同时应注意防止意外损伤，必要时适当约束；如果无恶心、呕吐可以酌情进食。

（三）常见并发症的护理

1. 全身麻醉并发症

（1）呼吸系统：呼吸系统并发症是全身麻醉最常见的并发症。①呼吸暂停：进行人工呼吸，必要时气管内插管人工呼吸。②上呼吸道梗阻：置入口咽或鼻咽通气道或人工呼吸。③急性支气管痉挛：在保证循环稳定的情况下，快速加深麻醉，松弛支气管平滑肌；经气管或静脉注入利多卡因、氨茶碱、糖皮质激素、平喘气雾剂等。④肺不张：在完善镇痛的基础上，做深呼吸和用力咳痰。若为痰液阻塞，可在纤维支气管镜下经逐个支气管口吸出痰液，并进行冲洗。

⑤肺梗死:抢救极为困难,应及时开胸行心脏按压,并行肺动脉切开取栓。

(2)循环系统。①心搏骤停:是全身麻醉中最严重的并发症,应迅速进行心肺复苏。②高血压:是全身麻醉中常见的并发症,可遵医嘱用降压药。③低血压:快速输注晶体和胶体液,酌情输血。血压急剧下降者,快速输血、输液仍不足以纠正低血压时,应及时使用升压药。④室性心律失常:对频发室性期前收缩以及心室颤动者,应给予药物治疗同时电击除颤。

(3)消化系统:术后恶心呕吐为常见的并发症,遵医嘱应用昂丹司琼、甲氧氯普胺。

重点提示

呼吸系统并发症是全身麻醉最常见的并发症;最严重的并发症是心搏骤停。

2. 椎管内麻醉并发症

(1)头痛:腰麻后最常见,是因穿刺后脑脊液流失,颅内压下降,脑血管扩张所致。应让病人平卧,减少活动,严重的可在硬脊膜外隙注入生理盐水、5% 葡萄糖注射液或右旋糖酐 15~30ml。

(2)尿潴留:主要因骶神经被阻滞后恢复较迟及下腹部、肛门或会阴部手术后切口疼痛、下腹部手术时膀胱的直接刺激以及病人不习惯床上排尿等所致,可按摩、热敷、声音诱导等,必要时导尿。

(3)低血压:腰麻病人的部分交感神经被抑制,迷走神经相对亢进,故可出现血压下降,加快输液,必要时用升压药。

(4)呼吸抑制:常见于胸段脊神经阻滞,表现为肋间肌麻痹,胸式呼吸减弱,潮气量减少,咳嗽无力,甚至发绀。可吸氧,维持循环,紧急时行气管插管、人工呼吸。

(5)其他:穿刺部位感染、导管折断、血肿等。

重点提示

腰麻最常见并发症是术后头痛;椎管内麻醉后常规去枕平卧 6~8h。

讨论与思考

1. 病人男性,45 岁,多发性脂肪瘤,进行局部麻醉脂肪瘤切除术。在局部麻醉过程中应注意哪些问题?

2. 病人女性,50 岁,胃溃疡胃大部分切除术,麻醉前用药有哪几类?如何应用?麻醉后护理中应注意观察哪些并发症?

(孙景文)

第 **6** 章

围术期病人的护理

学习要点

1. 手术前病人的护理评估。
2. 手术前的常规准备。
3. 常用手术器械的识别及传递。
4. 手术人员的准备及配合。
5. 手术后病人的护理措施

围术期是指从确定手术治疗时起,到与这次手术有关的治疗基本结束为止的一段时间,包括手术前期、手术期、手术后期 3 个阶段。围术期护理的主要目的是在手术前全面评估病人的身心状况,采取措施使病人具备耐受手术的良好身心条件;手术中确保病人安全和手术的顺利实施;手术后帮助病人尽快恢复生理功能,防止各种并发症和残障,实现早日全面的康复。

第一节 手术前病人的护理

案例分析

李某,男性,14 岁。由于剧烈腹痛来医院就诊,经过检查诊断为急性阑尾炎,需要紧急手术治疗。

请分析:病人在手术前需要进行哪些检查? 应该如何进行术前护理?

手术前期指病人确定进行手术治疗到进入手术室时的一段时期。手术前期护理的重点是调节患者的身心状况,使其在最佳状态下接受手术,以保证患者在手术时的安全和配合,减少并发症的发生。手术前的准备工作是决定手术成功的关键。

【护理评估】

1. 健康史

(1)一般情况:注意了解病人的年龄、性别、民族、职业、文化程度、宗教信仰等。

(2)现病史:评估病人本次发病原因、诱因、入院时间、临床表现和诊断及疾病对机体各系统功能的影响。

(3)既往史:详细询问病人有无心脏病、高血压、糖尿病、哮喘、慢性支气管炎、结核、肝炎、肝硬化、肾炎、贫血等病史及既往对疾病的治疗、用药等。注意既往是否有手术史,了解既往疾病及手术对本次手术是否有影响、是否有药物过敏史。

2. 身体评估

(1)年龄:儿童、中青年人对手术耐受力较好。老年人因全身系统退行性变、营养不良、慢性疾病等原因,对手术耐受力较差。

(2)性别:有一些疾病的发病存在着性别上的差异,另外,男女在体质上也存在差别。女性病人还应了解月经情况,询问有无月经来潮。

(3)营养状况:护士应注意病人有无贫血、水肿,可对病人进行身高、体重、血浆蛋白测定、肱三头肌皮褶厚度、氮平衡试验等检测,并综合分析以判断营养状况。了解病人是否有营养不良或肥胖,以及这些情况对手术的影响。

(4)手术耐受力:了解病人身体内各系统功能状况对确定病人的手术耐受力具有重要意义。根据病人的整体情况,病人对手术的耐受力可分为耐受力良好及耐受力不良。耐受力良好指病人的全身情况较好,外科疾病对全身只有较少影响,重要器官无器质性病变,或其功能处于代偿状态,只需进行一般准备后便可施行任何类型的手术。耐受力不良指病人的全身情况较差,外科疾病已经对全身造成明显影响,或重要器官有器质性病变,功能濒于或已有失代偿的表现,需做积极、细致的术前准备后才可施行手术。

按手术的期限性,手术可分为择期手术、限期手术、急诊手术3类。择期手术:手术的早晚对病情及预后没有明显的影响,可选择适当的时期,经充分术前准备再做的手术,如可复性疝的修补术等;限期手术:手术时间可以稍做选择,但病情不允许拖得太久,宜尽快术前准备,早日手术,以免耽误诊治机会,如恶性肿瘤的根治术;急诊手术:需在最短时间内,尽快做好术前准备,马上手术,以挽救患者生命或器官的功能与完整性,如肝、脾破裂修补术。

重点提示

手术的类型包括择期手术、限期手术、急诊手术。

手术也可根据无菌情况分为3类。无菌手术:手术的全过程均是在无菌条件下进行,如甲状腺大部切除术等;污染手术:在手术过程中的某一环节,手术区有可能被细菌污染,如胃肠道手术等;感染手术:手术部位已有感染者,如脓肿切开引流术等。

3. 心理-社会状况 绝大多数患者在手术前会产生不同程度的心理压力,容易出现焦虑、恐惧、忧郁等问题,主要表现在烦躁、失眠、多梦、食欲下降、角色依赖等方面。

4. 辅助检查

(1)实验室检查。①血尿粪常规检查:血常规检查应注意有无红细胞、血红蛋白、白细胞和血小板异常等现象;尿常规检查应注意尿液颜色、比重,尿中有无红、白细胞;粪常规检查应注意粪便颜色、性状,有无出血及隐血等。②凝血功能检查:包括测定出凝血时间、血小板计数、凝血酶原时间等。③血液生化检查:包括电解质检查、肝功能检查、肾功能检查、血糖检测。

(2)心功能检查,包括心电图检查、心功能测试、Hotter(24h心电图监测)、动态血压监测等。

(3)肺功能检查,包括胸部透视、摄X线片,必要时可行血气及肺功能检查。

【护理问题】

1. 焦虑　与住院环境陌生、对疾病及手术知识不了解、担心预后等有关。

2. 营养失调:低于机体需要量　与原发疾病造成营养物质摄入不足及消耗过多有关。

3. 知识缺乏　缺乏有关手术治疗、术前配合等知识。

4. 睡眠型态紊乱　与疾病影响、住院环境陌生、担心预后等有关。

【护理措施】

（一）心理护理

1. 态度和蔼,关心、同情、热心接待病人及家属,向其介绍责任医师及护士、医院环境、规章制度等。

2. 根据病人的不同情况,给病人讲解有关疾病及手术的知识。对于手术后会有身体形象改变者,应选择合适的方式将这一情况告知病人,并做好解释工作。

3. 安排麻醉医师和手术室护士看望病人,对术中某些问题做出解释,使病人安心接受手术。可邀请同病房或做过同类手术的病人介绍他们的经历及体会。

（二）饮食护理

1. 了解病人饮食习惯,协助营养师帮助能进食的病人制订饮食计划,包括饮食种类、性状、烹调方法、量及进食次数、时间等。急腹症病人需禁饮食,必要时给予静脉输入营养物质。

2. 向病人讲解营养不良对术后组织修复、抵抗感染等的影响,鼓励病人进食或配合静脉输入营养物质。

（三）术前常规准备

1. 呼吸道准备　术后病人常因切口疼痛,不愿做深呼吸或有效咳嗽排痰,同时有麻醉的影响,容易发生肺不张、肺炎。因此,术前应积极做好呼吸道的准备,防止术后肺部的并发症。吸烟者,术前1~2周开始戒烟;对痰液黏稠者给予超声雾化吸入;指导病人做深呼吸及有效的咳嗽排痰练习。

2. 胃肠道准备

（1）饮食准备:胃肠道手术病人,入院后即给予低渣饮食,术前1~2d进流质饮食。其他手术,饮食不必限制,但手术前8~12h应禁食,4h禁饮,以防麻醉和手术过程中的呕吐引起窒息或吸入性肺炎。

（2）留置胃管:消化道手术病人术前应放置胃管。幽门梗阻病人术前3d每晚以温高渗盐水洗胃,减少胃黏膜充血水肿。

（3）灌肠:急症手术不给予灌肠。择期手术者,术前1d晚上应用0.1%~0.2%肥皂水灌肠,以防麻醉后肛门括约肌松弛,术中排出粪便,增加感染机会。结肠或直肠手术术前应清洁灌肠并口服肠道不吸收抗生素。

重点提示

手术前常规需根据手术种类进行呼吸道和胃肠道准备。

3. 手术区皮肤准备　简称备皮,包括手术区皮肤的清洁及皮肤上毛发的剃除,其目的是防止术后切口感染。

（1）皮肤准备范围（图6-1）。①颅脑手术:整个头部及颈部;②颈部手术:由下唇至乳头连

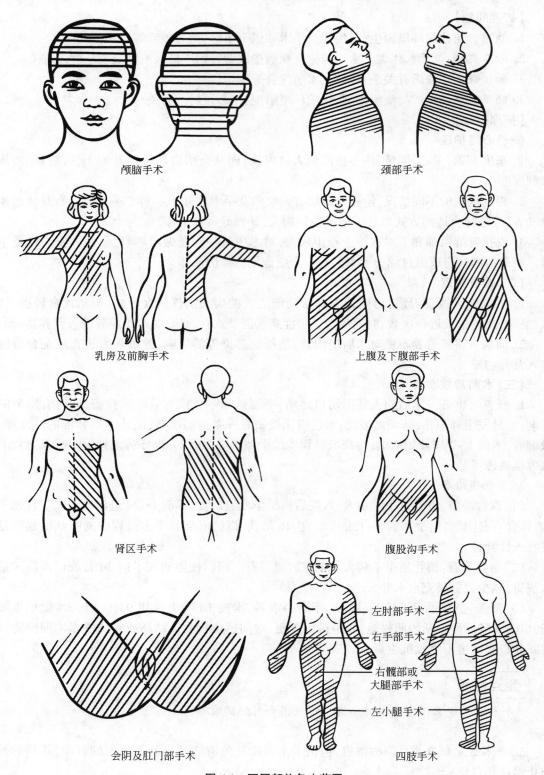

颅脑手术

颈部手术

乳房及前胸手术

上腹及下腹部手术

肾区手术

腹股沟手术

会阴及肛门部手术

四肢手术

左肘部手术

右手部手术

右髋部或
大腿部手术

左小腿手术

图 6-1　不同部位备皮范围

线,两侧至斜方肌前缘;③乳房及前胸手术:上至锁骨上部,下至脐水平,两侧至腋后线,并包括同侧上臂和腋窝;④胸部后外侧切口:上至锁骨上及肩上,下至肋缘下,前后胸都超过中线 5cm以上;⑤腹部手术:上起乳头水平,下至耻骨联合,两侧至腋后线,包括脐部清洁;⑥肾区手术:上起乳头水平,下至耻骨联合,前后均过正中线;⑦腹股沟手术:上起脐部水平,下至大腿上1/3内侧,两侧到腋后线,包括会阴部;⑧会阴部及肛门手术:自髂前上棘连线至大腿上 1/3 前、内、后侧,包括会阴部、臀部、腹股沟部;⑨四肢手术:以切口为中心上下方20cm以上,一般多为整个肢体备皮,修剪指甲。

（2）特殊部位的皮肤准备要求。①颅脑手术术前 3d 剪短发,每天洗头(急症除外),术前2h 剃尽头发,用肥皂洗头,戴干净帽子。②口腔手术入院后保持口腔清洁,手术前用复方硼酸溶液漱口。③骨、关节、肌腱手术,术前3d 开始准备。第1、2 日用肥皂水洗净并用75% 乙醇消毒,用无菌巾包裹;第 3 日剃毛、刷洗,75% 乙醇消毒后用无菌巾包裹术野;术晨重新消毒后无菌巾包裹。

（四）输血和补液

1. 凡有水、电解质、酸碱平衡失调及贫血的病人应于术前给予输血、输液等积极纠正。

2. 施行大中型手术者,术前应做好血型鉴定及交叉配血试验,备好术中需用的一定数量的全血或成分血。

（五）手术日晨护理

1. 测量并记录生命体征,检查手术野皮肤准备是否符合要求。若发现发热、女性月经来潮或其他病情变化,应报告医生,考虑是否延期手术。

2. 排空小便,下腹部、盆腔手术及手术时间在 4h 以上的均应安置导尿管并妥善固定。

3. 胃肠道手术及上腹部大手术应留置胃管。

4. 取下病人的义齿、发夹、首饰、手表、眼镜等,将其贵重物品及钱物交护士长保管。

5. 遵医嘱术前 0.5h 给予术前药物。

6. 准备手术室中需要的物品如病历、X 线片、CT 及 MRI 片、引流瓶、药品等,在用平车护送病人时一并带至手术室。

7. 准备好术后监护室。

（六）急症手术术前护理

1. 密切观察病情变化,注意心理护理。

2. 争取时间,做好手术前必要的辅助检查。

3. 嘱病人禁食、禁饮,给予病人输液、应用抗生素,备皮、备血、药物过敏试验,术前用药等。术前不灌肠、不用泻药。

4. 有休克者尽早纠正休克。

5. 在可能情况下,向病人家属简要介绍病情及治疗方案。

【健康教育】

应注意向病人及家属介绍疾病及手术的有关知识,如术前用药、准备、麻醉及术后恢复的相关知识;指导病人进行深呼吸锻炼、床上排便练习以及床上活动等,以减少并发症的发生,促进机体尽快恢复。

第二节 手术室的护理工作

> **案例分析**
> 患者,男性,16 岁。因急性阑尾炎入院进行手术治疗,病人自诉腹部疼痛,生命体征良好。
> 请分析:手术期间手术室护士应重点做好哪些护理措施?

手术中期(手术室护理)是指病人从进入手术室到手术结束、麻醉恢复的一段时间,这段时间病人主要在手术室接受手术治疗。在此期间护理的重点就是要保证手术过程的顺利进行,保证病人手术期间的安全。

一、手术室设置与管理

(一)手术室区域划分

手术室内部可分为非限制区、半限制区和限制区 3 个区域管理。

1. 非限制区(污染区):设在手术室最外侧,包括办公室、会议室、标本室、更衣室、休息室、值班室、污物间、病人家属等候区等。凡进入手术室的人员必须在更衣室更换专用鞋、衣裤,戴好手术室专用帽子、口罩,方可进入半限制区。

2. 半限制区(清洁区):设在手术室中间,包括器械室、敷料室、消毒灭菌室、手术间外走廊等。半限制区是从污染区进入无菌区的过渡性区域,凡已做好手臂消毒或已穿无菌手术衣者,不可再进入此区,以免污染。

3. 限制区(无菌区):设在手术室内侧,要求最为严格,包括手术间、洗手间、手术间内走廊、无菌物品间、储药室等。非手术人员或非在岗人员禁止入内,手术间内人员都须严格遵守无菌原则。患有急性感染性疾病,尤其是上呼吸道感染者,绝对不允许进入手术室。

(二)手术间的清洁和消毒

1. 日常清洁消毒　①每日手术前,务必保持手术间内器具清洁无尘。每台手术完毕后应清除污物、室内通风。手术室内的手术台、器械台、托盘、无影灯、脚凳等要清洗干净。②每周定期彻底大扫除,随后可采用过氧乙酸熏蒸法进行空间消毒,以 $1g/m^3$ 计算用量,持续 2h。③每月定期做空气细菌培养。④特殊感染手术后的手术间应当严格按照医院感染管理要求进行清洁消毒处理。

2. 特殊感染手术后的清洁消毒　特殊感染手术后的手术间应当严格按照医院感染管理要求进行清洁消毒处理。①破伤风、气性坏疽感染病人,术后先用过氧乙酸熏蒸(按 $3g/m^3$ 计算),2h 后开窗通风,彻底打扫并用消毒液对室内的器具、地面、墙壁湿洗,再行紫外线照射消毒。手术尽量使用一次性用品,并在术后集中烧毁。②肝炎、结核病人术后可选用 0.5% 过氧乙酸溶液湿拭室内物品表面,地面可以用 $100\sim200ml/m^2$ 的药量进行喷洒,持续作用时间 $30\sim60min$。

(三)手术室管理制度

1. 认真执行各项消毒隔离制度,与手术无关人员不得擅自进入;无菌手术与有菌手术严格分开;无菌物品定期消毒。

2. 手术人员及手术用物品进出手术室须受到严格控制,一般需采用双通道。医务人员、手术病人、洁净物品通过无菌通道进出手术室;手术后器械、敷料、污物通过污物通道进出手术室。

3. 手术室内须备齐急救物品。

4. 择期手术提前 1d 准备好手术器械、用品。

5. 接收病人时严格"三查七对"制度,以防差错等。

二、常用手术物品与器械

1. **布类用品**　包括手术衣和各种手术单。应选择质地细柔且厚实的棉布,颜色以深绿色或深蓝色为宜。

(1)手术衣:分为大、中、小三个号,要遮盖手术人员未经消毒的衣着和手臂,穿上后应能遮至膝下,前襟至腰部处应双层,以防止手术时血水浸透,袖口应制成松紧口,便于手套腕部能盖于袖口上。折叠时衣面向里,领子在最外侧,取用时不致污染无菌面。

(2)手术单:有大单、中单、手术巾、各部位手术单以及各种包布等,均有各自的规格尺寸和一定的折叠方法。各种布单也根据手术的不同分为胸部手术包、开腹手术包等。

所有布类用品均需高压蒸汽灭菌处理后方可供手术使用。当然,应用一次性无纺布制作并经灭菌处理的手术衣帽、布单等可直接使用,免去了清洗、折叠、消毒所需的人力、物力和时间,但却不能完全替代布类物品。

2. **敷料类**　包括纱布类和棉花类。纱布类主要有纱布垫、纱布块、纱布球及纱布条等;棉花类包括棉垫、带线棉片、棉球及棉签等。

各种敷料制作后包成小包或存放于敷料罐内,经高压蒸汽灭菌后可供手术之用。对于感染性手术,尤其是特异性感染手术用过的敷料不可乱丢,要用大塑料袋集中包起并在袋外注明,集中销毁。

3. **器械类**　手术器械是手术操作必备物品,其中基本器械如下。

(1)刀刃及解剖器械:包括手术刀(图 6-2)、手术剪(图 6-3)、剥离器、骨凿、骨剪、轴式取皮刀等,用于手术切割。

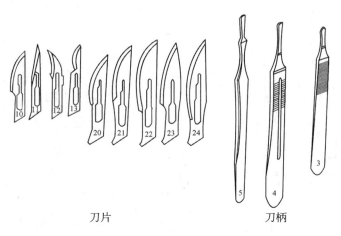

刀片　　　　刀柄

图 6-2　手术刀片及刀柄(数字为型号)

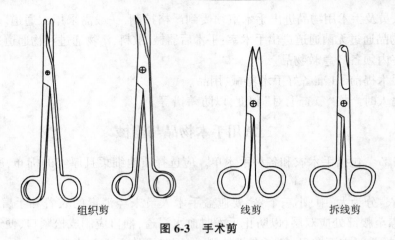

组织剪　　　　　线剪　　　拆线剪

图 6-3　手术剪

（2）夹持及钳制器械：包括止血钳（图 6-4）、镊子、钳子（图 6-5）及持针器等，用于止血、分离组织、操作、把持缝针等。

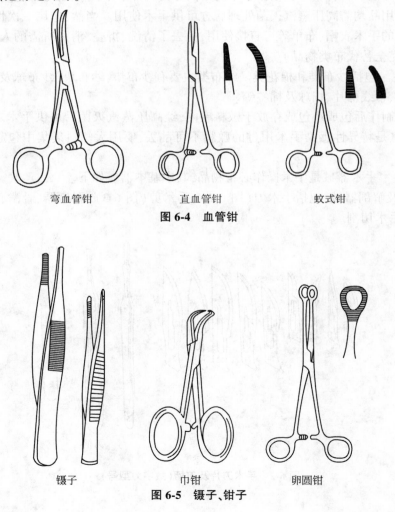

弯血管钳　　　　直血管钳　　　蚊式钳

图 6-4　血管钳

镊子　　　　　巾钳　　　　卵圆钳

图 6-5　镊子、钳子

（3）牵拉器械：包括各种拉钩（图 6-6）、胸腹牵开器等，用于显露手术野，方便操作。

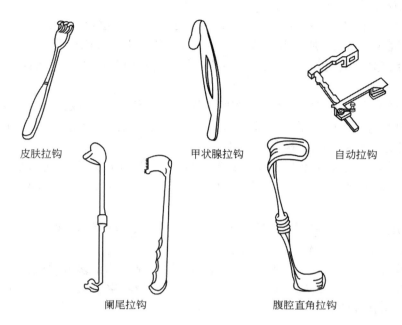

皮肤拉钩　　　　甲状腺拉钩　　　　自动拉钩

阑尾拉钩　　　　腹腔直角拉钩

图 6-6　各种拉钩

（4）探查及扩张器械：包括各种探条、探针等，用于探查及扩大腔隙等。

（5）吸引器头（图 6-7）：用于吸引积液，清理手术野。

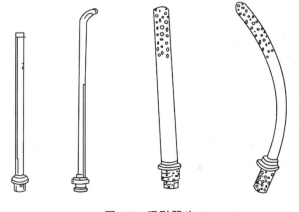

图 6-7　吸引器头

（6）其他手术需要的特殊器械：如内镜类、吻合器类和其他精密仪器等。

4. 缝线和缝针

（1）缝针：根据外形及用途可分为三角针和圆针两类。三角针有带三角的刃缘，用于缝合皮肤或韧带等坚韧组织；圆针对组织的损伤少，用于缝合血管、神经、脏器、肌肉等软组织。两者均有弯、直两种,大小、粗细各异,可根据待缝合的组织选择适当的种类。弯针有一定的弧度,最为常用,需用持针器操作。

(2)缝线:用于术中缝合各类组织和脏器,以促进手术切口愈合;也用来结扎缝合血管,起到止血作用。缝线包括不可吸收和可吸收两类。缝线的粗细以号码标明,常用有 1~10 号线,号码越大表示线越粗;细线以 0 表示,0 越多线越细。选用时尽可能选择细且拉力大、对组织反应小的缝线。

5. 引流物 外科引流是指将人体组织间或体腔中积聚的脓、血或其他液体引流出体外的技术。引流物种类很多,应根据手术部位、深浅及引流液量和性状等选用。常用的有乳胶片引流条、纱布引流条、烟卷引流管、橡胶引流管等。

(1)乳胶片引流条:橡皮片柔软,对组织刺激性小,一般用于皮下层的引流。

(2)纱布引流条:纱布条可与各种药物,如凡士林、盐水、各种抗生素等制备应用,用于浅表部位的引流。

(3)烟卷引流管:以薄乳胶管包绕纱布卷制成直径约 1cm 的卷烟状。烟卷引流一般用于深部(如腹腔)积液不多且比较稀薄的引流。

(4)橡胶引流管:用于深部脓肿、胸腹腔引流或造瘘,估计渗液多或黏液稠厚,或引流需超过 48h 者。其中一般引流管、双腔或三腔引流管用于一般腔室引流,"T"形管用于胆总管引流,蕈状管用于膀胱或胆囊引流等。

三、手术人员的准备

手术人员的无菌准备是避免病人切口感染,确保手术成功的必要条件之一。手臂皮肤上有暂居和常驻两大类细菌。暂居菌分布于皮肤表面,易被清除;常驻菌则深居毛囊、汗腺及皮脂腺等处,不易清除,且可在手术过程中逐渐移至皮肤表面。因此,手臂洗刷消毒后,还需穿无菌手术衣,戴无菌手套,防止细菌进入手术切口。

(一)术前一般准备

手术人员进入手术室,首先在非限制区换上手术室专用鞋,穿上专用洗手衣和裤,将上衣扎入裤中,自身衣服不得外露;戴好专用手术帽和口罩,要求遮盖住头发、口鼻;指甲剪短且无甲下积垢,手臂皮肤无破损及感染,方可进入限制区进行手臂的洗刷与消毒。

(二)手臂的洗刷与消毒

手臂的洗刷与消毒指通过机械性洗刷及化学消毒的方法,尽可能刷除双手及前臂的暂居菌和部分常驻菌,常简称为外科洗手法。传统的常规外科洗手法有肥皂水刷手法和氨水洗手法。新方法包括碘伏刷手和双氯苯双胍乙烷(灭菌王)刷手等。

1. 肥皂水刷手法 ①按普通洗手方法将双手及前臂用肥皂和清水洗净。②用消毒毛刷蘸取消毒肥皂液刷洗从指尖到肘上 10cm 的区域,刷手时尤应注意甲缘、甲沟、指蹼等处。刷完一遍,用清水冲洗手臂上的肥皂水,注意指尖朝上肘向下。然后,另换一消毒毛刷,同法进行第二、第三遍刷洗,共约 10min。③每侧用一块无菌毛巾从指尖至肘部擦干,擦过肘部的毛巾不可再擦手部,以免污染。④将双手至肘上 5cm 处浸泡在 75% 乙醇桶内 5min,若对乙醇过敏,可改用 1:1000 苯扎溴铵溶液浸泡,也可用 1:5000 氯己定(洗必泰)溶液浸泡 3min。⑤浸泡消毒后,保持拱手姿势待干,双手不得下垂,不能接触未经消毒的物品。

重点提示

外科刷手范围:指尖到肘上 10cm。

2. 碘伏洗手法　①按肥皂水刷手法刷洗双手、前臂至肘上 10cm,约 3min,清水冲净,用无菌毛巾擦干。②用浸透 0.5% 碘伏的纱布,从一侧手指尖向上涂搽直至肘上 5cm 处,同法涂搽另一侧手臂。换纱布再擦一遍。保持拱手姿势,自然干燥。

3. 灭菌王刷手法　①按普通洗手法用肥皂水洗净双手、前臂至肘上 10cm,用清水冲净;②用消毒毛刷蘸灭菌王 3~5ml 刷手、前臂至肘上 10cm,约 3min,流水冲净后用无菌毛巾擦干;③用吸足灭菌王的纱布从手指尖涂擦到肘上 5cm 处,自然干燥。

(三)穿无菌手术衣(图 6-8)

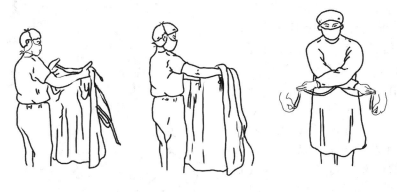

图 6-8　穿无菌手术衣

1. 手臂刷洗消毒后,从器械台上拿取折叠好的无菌手术衣,选择较宽敞处站立,手提衣领,抖开,注意勿将衣服外面触碰到其他物品或地面。

2. 两手提住衣领两角,衣袖向前,将衣展开,内侧面面对自己。

3. 将衣向上轻轻抛起,两臂前伸,双手顺势插入袖中,不可高举过肩,也不可向左右伸开,以免污染。

4. 巡回护士在穿衣者背后抓住衣领内面,协助向后拉衣袖,并系好衣领后带。

5. 穿衣者双手交叉,身体略向前倾,用手指夹起腰带递向后方(腰带不交叉,手不能超过腋中线),巡回护士在背后接住腰带并系好。

6. 穿好手术衣后,穿衣者双手需保持在腰以上、肩以下、胸前视线范围内。

(四)穿包背式无菌手术衣(图 6-9)

在手术中,手术人员的背部往往会触及手术器械台以及手术人员相互接触而造成无菌区的污染。包背式手术衣是在普通手术衣的背部增加了一块三角巾,穿好后可将术者背部包裹,减少了手术中污染的机会。

方法:穿好手术衣后戴好无菌手套,然后解开胸前衣带的活结,左手捏住三角部相连的腰带,递给巡回人员或已穿戴好手术衣和手套的手术人员,巡回人员应用消毒钳夹住腰带的尾端,穿衣者原地自转一周,接传递过来的腰带并于胸前系好,穿衣完毕。

（五）脱手术衣及手套

手术结束后，清洗手套外的血迹，先脱手套，再脱手术衣；需连台手术时，先脱手术衣，再脱手套。

1. 脱手术衣法　先由巡回护士解开腰带及领口系带，再由他人帮助或自行脱下手术衣。①他人帮助脱衣法：自己双手抱肘，由巡回护士将手术衣肩部向肘部翻转，然后再向手的方向扯脱，如此则手套的腕部就随着翻转于手上。②个人脱手术衣法：左手抓住右肩手术衣，自上拉下，使衣袖翻向外，如法拉下左肩手术衣。拉下全部手术衣，使衣里外翻，保护手臂及洗手衣裤不被手术衣外面所污染。最后脱下手术衣扔于污衣袋中。

2. 脱手套法　①手套对手套法脱下第一只手套：先用已戴手套的手提取另一手的手套外面脱下手套，不要触及皮肤。②皮肤对皮肤法脱下第二只手套：用已脱手套的拇指伸入另一戴手套的手掌部以下，并用其他各指协助，提起手套翻转脱下，手部皮肤不接触手套的外面。如果无菌性手术完毕，需连续施行另一台手术时，若手套未破，可不用重新刷手，用75%乙醇浸泡5min，或取0.5%碘伏涂搽双手及前臂2~3min，之后即可穿无菌手术衣、戴无菌手套。如双手已被污染，或前一次手术为污染手术，则按洗手法重新洗手、消毒手臂。

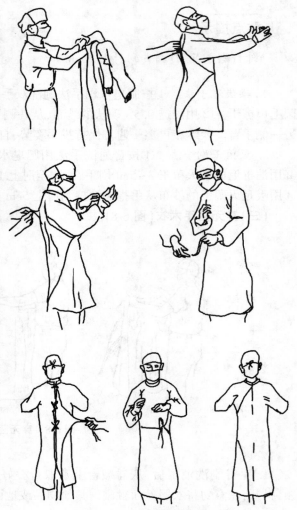

图6-9　穿包背式无菌手术衣

四、病人的准备

手术室工作人员须提前将准备手术的病人接入手术室，做好术前准备。包括一般准备、手术体位安置、手术区皮肤消毒、手术区铺单。

（一）一般准备

病人应提前30~45min进入手术室，手术室护士应热情接待病人，按手术安排表仔细核实病人，确保病人及手术部位准确无误。同时，加强对手术病人的心理准备，减轻其焦虑、恐惧等心理反应，以配合手术的顺利进行。

（二）手术体位安置

根据病人的手术部位，由巡回护士安置合适的手术体位。其要求是：①最大限度地保证病人的安全与舒适；②充分显露手术区域，同时减少不必要的裸露；③保证呼吸和血液循环通畅，避免血管、神经受压；④肢体及关节托垫须稳妥，不能悬空；⑤妥善固定，防止各部位肌肉扭伤；

⑥便于麻醉及监测。常用的手术体位有以下几种。

1. **仰卧位**　是最常用的体位,用于腹部、颅面部、颈部、骨盆及下肢手术等(图 6-10)。病人手臂自然置于身旁,中单固定;或外展固定于托手板上,头下置一软枕,头部垫高 3~5cm;下肢用固定带固定于膝关节以上处。乳房手术病人取上肢外展仰卧位,病人手术侧靠近台边,肩胛下置一软垫,上臂外展,置于臂托上,对侧上肢用中单固定于体侧。甲状腺手术可取头过伸平卧位,病人肩下于手术台置一软垫,抬高肩部 10~15cm,使头颈向后仰,颈后垫一卷枕,以免颈部过伸。

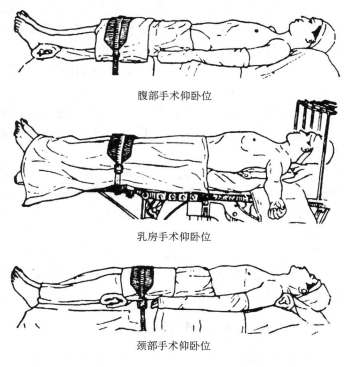

腹部手术仰卧位

乳房手术仰卧位

颈部手术仰卧位

图 6-10　手术病人的体位

2. **侧卧位**　用于胸、腰部及肾手术等。胸部手术时病人健侧卧,下侧腋下垫软垫,双手置于侧卧架上;上侧腿屈曲,下侧腿伸直,两腿垫软枕,固定髋部及膝部。肾手术时,病人健侧卧位,下侧腋下垫软垫,双手置于侧卧架上;腰下垫一软枕,使腰部抬高,利于术野显露;上侧腿伸直,下侧腿屈曲,两腿垫软枕,固定髋部及膝部。

3. **截石位**　用于肛门、直肠、尿道、阴道等部位手术。病人仰卧,手臂自然置于身旁,中单固定;臀部位于手术台尾部摇折处,必要时臀下垫一小枕;两腿分开,架于腿架上;腘窝垫以软枕,同时固定。

4. **俯卧位**　用于背部、臀部及脊柱手术。病人呈俯卧、头偏转向一侧,上肢半屈,置于头侧;胸部、耻骨及髂嵴垫一软枕,足下垫一小枕;固定腘窝;注意保持呼吸道通畅。

5. **半坐卧位**　用于鼻、咽部手术。病人仰卧,整个手术床后仰 15°,头端摇高 75°,足端摇低 45°,双腿半屈,头与躯干倚靠在手术台上,两臂固定于体侧。

（三）手术区皮肤消毒

皮肤消毒的目的是杀灭切口及其周围皮肤上的病原微生物,防止感染的发生。巡回护士安置好手术体位后,由手术第一助手消毒手术切口周围至少 15cm 以内的皮肤。方法是:先检查手术区皮肤的清洁程度、有无破损及感染,然后用浸透 0.5% 碘伏的纱布或棉球涂擦 1 遍,换消毒钳再消毒 2 遍。对婴儿、面部皮肤、口腔、会阴部消毒可选用 1:1000 苯扎溴铵溶液。原则是自清洁处逐渐向污染处涂擦,已接触污染部位的棉球不可再返擦清洁处。

（四）手术区铺单

手术区皮肤消毒后,由第一助手和器械护士铺盖无菌手术布单,目的是遮盖除切口部分外的其他部分。原则是除手术野外,至少要有 4 层无菌布单遮盖。以腹部手术为例,铺单方法如下。

1. 铺皮肤巾　用 4 块无菌巾遮盖切口周围,又称切口巾。

（1）器械护士把无菌巾折边 1/3,第 1~3 块无菌巾的折边朝向第一助手,第 4 块巾的折边朝向器械护士自己,并按顺序传递给第一助手。

（2）第一助手接过折边的无菌巾,分别铺于切口下方、上方、对侧及自身侧。每块巾的内侧缘距切口线 3cm 以内,铺下的手术巾若需少许调适,只允许自内向外移动。如果铺巾的医师已穿好无菌手术衣,先铺自身侧。

（3）手术巾的四个交角处分别用布巾钳夹住,露出切口部分。现临床多用无菌塑料薄膜粘贴,皮肤切开后薄膜仍黏附在伤口边缘,可防止皮肤上残存的细菌在术中进入伤口。

2. 铺手术中单　将两块无菌中单分别铺于切口的上方和下方。铺巾者需注意避免自己的手或手指触及未消毒物品。

3. 铺手术洞单　将有孔洞的剖腹大单正对切口,短端向头部、长端向下肢,先向上方再向下方、分别展开,展开时手卷在大单里面,以免污染。要求短端盖住麻醉架,长端盖住器械托盘,两侧和足端应垂下超过手术台边 30cm。

五、手术中的配合

手术中配合的护士可分为器械护士和巡回护士。器械护士又称为手术护士或洗手护士,是直接配合手术的护士,直接参与手术,配合手术医师完成手术的全过程;巡回护士是间接配合的护士,不直接参与手术操作的配合,而是被指派在固定的手术间内,与器械护士、手术医师、麻醉医师配合完成手术。

（一）器械护士工作

器械护士的主要职责是监督无菌技术操作规程,准备手术器械,主动而默契地向手术医师传递器械,其工作范围只限于无菌区内。具体工作包括:①术前访视病人,根据手术种类和范围准备手术器械、敷料。②手术开始前 30min 进行洗手、穿无菌手术衣、戴无菌手套,做好器械台（无菌桌）的整理、准备工作。③协助医师做手术区皮肤消毒和铺手术单。④手术过程中向手术医师传递器械、纱布、纱垫、缝针等手术用物,做到迅速主动、准确无误。⑤手术开始前及关闭体腔和深部切口前,与巡回护士共同准确清点各种器械、敷料、缝针等数目,核实后登记。术毕再自行清点一次,以防遗留在手术区内。⑥始终保持术野、器械托盘及器械台的整洁、干燥和无菌状态。⑦正确送留切除的任何组织、标本。⑧密切注意手术进展,若出现心搏骤停、大出血等意外时,应沉着冷静、果断及时与巡回护士联系,积极配合医师抢救。⑨术后处理手术器械、用物并协助整理手术间。

重点提示

　　器械护士与巡回护士的共同职责:手术开始前及关闭体腔和深部切口前,共同准确清点各种器械、敷料、缝针等数目,核实后登记。

　　(二)巡回护士工作

　　巡回护士是手术间的负责护士。主要工作是在指定的手术间内配合手术做台下巡回护理工作,其工作范围是在无菌区以外。具体工作包括:①检查手术间内各种药物、物品是否备齐,各种固定设备(电源、无影灯、吸引器等)是否安全有效。②热情接待手术病人,病人意识清楚时应给予解释、安慰,消除其恐惧、紧张心理,取得合作。按手术通知单仔细核对床号、姓名,点收随病人带至手术室的病历、药品等。③根据麻醉和手术要求安置病人体位,全身麻醉或神志不清的病人或儿童,应注意看护,以防坠床。④检查病人的术前准备是否充分,为病人开通静脉、输液。⑤协助手术人员穿手术衣。⑥于手术开始前、术中关闭体腔及深部切口前,与器械护士共同详细清点、登记手术台上的器械、敷料等数目,以防遗留。⑦坚守岗位,注意手术进展情况,及时调整灯光、供应术中所需物品。保证输血、输液通畅。密切观察病情变化,充分估计可能发生的意外,做好急救准备,主动配合抢救。⑧保持手术间整洁安静,监督手术人员严格执行无菌操作技术。⑨手术后,协助术者包扎切口,妥善固定引流,并注意病人的保暖。向护送人员清点病人携带物品。⑩整理手术间,进行日常的清扫、空气消毒等。

　　(三)器械台的护理工作

　　1. 器械台的准备　器械台(无菌桌)用于手术中放置各种无菌物品及器械。要求结构简单、坚固、轻便、可推动、易于清洁,桌面四周有 4~5cm 高的围栏。一般分为大、小两种,规格(长×宽×高)为:大号器械桌 110cm×60cm×90cm,小号器械桌 80cm×40cm×90cm,应根据手术的性质、范围进行选择。

　　2. 铺器械台步骤　一般于手术日晨,由巡回护士准备清洁、干燥、平整、合适的器械台。先将手术包、敷料包放于台上,用手打开包布(双层),注意只能接触包布的外面,由里向外展开,手臂不可跨越无菌区。再用无菌持物钳打开第二层包布,先对侧后近侧。器械护士刷手后,可用手打开第三层包布。铺在台面上的无菌巾共 6 层,无菌单应下垂至少 30cm。然后器械护士穿好无菌手术衣和戴好无菌手套后,整理器械台,将器械按使用的先后顺序分类、排放整齐。

　　3. 器械托盘　器械托盘为可调高低的长方形托盘,盘面 48cm×33cm,横置于病人的适当位置,用于手术时放置刀剪钳等常用器械和物品。手术区铺单时用双层手术单包裹,并在其上再铺手术巾。

六、手术中的无菌原则

　　1. 明确区分有菌、无菌的概念　手术人员一经“洗手”,手和前臂即不准再接触未经消毒的物品。穿无菌手术衣及戴好无菌手套后,肩部以上、腰部以下和背部都应视为有菌区,不能再用手触摸。双手及肘部内收,靠近身体。手术台边缘以下的布单不可接触,掉落到手术台边缘以下的物品一概不可再拾回使用。无菌桌仅桌缘平面以上属无菌区,参加手术人员不得扶持无菌桌的边缘。

2. **保持无菌物品的无菌状态**　无菌区内所有物品都必须是灭菌的,若无菌包破损、潮湿、可疑污染时均应视为有菌,无菌包内的器具取出后即便未经使用也不可放回包内。手术中若手套破损或接触到有菌物品,应立即更换无菌手套,前臂或肘部若受污染应立即更换手术衣或加套无菌袖套。无菌区的布单若被水或血湿透,应加盖干的无菌巾或更换新的无菌单。

3. **保持洁净效果、减少空气污染**　手术时门窗应关闭,减少人员走动。手术过程中保持安静,避免不必要的谈话。请他人擦汗时,头应转向一侧。口罩若潮湿,应及时更换。尽量避免咳嗽、打喷嚏,不得已时须将头转离无菌区。若有参观手术者,每个手术间人数不宜超过 2 人,不可在室内频繁走动,也不可太靠近手术人员或站得太高。

4. **保护皮肤切口**　切开皮肤前,一般先用无菌聚乙烯薄膜覆盖,再切开皮肤。切开皮肤和皮下脂肪层后,切口边缘应以无菌大纱布垫或手术巾遮盖并固定,仅显露手术切口。凡与皮肤接触的刀片和器械不应再用,延长切口或缝合前需用 75% 乙醇消毒皮肤一次。暂停手术时,切口应用无菌巾覆盖。

5. **正确传递物品和调换位置**　手术中传递器械时应由器械台侧正面方向递给,手术时不可在手术人员背后或头顶方向传递器械及手术用品。手术过程中,同侧手术人员如需调换位置时,应先退后一步,转过身背对背地转至另一位置,避免触及对方背部不洁区。

6. **污染手术的隔离技术**　进行胃肠道、呼吸道、宫颈等污染手术时,切开空腔脏器前先用纱布垫保护周围组织,并随时吸除外流物。被污染的器械和其他物品应放在专放污染器械的盘内,避免与其他器械接触。当全部沾染步骤完成后,手术人员应更换或用无菌水冲洗手套,以减少污染的可能。

第三节　手术后病人的护理

✚ **案例分析**

病人,男性,50 岁,行剖腹探查术后 7d 拆线,在剧烈咳嗽后腹部切口全层裂开,有部分小肠脱出。

请分析:护士应紧急采取哪些护理措施?

手术后期是指病人自手术完毕回病室直至术后基本康复出院(与手术有关的治疗基本结束)这一阶段。手术后期护理的重点是:密切观察病情,帮助病人避免或缓解不适,积极防治并发症,给予适当的健康教育,促进病人的尽快全面康复。

【护理评估】

1. **术中情况**　了解病人采用的麻醉和手术方式;涉及的范围、大小及持续时间;术中出血量、补液量;术中用药、安置的引流管等信息,便于术后观察和护理。

2. **身体状况**

(1)全身情况:了解病人的生命体征,如体温、血压、脉搏、呼吸等情况,评估病人有无体液平衡失调、有无营养代谢失调。

(2)局部情况:注意观察切口敷料是否干燥,切口及引流情况是否正,引流物的量、性状及颜色等。

3. **心理-社会状况**　手术后病人的心理变化是手术前心理活动的延续,除有手术前的一般心理反应外,更突出表现在:①对手术效果的预期较高,关心疾病的预后;②对手术后果的接受程度,如手术导致正常生理结构和功能改变者(如乳房切除术、截肢术、人工肛门术等),常担忧手术对今后生活、工作及社交带来不利影响;③对术后康复的认知和信心。

4. 术后不适　因手术创伤、手术及麻醉造成的神经功能紊乱等,病人可出现切口疼痛、发热、恶心、呕吐、呃逆、腹胀、尿潴留等各种不适。

5. 术后并发症　可分为两类,一类是各种手术后都有可能发生的普通并发症,如手术后出血、切口感染等;另一类是在某些特定手术后发生的某些特殊并发症,如甲状腺大部切除术后的甲状旁腺功能减退等。

(1)手术后出血:可发生在手术切口、中空脏器及体腔内,常于术后24~48h发生。常因术中止血不彻底、不完善,痉挛的小血管断端出血,渗血未能完全控制,凝血功能障碍等引起。

(2)切口感染:发生原因与术中、术后无菌操作不严格,术中止血不彻底,缝合技术不正确,全身营养状况差等有关。常发生于术后3~4d。主要表现为切口疼痛加剧或减轻后又加重,体温升高,白细胞计数增高,切口局部肿胀、发红、有明显的压痛,脓肿形成时可触及波动感。少数病人可伴有全身症状。

重点提示

切口感染的表现:切口疼痛加剧或减轻后又加重,体温升高,白细胞计数增高,切口局部肿胀、发红、有明显的压痛,脓肿形成时可触及波动感。

(3)切口裂开:多见于腹部或肢体邻近关节处的手术切口,裂开的时间大多在术后1~2周。多因术后切口愈合不佳、术后腹内压增高、切口缝合技术有缺陷等原因引起。切口裂开分为完全性裂开和部分性裂开两种:前者为切口全层裂开,有内脏脱出,常为小肠和大网膜;后者多为深层组织破裂而皮肤缝合完好。

(4)肺不张及肺部感染:常与术前吸烟、镇痛药和镇静药的使用、切口疼痛等引起的呼吸活动受限、肺通气不足、分泌物不易咳出等有关。多见于胸腹部大手术后,特别是老年人、有吸烟嗜好以及患有急、慢性呼吸道疾病的病人。

(5)泌尿系统感染:以膀胱炎最为常见,各种原因所致的尿潴留、多次导尿和长期留置导尿管等,均容易引起膀胱炎;膀胱的感染又可沿输尿管逆行向上引发肾盂感染。急性膀胱炎主要表现为膀胱刺激征(尿频、尿急、尿痛),有时排尿困难,一般无全身症状,尿液检查有较多的红细胞和脓细胞。急性肾盂肾炎多见于女性病人,主要表现为畏寒、发热、尿频、尿急、尿痛、肾区疼痛,尿常规检查有红细胞和脓细胞。诊断最好选择中段尿镜检和培养,镜检可以发现大量白细胞和细菌,培养可以明确菌种。

(6)下肢深静脉血栓:常见于术后长期卧床、肢体活动减少、静脉壁持续受药物刺激的老年人或肥胖者。起初病人自觉腓肠肌疼痛和紧束,继之下肢肿胀,沿静脉走行有压痛,浅静脉常有代偿性扩张。如血栓脱落堵塞肺动脉,可引起肺动脉栓塞,造成患者死亡。

【护理问题】

1. 疼痛　与手术创伤、留置引流管有关。

2. 清理呼吸道无效　与痰液黏稠不易咳出、切口疼痛不敢咳嗽有关。

3. 恶心、呕吐　与麻醉反应、电解质平衡失调等有关。

4. 有感染的危险　与手术后留置各种引流管有关。

5. 尿潴留　与麻醉影响、切口疼痛及不习惯床上排尿等有关。

6. 营养失调：低于机体需要量　与手术创伤、术后禁饮食等有关。

7. 潜在并发症　术后出血、切口感染或裂开、肺不张和肺部感染、尿路感染、下肢深静脉血栓等。

【护理措施】

（一）严密观察生命体征

根据手术的大小监测并记录生命体征，大手术每15~30分钟测量1次，直至病情平稳后改为每1~2小时测量1次；中、小型手术每1~2小时测1次；一般手术病人可每4小时测量1次。发现异常及时报告医师，并协助处理。

重点提示

生命体征的监测。

（二）一般护理

1. 体位安置　应根据麻醉情况安置病人体位。

（1）全身麻醉尚未清醒者，取去枕平卧位且头偏向一侧或取侧卧位，便于口腔分泌物或呕吐物流出，避免误吸入导致病人窒息或吸入性肺炎。

（2）蛛网膜下隙麻醉者，应去枕平卧6~8h，以防因脑脊液外渗而出现腰麻后头痛。

（3）硬膜外隙麻醉者，应平卧4~6h，为防止出现血压的明显波动。

（4）局部麻醉者，可视手术和病人需求安置体位。

重点提示

术后体位的安置原则和方法是必须熟记的。

待麻醉反应消失后，可根据手术部位及治疗要求调整体位：①颅脑手术后，无休克或昏迷，可取15°~30°头高足低斜坡卧位；②颈、胸部手术后，多采用高半坐卧位，便于呼吸和有效引流；③腹部手术后，多采用低半坐卧位，既能降低腹壁张力，减轻切口疼痛，有利于呼吸，又有利于腹腔引流，防止发生膈下脓肿；④脊柱或臀部手术后，可采用俯卧位或仰卧位；⑤血压不稳或休克病人可取平卧位或中凹卧位。

重点提示

半卧位的优点主要是便于呼吸、引流、减轻腹壁张力、防止并发症等。

2. 饮食护理　手术后开始饮食的时间与手术方式、麻醉方法和是否涉及胃肠道有关。

（1）非消化道手术：视手术大小、麻醉方式以及病人对麻醉的反应来决定开始饮食的时间。①局部麻醉和小手术病人：术后一般不会出现或者很少出现全身性的反应，因此术后即可进食或依病人要求给予饮食；②蛛网膜下隙阻滞和硬脊膜外隙阻滞麻醉：在术后3~6h可根据病情需要给予适当的饮食；③全身麻醉：需待病人麻醉清醒、恶心呕吐反应消失后先给流质饮食,以后视情况改为半流食或普食;④大手术病人:手术次日进食,但在术后 2~3d,应少量进食,根据病人的饮食习惯和要求,逐步过渡到正常饮食。

(2)消化道手术:一般在术后 24~72h 禁食,待肠道功能恢复、逐渐过渡到肛门排气后,开始进流质饮食,以后给予半流质饮食,软食、普食。每次改变饮食种类需观察病人有无腹痛、腹胀、恶心、呕吐等不适。禁食期间,应经静脉补充水、电解质和营养,开始进食早期应避免食用牛奶、豆类等胀气食物。

3. 切口护理　手术后应注意观察敷料有无污染或松脱及切口有无出血、渗血、渗液及感染征象。少量渗血,可加压包扎;敷料污染或松脱,应及时更换;大量出血及切口感染,应报告医师,并协助处理。注意掌握手术后缝线拆除的时间:一般头、面、颈部 4~5d;下腹部、会阴部 6~7d;胸部、上腹部、背部、臀部 7~9d;四肢 10~12d,减张缝线 14d。

4. 引流管的护理　术后有效的引流是防止术后发生感染的重要环节。术后应妥善固定,防止管道移位和脱落;保持引流管通畅,防止引流管道扭曲、折叠、阻塞;严密观察和记录引流物的量、色、性状,发现有异常情况应立即与医师取得联系,配合处理;定期更换引流瓶或引流袋,注意无菌操作;掌握各类引流管的拔管指征、时间和方法:乳胶引流片一般于术后 1~2d 拔除,腹腔引流管一般术后 2~3d 拔除,胃肠减压管一般在肛门排气后拔除。

5. 术后活动　原则上术后病人早期应该多做床上活动,并尽早离床活动。早期活动有利于增加肺活量,减少肺部并发症;改善全身血液循环,促进切口愈合,减少下肢深静脉血栓形成;有利于肠道和膀胱功能恢复,减少腹胀和尿潴留的发生。早期活动,应根据手术及病情的轻重和病人的耐受程度,逐渐增加活动范围及活动量:对术后近期或病情危重的卧床病人,应鼓励病人在床上做自主活动或协助其翻身、拍背、活动肢体、做深呼吸、咳嗽排痰等;在病情许可的情况下,术后 1~2d 可鼓励并协助病人离床活动,先在室内扶床活动或缓慢步行,再酌情到室外活动或户外散步;每次活动不能过累,以病人满意舒适为宜;防止病人摔倒,若出现心悸不适、脉快、出冷汗等应立即协助病人平卧休息;休克、心力衰竭、严重感染、出血、极度衰弱或实施特殊的制动措施的病人,均不宜过早离床活动。

(三)心理护理

应根据病人麻醉和手术的具体情况,做好病人的思想工作及对病人和家属的解释工作;避免各种不良刺激,缓解不良心理反应,做好针对性的心理疏导及健康教育;创造安静、舒适的病区环境,保证病人有足够的休息和睡眠,以利早日康复。

(四)常见不适的护理

1. 切口疼痛　常于麻醉作用消失后出现,24h 内疼痛最剧烈,2~3d 后疼痛明显减轻。护士应明确疼痛的原因并对症处理:轻者给予口服索米痛片,重者给予肌内注射哌替啶,必要时可每 4~6 小时重复使用或术后使用镇痛泵;指导病人咳嗽、翻身或活动肢体时,用手按压切口部位,以减少切口张力刺激引起的疼痛;妥善固定引流管,防止引流管移动所致的切口牵拉痛。

2. 发热　手术后由于机体对创伤的反应,如术中分解产物、渗血渗液的吸收等,常可引起发热,临床上称为外科热或吸收热,一般在 38℃左右,不需降温处理,2~3d 后可恢复正常。若术后发热超过 38.5℃或退热后又发热,则要考虑感染等其他原因引起的发热。一般可先采取物理降温,如乙醇擦浴;也可采用药物降温,常用水杨酸类或吩噻嗪类。若是感染引起的发热,应加强观察和监测,以明确诊断并采取相应的措施。此外,还应保证病人有足够的液体摄入,及时更换潮湿的衣裤或床单。

3. 恶心、呕吐　常见原因是麻醉后胃肠道功能紊乱的反应,待麻醉作用消失后,即可自然消失。应观察病人出现恶心、呕吐的时间及呕吐物的量、色、性状并做好记录;稳定病人情绪,协助其取舒适体位,意识不清者应将头偏向一侧,防止呕吐后误吸引起吸入性肺炎或窒息;吐后给予口腔清洁护理及整理床铺;遵医嘱使用镇吐药物等。若腹部手术后反复呕吐,应考虑急性胃扩张或肠梗阻。

重点提示

> 术后早期恶心呕吐的原因:麻醉后胃肠道功能紊乱的反应。

4. 腹胀　一般是由于麻醉抑制胃肠道功能,肠腔积气过多所致。多于术后 2~3d 发生,胃肠蠕动恢复、肛门排气后自行缓解。应鼓励病人早期下床活动以促进肠蠕动避免腹胀;开始进食者,不宜进食易产气的含糖高的食物和奶制品,以免加重腹胀。腹胀病人可采取持续性胃肠减压、肛管排气及高渗溶液低压性灌肠等缓解;非胃肠道手术者,使用促进肠蠕动的药物,直至肛门排气;如手术后数日而仍未排气,兼有腹胀,无肠鸣音,多提示肠麻痹或肠梗阻的发生。

5. 呃逆　手术后早期发生暂时性呃逆者,可能是神经中枢或膈肌直接受刺激所引起,可经压迫眶上缘、抽吸胃内积气和积液、短时间内吸入二氧化碳、给予镇静或解痉药物等措施处理后缓解。如果上腹部手术后出现顽固性呃逆,应警惕膈下感染,及时通知医师,做进一步检查并及时处理。

6. 尿潴留　多见于腹部或肛门会阴部手术病人,主要由于麻醉引起排尿反射受抑制、切口疼痛引起膀胱和后尿道括约肌反射性痉挛以及病人不习惯床上排尿等引起。护士应先稳定病人的情绪;在取得病人合作,增加其自行排尿信心的前提下,若无禁忌,可协助其坐于床沿或站立排尿;诱导病人建立排尿反射,如听流水声、下腹部热敷、轻柔按摩等;应用镇静镇痛药解除切口疼痛或用氯贝胆碱刺激膀胱逼尿肌收缩,或采取针灸、电刺激等方法来促进膀胱功能恢复;若上述措施均无效,可在严格无菌技术下导尿。第一次导尿量超过 500ml 者,应留置导尿管 1~2d,有利于膀胱逼尿肌收缩功能的恢复。若有器质性病变者(如骶前神经损伤、前列腺增生等)也需留置导尿。

(五)手术后并发症的预防及护理

1. 术后出血　术后出血应以预防为主,包括:手术时务必严格止血,结扎规范牢靠,关腹前确认手术野无活动性出血点,有凝血障碍者应在术前纠正凝血障碍等。若发现手术后切口出血,如为少量出血,仅切口敷料或引流管内有少量鲜血,一般经更换切口敷料、加压包扎或全身使用止血药即可止血;如为活动性出血,应立即输血输液抗休克,并立即报告医生,迅速做好术前准备再次手术止血。

2. 切口感染　预防切口感染的关键在于时刻严格遵守无菌技术,手术操作认真仔细,防止出血、残留无效腔及术后加强病人的营养护理,增强病人的抗感染能力和保持切口敷料的清洁、干燥,合理使用抗生素等。若发现切口感染,在感染早期局部给予热敷、理疗或用抗生素局部封闭可使炎症吸收消失;若出现红、肿、压痛及波动感,即可证实已有脓肿形成,应拆除局部缝线、敞开切口、放置引流、定时更换敷料,争取二期愈合。

3. 切口裂开　预防措施:①手术前后加强营养支持;②手术时用减张缝线,术后延缓拆线时间;③应在良好麻醉、腹壁松弛条件下缝合切口,避免强行缝合造成腹膜等组织撕裂;④切口外适当用腹带或胸带包扎;⑤及时处理引起腹内压增加的因素如腹胀、排便困难。如发现切口全层裂开,可加强安慰和心理护理,使其卧床休息,保持镇静;立即用无菌生理盐水纱布覆盖,并用腹带包扎;通知医师入手术室重行缝合处理。如有内脏脱出,切勿立即将内脏还纳,以免造成腹腔感染。如切口部分切开或裂开较小时,可暂不手术,待病情好转后择期行切口疝修补术。

4. 肺不张及肺炎　肺部并发症的预防如下:①术前做好呼吸道准备;②全身麻醉手术拔管前吸净支气管内分泌物;③术后取平卧位,头偏向一侧,防止呕吐物和口腔分泌物的误吸;④胸、腹带包扎松紧适宜,避免限制呼吸的固定或绑扎;⑤鼓励病人深呼吸、咳嗽,协助体位排痰或给予雾化吸入,以利于气管内分泌物排出。若发生肺不张,应鼓励病人深吸气、咳嗽、排痰,并协助病人翻身、拍击背部,以解除支气管阻塞,使不张的肺重新膨胀;如痰量持续增多,可做支气管镜吸痰,必要时做气管切开;为防止肺炎的发生,应同时全身使用有效的抗生素。

5. 泌尿系统感染　指导病人尽量自主排尿、预防和及时处理尿潴留是预防尿路感染的主要措施。泌尿系统感染时应鼓励病人多饮水,使尿量保持在 1500ml 以上,并保持排尿通畅;同时使用有效抗生素,可根据细菌敏感试验选择用药;出现尿潴留应及时处理;插导尿管和膀胱冲洗时,应严格无菌操作,避免带来新的感染或二重感染。

6. 深静脉血栓的形成　预防措施包括:鼓励病人术后早期离床活动,卧床期间进行下肢的主动或被动运动,加速下肢静脉的回流;高危病人,下肢用弹性绷带或穿弹性袜以促进血液回流;避免久坐,坐时避免跷脚;血液高凝状态者,可给予抗凝药物。

如证实为深静脉血栓形成,则应采取下列措施:①卧床休息,抬高患肢、制动;②禁忌经患肢静脉输液;③严禁按摩患肢,以防血栓脱落;④溶栓治疗和抗凝治疗,治疗期间应监测出凝血时间和凝血酶原时间。

【健康教育】

1. 根据病人的不同心理状态给予个体化的心理疏导,教会病人自我调适、自我控制,以保持良好的心态、乐观的情绪。

2. 按照病人需求指导病人,使病人能够了解病情、治疗和护理的目的及主动配合。

3. 根据病情轻重和病人的耐受程度循序渐进指导其术后锻炼,教会病人缓解不适及预防术后并发症的简单方法。

4. 指导病人定期门诊随访。

讨论与思考

1. 病人,男性,36 岁,诊断为食管癌。如果该病人需要手术治疗,请分析该病人的手术类型是什么?

2. 病人,男性,60 岁,诊断为胆囊炎即将进行手术治疗。请问如果你是巡回护士,将如何为该病人安置合适的体位?

3. 病人,女性,38 岁,在全身麻醉下进行了肺部手术,手术后如何为该病人采取合适的体位? 为什么?

(刘秀丽)

第 7 章

外科病人营养代谢支持的护理

学习要点
1. 营养支持的分类。
2. 肠内营养支持和肠外营养支持的护理措施。

➕ **案例分析**

病人,男性,70岁,食管癌根治术后第3天,现病人需要营养支持。
请分析:该病人选择哪种途径进行营养支持?护理的重点是什么?

营养支持是指在不能摄入饮食或饮食摄入不足的情况下,通过肠内或肠外途径来提供维持人体必需的营养素。

机体的能量来源主要包括糖、脂肪、蛋白质三大营养素。另外还包括电解质、微量元素和维生素,无论是人体的组织构成还是生命活动都不可缺少这些营养物质,特别是在人体处于应激状态下,对这些物质的需要量会更多。

手术和创伤在外科较为常见,多发性损伤、严重感染、大手术等都会使体内三大营养素处于高代谢状态,即分解代谢增强而合成代谢降低的状态,这样就会使机体很快出现营养不良,从而引起机体抵抗力降低,使机体处于外科感染的高危状态。另外体内酶、激素、介质以及其他蛋白质的合成不足,引起心、肝、肾、胃肠等功能障碍,导致手术危险性增加,术后组织修复困难,易引起多种并发症。因此,要根据病人的营养状况,进行必要的营养支持。

营养支持的途径包括肠内营养支持和肠外营养支持两大类。肠内营养(EN)指经口服或管饲通过胃肠道途径,提供人体代谢所需要营养素的一种方法。肠内营养的优点是更符合营养物质消化吸收的解剖生理特点,充分利用胃肠道的免疫防御功能,还有助于维持肠黏膜结构和屏障功能的完整性。若病人所需的营养素完全由胃肠道途径来提供,称为全肠内营养(TEN)。肠外营养(PN)指通过静脉途径提供人体代谢所需营养素的一种方法。如病人所需的全部营养都通过静脉供给,称为全胃肠外营养(TPN)。

重点提示

肠内、肠外营养支持的概念。

【护理评估】

1. 致病因素

(1)高分解代谢状态,如严重损伤或感染、大手术及大面积烧伤等病人。

(2)长期慢性消耗性疾病,如高位肠瘘、结核、肿瘤等。

(3)由于治疗需要较长时间禁食的病人,如出血性坏死性胰腺炎、消化道瘘等。

(4)吞咽或咀嚼障碍,如食管癌、破伤风等。

(5)意识障碍或昏迷导致无进食能力的病人。

2. 身体状况

(1)消瘦:体重比标准体重低15%,则提示营养不良。测得体重是标准体重的80%~90%为轻度营养不良;60%~80%为中度营养不良;60%以下则为重度营养不良。体重的变化可以反映营养状态,但要排除缺水或水肿等影响因素。标准体重推算方法如下:

$$男性标准体重(kg)=(身高-105)×0.9$$
$$女性标准体重(kg)=(身高-100)×0.9$$

体质指数=体重/身高$(m)^2$,正常值为18.5~23.9,<18.5为消瘦,≥24为超重。

(2)贫血:皮肤黏膜苍白、胃肠功能紊乱、疲乏无力,严重时可发生心力衰竭。

(3)水肿:初期仅有眼睑等部位水肿,中期全身软组织明显水肿,严重时胸、腹腔出现积液。

(4)肱三头肌皮褶厚度测量:间接测定脂肪量,正常值男性11.3~13.7mm,女性14.9~18.1mm。测定值若较正常值减少24%,则存在营养不良。取上臂背侧肩峰与鹰嘴间距之中点,用卡钳夹住皮皱3s后读数并重复3次取平均值。

(5)上臂肌周径测量:可反映肌肉容积变化。

$$上臂肌周径=上臂中点周长(cm)-3.14×三头肌皮褶厚度(cm)$$

正常值:男性22.8~27.8cm,女性20.9~25.5cm。营养不良者此测值会明显缩小。

3. 辅助检查

(1)血浆蛋白:病人营养不良时,人体血浆清蛋白、转铁蛋白和前清白蛋白都有不同程度的下降。其中血浆清蛋白是主要的评价指标之一。

(2)氮平衡:用于初步评判体内蛋白质的代谢状况。

$$氮平衡(g/d)=摄入氮量(g/d)-排出氮量(g/d)$$

当氮的摄入大于排出为正氮平衡;相反,排出大于摄入为负氮平衡。

(3)免疫指标:其中淋巴细胞总数测定是反映免疫状态的一项简易参数。如淋巴细胞计数<1500常提示营养不良。

$$淋巴细胞总数=周围血白细胞计数×淋巴细胞\%$$

【护理问题】

1. 营养不良:低于机体需要量　与营养物质摄入不足或过度消耗等因素有关。

2. 有误吸的危险　与病人的意识、体位、胃管移位及胃排空障碍有关。

3. 潜在并发症 感染、腹泻、气胸、空气栓塞、脓毒症、糖或脂肪代谢紊乱、高渗性非酮性昏迷、血栓性浅静脉炎。

【治疗原则】

营养不良的病人需要进行营养支持,但要根据病人的情况来选择营养支持途径及合适的营养液。

1. 肠内营养 胃肠功能尚好的病人均可采用肠内营养支持。

(1)胃肠道功能基本正常者可以选择将牛奶、豆浆、鱼、肉、蔬菜、水果等食物研碎加水而成的多聚体膳食。

(2)胃肠道功能障碍者可以选择含有人体必需的营养成分但不需要消化过程就能被胃肠道完全吸收的要素膳食。

2. 肠外营养 胃肠道功能不能充分利用时即可考虑肠外营养支持。

不能经口或胃肠道进食者,或胃肠道吸收不良者,以及高分解代谢状态下胃肠营养不能满足机体营养需求的病人可选择全胃肠外营养。营养素包括葡萄糖、脂肪乳剂、氨基酸、维生素、电解质等。

【护理措施】

(一)肠内营养支持

1. 输入途径及方法

(1)经鼻胃管或胃造瘘:适用于胃肠功能良好的病人。鼻胃管多用于短期肠内营养支持者;胃造口适用于需较长时间肠内营养支持的病人。

(2)经鼻肠管或空肠造口:适用于胃肠功能不良,误吸危险较大和胃肠道手术后必须胃肠减压的病人。鼻肠管有单腔和双腔之分。双腔鼻肠管的一个管腔可以胃肠减压,另一管腔用作营养治疗。空肠造瘘可以再腹部手术时实施,也可以经皮内镜置管。

(3)营养液可以分次输注或连续输注。

2. 并发症

(1)误吸:因病人年老体弱、昏迷、鼻胃管移位及胃内容物潴留所致。

(2)胃肠道反应:肠内营养因其渗透压过高以及营养制剂均有特殊气味,输注速度过快、浓度过高、温度过低等均可引起恶心、呕吐、腹痛、腹胀、腹泻。

(3)代谢性并发症:补水不足或肾功能不全可能发生高钠、高氯及氮质血症;老年病人或胰腺疾病病人可能发生高血糖症,偶尔有高渗性非酮症昏迷。

3. 护理

(1)营养液的配制及管理:营养液要在无菌环境下配制,放置于4℃以下的冰箱内暂存,于24h内用完,调制容器、输注用具应保持无菌。

(2)营养液一般从低浓度、低速度、小剂量开始滴入:一般由12%开始逐渐增至25%,输注速度从20ml/h开始,逐日增加到120ml/h,液量从少量开始,初始量为250~500ml/d,1周内逐渐达到全量。营养液温度控制在38~40℃。

(3)喂养管护理:妥善固定,防止扭曲、折叠、受压,保持清洁无菌,定时冲洗。

(4)预防误吸:妥善固定喂养管;喂食时应将病人上半身抬高15°~30°;喂食前回抽胃液,确定导管在胃内方可注入食物;取合适的体位(伴有意识障碍、胃排空迟缓、经鼻胃管或胃造口管输注营养液的病人应取半卧位);加强观察。

(5)心理护理:护士应向病人及家属介绍肠内营养的有关知识和肠内营养的必要性,取得病人及家属的理解、支持。

(二)肠外营养支持

1. 输入途径及方法　首先选择周围静脉。其操作简单、相对安全,但是所给营养液的浓度、速度、时间都受到限制,并且营养支持的时间一般不能超过 2 周。中心静脉输注可以较长时间使用,但并发症较多而严重。输注时可以单瓶输注,也可以进行全营养混合液(TNA)混合输注。

2. 并发症

(1)静脉穿刺置管时的并发症:空气栓塞、气胸、血管损伤、导管错位或移位、血栓性静脉炎和胸导管损伤等。其中空气栓塞是最严重的并发症。

(2)代谢性并发症:非酮性高渗性高血糖性昏迷、低血糖休克、高血脂、肝胆系统损害等。

(3)感染性并发症:导管性脓毒症和肠源性感染。

3. 护理

(1)营养液的配制和管理:营养液要按无菌操作技术配制;保证配制的营养液在 24h 内输完;营养液中严禁添加其他药物;避免营养液长时间暴露于阳光和高温下而导致变质。

(2)控制输注速度:避免输注过快而引起并发症。葡萄糖溶液的输注速度应控制在 5mg/(kg·min)以下;通常 20% 的脂肪乳剂 250ml 需输注 4~5h。

(3)导管护理:每天消毒静脉穿刺插管部位、更换敷料,加强局部护理。观察穿刺部位有无红、肿、热、痛等感染征象。若病人发生不明原因的发热、寒战、反应淡漠或烦躁不安,应疑为导管性感染。一旦发生上述现象,应及时通知医师,协助拔除导管并做微生物培养和药物敏感试验。保持导管通畅避免导管扭曲。输注结束时用肝素稀释液封管,防止静脉血栓形成。

(4)心理护理:由于病人首次进行静脉置管肠外营养支持,护士应耐心向病人及家属解释静脉置管的临床意义,及医疗护理配合要求,积极取得病人及家属的理解、支持和配合,增强病人的治疗信心。

【健康教育】

向病人及家属介绍营养不良的危害及肠外营养支持的必要性;讲解肠外营养支持治疗的常见并发症及护理配合方法。

讨论与思考

1. 哪些营养不良的病人应进行肠内营养支持?
2. 哪些营养不良的病人应进行肠外营养支持?

(刘秀丽)

第 8 章

外科感染病人的护理

学习要点

1. 外科感染的特点与分类。
2. 一般化脓性感染的特点及护理措施。
3. 常见软组织感染病人的表现及护理措施。
4. 破伤风病人的病因、表现及护理措施。

案例分析

病人,男,40岁,1周前劈柴时不小心刺伤左手中指,当时已将小刺拔出,2d后见局部肿痛,自涂碘酊,稍好转。近两日肿痛加剧,指尖感搏动性跳痛、难忍,低热,全身不适。

请分析:病人此时存在什么护理问题? 将如何进行护理?

第一节 概 述

感染是由病原体入侵、滞留与繁殖所引起的炎症反应。病原体包括病毒、细菌、真菌与寄生虫。外科感染是指需要外科手术或手法治疗的感染,包括创伤、手术及烧伤等并发的感染。

一、外科感染的特点及分类

(一)特点

1. 多为几种细菌引起的混合感染。
2. 常有明显的局部表现。
3. 可引起组织坏死及化脓,常需手术或换药处理。
4. 多与损伤、手术创伤和侵入性检查有关。

(二)分类

1. 按病菌种类和病变性质分类 分为非特异性感染和特异性感染两大类。

(1)非特异性感染:又称化脓性感染或一般性感染,较多见。如疖、痈、丹毒、急性乳腺炎、急性阑尾炎等,常见致病菌有葡萄球菌、链球菌、大肠埃希菌等。其特点是:①一菌多病,即同一种致病菌可以引起多种不同的化脓性感染,如金黄色葡萄球菌能引起疖、痈、脓肿、伤口感染等;②多菌一病,即不同的致病菌又可引起同一种疾病,如金黄色葡萄球菌、链球菌和大肠埃希菌都能引起伤口感染等;③局部有红、肿、热、痛和功能障碍的共同特征;④在预防和治疗上有共同原则。

(2)特异性感染:由特殊病原菌引起,如结核病、破伤风、气性坏疽等。其特点是:①一菌一病,一种致病菌只能引起一种特定的感染性疾病;②表现和防治原则各不相同,即发病过程、临床表现和防治方法各不相同。

2. 按病程分类 可分为急性、亚急性和慢性三种。病程在3周以内者称为急性感染,超过2个月者为慢性感染,介于两者之间者称为亚急性感染。

3. 按感染的发生情况分类 可分为原发感染、继发感染、外源性的、内源性的、混合感染、二重感染、条件性感染和医院内感染等。

重点提示

外科感染特点:多菌混合感染、多与损伤有关、局部症状明显、常需手术治疗。

二、发病条件与转归

(一)发病条件

外科感染发生后的演变过程受诸多因素影响,主要影响因素如下。

1. 致病菌的毒力 所谓毒力是指病原体形成毒素或胞外酶的能力以及入侵、穿透和繁殖的能力。一般而言,侵入机体致病菌的种类越多、数量越大,毒力则越强。

2. 机体抵抗力 机体抵抗力强弱包括全身和局部两个方面。

(1)全身影响因素:①严重创伤或休克、大面积烧伤等;②糖尿病、尿毒症、肝硬化、严重的营养不良、贫血、低蛋白血症、白血病或白细胞过少等;③长期使用免疫抑制药、肾上腺皮质激素、接受抗癌的化疗药物或放射治疗等;④先天性或获得性免疫缺陷(艾滋病),因免疫障碍更易发生各种感染;⑤年老体弱与婴幼儿抵抗力差,属易感人群。

(2)局部影响因素:①皮肤黏膜的病变或缺损,如开放性创伤、胃肠穿孔等;②留置血管或体腔内的导管处理不当,为细菌侵入开放了通道;③管腔阻塞,如乳腺导管阻塞、乳汁淤积后发生的急性乳腺炎;④局部组织血供障碍或缺血而削弱抗菌和修复能力,如血栓闭塞性脉管炎所发生的趾(指)端干性坏疽、压疮等。

3. 未及时和正确的治疗 及时和正确治疗对控制感染的发展也起着重要的作用。

(二)转归

由于上述因素的影响,外科感染的转归有以下三种。

1. 感染局限 当机体的抵抗力占优势、治疗及时有效,感染便局限化,有的自行吸收,有的形成局限性脓肿。

2. 感染转为慢性 当机体抵抗力与致病菌的毒力处于相持状态时,感染病灶可被局限,形成溃疡、瘘窦或硬结,由瘢痕纤维组织包围,不易愈合,炎症持续存在而转为慢性。由于病灶内仍有致病菌,在机体抵抗力降低时,感染可以重新急性发作。

3. 感染扩散　致病菌的毒力超过机体抵抗力的情况下,感染不能局限,可迅速向四周扩散或进入淋巴系统、血液循环,引起严重的全身性感染,甚至危及生命。

> **重点提示**
>
> 外科感染的转归:局限、转为慢性、扩散。

第二节　一般化脓性感染病人的护理

一、概　述

【护理评估】

1. 常见致病菌及其特点　见表8-1。

表8-1　外科感染常见的化脓性致病菌及特点

致病菌	致病特点	脓液特点	敏感抗生素
金黄色葡萄球菌	革兰染色阳性,常寄生在人的鼻、咽部、皮肤,产生溶血素、杀白细胞素和血浆凝固酶等,引起疖、痈、脓肿、骨髓炎、伤口感染等	黄色、稠厚、量少、不臭。能引起全身性感染,感染易局限化,常形成转移性脓肿	苯唑西林、氨基苷类、头孢类等
链球菌	革兰染色阳性,存在于口、鼻、咽和肠腔内。溶血性链球菌能产生溶血素和透明质酸酶、链激酶等,常引起淋巴管炎、急性蜂窝织炎、脓毒症等	淡红色、稀薄、量大	青霉素类、头孢类等
大肠埃希菌	革兰染色阴性,大量存在于肠道内,它的单独致病力并不大。常和其他致病菌一起造成混合感染,如阑尾炎脓肿、急性胆囊炎等	混和感染产生的脓液稠厚,灰白色、有恶臭或粪臭味	氨基苷类、头孢类等
铜绿假单胞菌(绿脓杆菌)	革兰染色阴性,常存在于肠道内和皮肤上。它对大多数抗菌药物不敏感,故成为继发感染的重要致病菌,特别是大面积烧伤的创面感染。有时能引起严重的脓毒症	淡绿色,有特殊的甜腥味	多黏菌素类、氨基苷类、头孢类等
变型杆菌	革兰染色阴性,存在于肠道和前尿道,为尿路感染、急性腹膜炎和大面积烧伤感染的致病菌之一。对大多数抗菌药物有耐药性	脓液具有特殊的恶臭	氨基苷类、青霉素类等
克雷伯菌、肠杆菌、沙雷菌属	革兰染色阴性:存在于肠道内,常为医院内感染的致病菌	条件致病菌	头孢类、大环内酯类、青霉素类
无芽胞厌氧菌,主要是脆弱类杆菌	革兰染色阴性的专性厌氧菌。存在于口腔、胃肠道和女性生殖道内的正常菌株,常和其他需氧菌和厌氧菌一起形成混合感染,如腹膜炎	恶臭,产气	头孢类、硝基咪唑类(甲硝唑、替硝唑)等

重点提示

外科感染常见的化脓性致病菌脓液的特点各不相同。

2. 身体状况

(1)局部表现:红、肿、热、痛和功能障碍是化脓性感染的典型症状。病变范围小或位置较深者,局部症状可不明显;病变浅表范围较大者局部症状较突出;体表病变形成脓肿时触诊可有波动感;慢性感染也有局部肿胀或硬结肿块,但疼痛大多不明显。特异性感染,如气性坏疽则表现为局部剧痛,进行性肿胀,皮下积气;结核病病人可发生寒性脓肿;真菌感染者局部可发生溃疡、脓肿、瘘管。某些器官感染时,可出现该器官受损的相应症状,如胆道感染或肝脓肿时,病人可出现腹痛和黄疸。

(2)全身表现:轻重不一,感染轻微的可无全身症状;感染较重的常有发热、头痛、全身不适、乏力、食欲缺乏等;严重者可发生体液代谢紊乱、营养不良、贫血、低蛋白血症,甚至可发生感染性休克和多器官功能障碍等。

3. 辅助检查

(1)血常规:一般均有白细胞计数增高、中性粒细胞比例升高,严重者可出现核左移现象。

(2)生化检查:检查肝、肾功能等,营养不良者需检查血清蛋白。

(3)细菌培养:可根据情况取分泌物、血、尿、痰、脓液等进行细菌培养和药敏试验,必要时可重复进行。

(4)X 线检查:了解有无肺部、骨骼感染,有无胸、腹腔积液积脓等。

(5)B 超检查:有助于探测体内有无积液,如深部脓肿。

(6)CT、MRI 检查:有助于实质性脏器病变的诊断,如肝脓肿。

(7)其他检查:如内镜检查、局部穿刺检查等。

【护理问题】

1. 体温过高　与感染扩散有关。

2. 疼痛　与局部炎性介质刺激、组织水肿有关。

3. 皮肤组织完整性受损　与细菌感染引起的病理性组织破坏有关。

4. 营养失调:低于机体需要量　与营养摄入不足和机体消耗增加有关。

5. 潜在并发症　感染性休克、坠积性肺炎、血栓性静脉炎等。

6. 焦虑和恐惧　与该疾病的病情变化及其治疗效果不了解有关。

【治疗原则】

及时消除感染因素和毒性物质(脓液、坏死组织等),积极控制感染,增强机体的抗感染能力以及促使组织修复。具体措施包括局部和全身疗法两个方面,一般轻症感染者仅用局部疗法便可治愈,但对重症感染则需局部治疗和全身治疗两者并用,必要时手术治疗。

1. 局部治疗

(1)保护患部:患部休息、避免受挤压。局部制动、抬高,必要时加以固定。

(2)物理疗法:可酌情采用热敷、红外线、超短波等治疗。

(3)外用药物:有改善局部血液循环、散瘀消肿、加速感染局限化以及促使肉芽组织生长等作用。常用药物有:新鲜蒲公英、马齿苋、败酱草等捣烂外敷;50% 硫酸镁溶液湿敷;金黄散、鱼石脂软膏等外敷。

（4）局部封闭或注药：如急性乳腺炎可采用普鲁卡因加抗菌药物溶液，于病灶周围和乳房后封闭；对于寒性脓肿者，可于局部潜行穿刺抽脓后注入异烟肼或链霉素等抗结核药物。

（5）手术疗法：切开引流、病灶切除术、病灶清除术等。

2. 全身治疗　主要包括抗感染治疗和支持疗法。

（1）抗感染治疗：严格掌握抗菌药物的应用指征，正确合理使用有效的抗菌药物；正确掌握抗菌药物的给药方法及使用时间；严重感染的病人可给予胎盘球蛋白、丙种球蛋白或康复期血清肌内注射，以增加免疫能力。

（2）支持疗法：保证病人有充分的休息和睡眠，维持良好的精神状态；维持体液平衡；加强营养支持，必要时可采用肠外营养支持，以弥补体内能量的不足和蛋白质的过多消耗；有贫血、低蛋白血症或全身性消耗者，应予少量多次输新鲜血。

【护理措施】

1. 局部疗法护理　早期可热敷、理疗、中药外敷，促进血液循环，有利于感染的吸收或局限化；局部制动、抬高患肢，促进静脉回流，减轻肿胀和疼痛；脓肿形成后及时行手术切开引流，脓液送细菌培养，做好创口换药护理。

2. 全身疗法护理　用于感染较重，尤其是全身中毒症状明显者。

（1）支持疗法护理：鼓励病人多饮水，给予高蛋白质、高热量、高维生素易消化饮食，静脉补液，必要时少量多次输新鲜血液、人血白蛋白等，提高机体的免疫力。

（2）药物治疗护理：合理使用有效抗生素，对严重感染者应早期、足量、联合、有效应用，最好依据血液细菌培养和药物敏感试验结果选用抗菌药物，并注意观察药物的不良反应。

（3）病情观察：密切观察病人的局部症状和生命体征的变化，注意有无感染扩散或转移性脓肿，观察神志、精神状态，注意尿量、尿色等；必要时抽血送细菌培养。

（4）对症护理：如高热者给予降温，疼痛剧烈者可适当应用镇痛药，并做好其他方面的基础护理。

（5）心理护理：关心、体贴病人，向病人及家属解释病情发展的变化过程，稳定其情绪，使病人获得心理支持和安慰，积极配合治疗。

【健康指导】

指导病人注意个人卫生，保持皮肤清洁，加强营养，坚持锻炼，增强机体免疫力，及时正确处理创伤，预防感染发生。

二、常见浅表软组织化脓性感染

（一）疖

1. 概述　疖是单个毛囊及其周围组织的急性化脓性感染，常扩散至皮下组织。好发于头面部、颈部、背部、腋部和会阴部等毛囊与皮脂腺丰富的部位。致病菌大多为金黄色葡萄球菌，因金黄色葡萄球菌的毒素含有凝固酶，脓栓形成是其感染的特征。多个疖同时发生或反复发生在身体各部，称为疖病，常见于营养不良的小儿或糖尿病病人。

2. 身体状况　最初局部出现红、肿、痛的小结节，以后逐渐肿大，呈锥形隆起；数日后，结节中央因组织坏死而变软，出现黄白色小脓栓，红、肿、痛范围扩大；继而破溃，脓栓脱落，炎症便逐渐消失而痊愈。疖一般无明显的全身症状，但面部疖可有较重的全身症状，特别是"危险三角区"内的疖,严禁挤压。如被挤压,感染容易沿内眦静脉和眼静脉进入颅内的海绵状静脉窦,引起化脓性海绵状静脉窦炎,出现眼部及其周围组织的进行性红肿和硬结,伴疼痛和压痛,并有头痛、寒战、高热甚至昏迷等,病情十分严重,病死率很高。

3. 治疗原则　对炎症结节早期可用热敷或物理疗法(透热、红外线或超短波),以促进炎症吸收,亦可外敷鱼石脂软膏、红膏药或金黄膏。已有脓头时,可在其顶部点涂石炭酸。有波动时,应及早切开引流。对未成熟的疖,不应随意挤压,以免引起感染扩散。伴有全身症状的疖和疖病,应给予抗菌药物,注意休息,补充维生素,适当增加营养提高抵抗力。注意个人日常卫生,保持皮肤清洁,及时治疗疖,防止感染扩散。

（二）痈

1. 概述　痈是多个相邻的毛囊及其周围组织的急性化脓性感染,或由多个疖融合而成,中医称为"疽"。多见于成人,致病菌为金黄色葡萄球菌。糖尿病病人发生率较高。项部痈俗称"对口疗",唇痈俗称"锁口疮",背部痈俗称"搭背疮"。感染常从毛囊底部开始,沿阻力较弱的皮下脂肪柱蔓延,再沿着深筋膜向四周扩散,侵及附近的许多脂肪柱,再向上传入毛囊群而形成具有多个"脓头"的痈。

2. 身体状况　痈初起呈一片稍隆起的紫红色浸润区,质地坚韧,界限不清,在中央部的表面有多个脓栓,破溃后呈蜂窝状;以后,中央部逐渐坏死、溶解、塌陷成"火山口"状,其内含有脓液和大量坏死组织。痈易向四周和深部发展,周围浸润性水肿,局部淋巴结肿大、疼痛,并伴有相应功能障碍。病人多有明显的全身症状,如畏寒、发热、食欲缺乏、白细胞计数增加等,严重者可并发全身化脓性感染而危及生命。痈自行破溃大多较慢,全身反应较重。唇痈容易引起颅内的海绵静脉窦炎,危险性更大。

3. 治疗原则　病人应适当休息、加强营养,选择有效的抗菌药物,积极治疗糖尿病。初期红肿阶段,治疗与疖相同,如红肿范围大,中央部坏死组织多,或全身症状严重,应做手术治疗,但唇痈不宜手术。手术方法:一般在局部浸润麻醉下做"+"字或"++"字形切口,有时亦可做"ⅠⅠⅠ"形切口。切口的长度要超出炎症范围少许,深达筋膜。如皮肤缺损面过大,待肉芽组织健康时,可考虑植皮。亦有直接做痈切除术,肉芽组织长出后即植皮,可缩短疗程。

重点提示

痈的全身症状比较突出,常需手术处理,唇痈时严禁挤压,以防扩散引起颅内感染。

（三）急性蜂窝织炎

急性蜂窝织炎是皮下、筋膜下、肌间隙或深部疏松结缔组织的一种急性弥漫性化脓性感染。

1. 概述　致病菌主要是 β-溶血性链球菌,其次为金黄色葡萄球菌,亦可为厌氧菌。炎症可由皮肤或软组织损伤后感染引起。由溶血性链球菌引起的急性蜂窝织炎,因链激酶、溶血素和透明质酸酶的作用,病变扩展迅速,甚至能引起脓毒症。由葡萄球菌引起的蜂窝织炎,比较容易形成局部脓肿。

2. 身体状况　因致病菌的种类、毒性、发病的部位和深浅而不同。

（1）表浅的急性蜂窝织炎:局部明显红肿、剧痛,并向四周迅速扩大。其特点是病变不易局限,扩散迅速,容易导致全身性感染,局部病变与正常组织无明显界限。

（2）深部急性蜂窝织炎：局部红肿多不明显，常只有局部水肿和深压痛，但病情严重，全身症状突出，有高热、寒战、头痛、全身无力、白细胞计数增加等表现。

（3）口底、颌下和颈部的急性蜂窝织炎：感染起源于口腔和面部，可因喉头水肿和气管受压，引起呼吸困难，甚至窒息。炎症有时还可蔓延到纵隔。

（4）由厌氧菌、拟杆菌和多种肠道杆菌所引起的蜂窝织炎：称产气性皮下蜂窝织炎，表现为进行性的皮肤、皮下组织及深筋膜坏死，破溃后脓液恶臭，局部可检出捻发音，全身症状重。

（5）新生儿皮下坏疽：是一种特殊类型的急性蜂窝织炎，常由金黄色葡萄球菌引起。多见于新生儿背、臀部等经常受压的部位，病变扩散迅速，如不及时进行积极治疗，可以并发脓毒症、支气管炎和肺脓肿等，故其病死率较高。

3. 治疗原则　患部休息，局部用热敷、中药外敷或理疗，全身应用抗菌药物。如已形成脓肿，应及时切开引流。口底及颌下的急性蜂窝织炎，经短期积极的抗感染治疗无效时，即应及早切开减压，以防喉头水肿，压迫气管而窒息。对产气性皮下蜂窝织炎应及早做广泛切开引流，清除坏死组织，伤口用3%过氧化氢溶液冲洗和湿敷。

（四）丹毒

1. 概述　丹毒是皮肤网状淋巴管的急性感染，由β-溶血性链球菌从皮肤的细小伤口入侵所致。丹毒起病急、蔓延快，很少有组织坏死或化脓，与正常组织界限清楚，易复发，有接触传染性是其特点。

2. 身体状况　丹毒的好发部位为下肢和面部。局部为片状鲜红色斑，边缘清楚，并略隆起，高于正常皮肤。手指轻压可使红色消退，但在压力除去后，红色即很快恢复。在红肿向四周蔓延时，中央的红色消退、脱屑，颜色转为棕黄色。红肿区有时可产生水疱，一般不化脓。局部有烧灼样痛，附近淋巴结常肿大。足癣或血丝虫感染可引起下肢丹毒的反复发作，有时可导致淋巴水肿，甚至发展为"象皮肿"。起病急，病人常有头痛、畏寒、发热和全身不适等症状。

3. 治疗原则　抬高患处，局部用50%硫酸镁湿热敷，全身应用青霉素、头孢类等抗菌药物，并在全身和局部症状消失后仍继续应用3~5d。同时应积极治疗与丹毒相关的足癣、血丝虫、溃疡及微小的创伤等，以免丹毒复发。

丹毒有接触传染性，需床边隔离，在接触丹毒病人后，应当洗手消毒，防止医源性传染。

重点提示

丹毒有传染性，常需隔离。

（五）急性淋巴管炎和急性淋巴结炎

1. 概述　致病菌从破损的皮肤或黏膜侵入，或从其他感染性病灶处侵入淋巴管内，引起淋巴管及其周围淋巴结的急性炎症，称为急性淋巴管炎和淋巴结炎。主要致病菌是β-溶血性链球菌、金黄色葡萄球菌等。浅部急性淋巴结炎好发于颈部、腋窝和腹股沟。淋巴管炎可引起管内淋巴回流障碍，并使感染向周围组织扩散。淋巴结炎病情加重可向周围组织扩散，其毒性代谢产物可引起全身炎症反应，若大量组织细胞崩解液化，则可集聚形成脓液。

2. 身体状况

（1）急性淋巴管炎：分为网状淋巴管炎和管状淋巴管炎。丹毒即为网状淋巴管炎。管状淋巴管炎常见于四肢，以下肢为多，又可分为深、浅两种。浅层淋巴管炎，在伤口近侧出现一条或多条"红线",硬而有明显压痛;深层淋巴管炎不出现红线,但患肢出现肿胀,疼痛明显且有深压痛。两种淋巴管炎都可以产生畏寒、发热、头痛等全身症状。

(2)急性淋巴结炎:轻者仅有局部淋巴结肿大、略有压痛,常能自愈。较重者,局部有红、肿、热、痛,并有触痛,伴有发热、白细胞增加等全身症状。炎症扩散至淋巴结周围,几个淋巴结可粘连成团。若发展成脓肿,则疼痛加剧,局部皮肤暗红、水肿,压痛明显,少数可破溃流出脓液。

3. 治疗原则　应着重对原发病灶的治疗。急性淋巴结炎已形成脓肿时,除应用抗菌药物外,还应及时切开引流。

(六)脓肿

1. 概述　感染后,病变组织坏死、液化,在器官、组织或体腔内形成局限性脓液积聚,并形成完整的脓腔壁,称为脓肿。常见致病菌以金黄色葡萄球菌为主。

2. 身体状况　浅表脓肿,局部隆起,有红、肿、热、痛的典型症状,与正常组织分界清楚,压之剧痛,可有波动感;深部脓肿,局部红肿多不明显,一般无波动感,但局部有疼痛和压痛,并在疼痛区的中央可出现凹陷性水肿。患处常有运动障碍。在压痛或水肿明显处,用粗针试行穿刺,抽出脓液,即可确诊。小而浅表的脓肿,多不引起全身反应;大的或深部脓肿,则由于局部炎症反应和毒素吸收,常有较明显的全身症状,如发热、头痛、食欲缺乏、恶心和白细胞计数增加等表现。

3. 治疗原则　脓肿尚未形成时的治疗与疖、痈相同;如脓肿已有波动或穿刺抽得脓液,即应做切开引流。切开引流应定时换药,遵医嘱给予抗生素药物;同时做好局部和全身治疗的有关护理。

三、手部急性化脓性感染

(一)概述

手部急性化脓性感染包括甲沟炎、指头炎、腱鞘炎、滑囊炎和掌中间隙感染,多由手部轻微外伤,如擦伤、刺伤等引起,主要致病菌是金黄色葡萄球菌。手是从事多种活动的重要器官,手部感染引起的肌腱和腱鞘的损伤有时可严重影响手的功能。

(二)常见手部急性化脓性感染

1. 甲沟炎　甲沟炎是甲沟及其周围组织的化脓性感染。多因微小刺伤、挫伤、逆剥倒刺或剪指甲过深等损伤而引起,致病菌多为金黄色葡萄球菌。

(1)身体状况:开始时,指甲一侧的皮下组织发生红、肿、热、痛,有的可自行消退,有的却迅速化脓。脓液自甲沟一侧蔓延到甲根部的皮下及对侧甲沟,形成半环形脓肿。如不切开引流,脓肿可向甲下蔓延,成为指甲下脓肿,在指甲下可见到黄白色脓液,使该部指甲与甲床分离。指甲下脓肿亦可因异物直接刺伤指甲或指甲下的外伤性血肿感染引起。甲沟炎多无全身症状。急性甲沟炎如不及时处理,可成为慢性甲沟炎或慢性末节指骨骨髓炎。

(2)治疗要点:早期可用热敷、理疗、外敷鱼石脂软膏或三黄散等,应用磺胺药或抗菌药物。已有脓液的,可在甲沟处做纵行切开引流。如已形成甲床下积脓者,可行拔甲术。

2. 脓性指头炎　脓性指头炎是手指末节掌面皮下组织的化脓性感染,多由刺伤引起。致病菌多为金黄色葡萄球菌。

(1)身体状况:初起指尖有针刺样疼痛,以后组织肿胀,迅速出现进行性的剧烈疼痛。当指动脉被压,疼痛转为搏动性跳痛,患肢下垂时加重。剧痛常使病人烦躁不安,彻夜不眠。指头红肿并不明显,有时皮肤呈黄白色,但张力显著增高,轻触指尖即产生剧痛。此时多伴有全身症状,如发热、全身不适、白细胞计数增加等。脓性指头炎如不及时治疗,常可引起末节指骨缺血性坏死,形成慢性骨髓炎,伤口经久不愈。

(2)治疗要点:缓解疼痛;抬高患肢并制动,减轻局部充血水肿;早期局部可用热敷或药物外敷。如一旦出现跳痛,即应在患指侧面做纵行切开行减压引流术;合理应用抗菌药物,严格观察和预防指骨坏死,炎症消退后注意手指功能锻炼。

(3)预防:保持手部清洁,指甲不宜剪的过短,重视手部任何微小损伤的处理。

重点提示

脓性指头炎可致末节指骨坏死。

3. **急性化脓性腱鞘炎和化脓性滑囊炎** 腱鞘炎多因深部刺伤感染后引起,亦可由附近组织感染蔓延而发生。病情发展迅速,24h 后,局部疼痛及炎症反应即较明显。典型的腱鞘炎体征为:患指除末节外,呈明显的均匀性肿胀,皮肤极度紧张;患指所有的关节轻度弯曲,以减轻疼痛,任何微小的伸指运动,均能引起剧烈疼痛。检查时,沿整个腱鞘均有压痛。化脓性炎症局限在坚韧的鞘套内,故不出现波动。疼痛剧烈,病人常整夜不能入睡,多伴有全身症状。化脓性腱鞘炎如不及时切开引流或减压,鞘内脓液积聚,压力将迅速增高,以致肌腱发生坏死,患指功能丧失。

尺侧滑液囊和桡侧滑液囊的感染,多分别由小指和拇指腱鞘炎引起。①尺侧滑液囊感染:小鱼际处和小指腱鞘区压痛,尤为小鱼际隆起与掌侧横纹交界处最为明显。小指及环指呈半屈位,如试行将其伸直,则引起剧烈疼痛。②桡侧滑液囊感染:拇指肿胀、微屈、不能外展和伸直,压痛区在拇指及大鱼际处。

早期治疗与脓性指头炎相同。如经积极治疗仍无好转,应早期切开减压,以防止肌腱受压而坏死。术后每天换药,一周后手指活动进行功能锻炼。

4. **手掌深部间隙感染** 掌中间隙感染多由中指和环指的腱鞘炎蔓延而引起,鱼际间隙感染则因示指腱鞘感染后引起,也可因直接刺伤而发生感染。致病菌多为金黄色葡萄球菌。

(1)掌中间隙感染:手掌心正常凹陷消失、隆起,皮肤紧张、发白,压痛明显,中指、环指和小指处于半屈位,被动伸指可引起剧痛,手背部水肿严重;有全身症状,如高热、头痛、脉搏快、白细胞计数增加等。

(2)鱼际间隙感染:大鱼际和拇指指蹼明显肿胀,并有压痛,但掌心凹陷仍在;拇指外展略屈,示指半屈,活动受限,特别是拇指不能对掌,伴有全身症状。

治疗要点:参照甲沟炎和脓性指头炎相关内容。

四、全身化脓性感染

病原菌侵入人体血液循环,并生长繁殖,产生毒素,引起严重的全身感染症状或中毒反应,统称为全身化脓性感染。目前常见的是脓毒症和菌血症。脓毒症是指有全身性炎症反应表现,如体温、循环、呼吸等明显改变的外科感染的统称;菌血症是脓毒症中的一种,不仅有明显的全身感染表现,血液培养还能检出病原菌。

全身化脓性感染常继发于严重创伤后的感染、各种化脓性感染的加重、体内长期静脉置管,不适当地应用抗生素、糖皮质激素等。常见的致病菌有:革兰染色阴性菌,如大肠埃希菌、拟杆菌、铜绿假单胞菌、变形杆菌等;革兰染色阳性球菌,如金黄色葡萄球菌、表皮葡萄球菌、肠球菌等;此外还有厌氧菌及真菌导致的感染。

脓毒症的表现主要决定于致病菌种类的不同,但也有些共同表现。

(一) 共同表现

1. 起病急,进展快,病情危重,体温可骤然升高至 $40 \sim 41℃$,或降至正常以下。

2. 头痛、头晕、恶心、呕吐、腹胀、腹泻、神志淡漠、脉搏细速、呼吸急促,甚至昏迷。

3. 肝、脾大,严重时出现肺、肝、肾等多器官功能损害甚至衰竭。

4. 白细胞计数明显增高或降低,核左移,甚至出现中毒颗粒。

(二) 不同致病菌所致脓毒症的特点

1. 革兰染色阴性菌脓毒症　多见于胆道、尿路、肠道和大面积烧伤感染时,一般表现以突然寒战开始,体温呈间歇热,严重时可出现"三低"现象(低体温、低白细胞、低血压),发生感染性休克者多见,休克发生早,持续时间长,易并发器官衰竭。

2. 革兰染色阳性球菌脓毒症　一般无寒战,体温呈稽留热或弛张热,病人可出现头痛、头晕、乏力、恶心、呕吐、关节酸痛、面色苍白或面色潮红、四肢温暖,可有皮疹和转移性脓肿,休克发生的时间较晚,感染性休克出现少见。

3. 真菌性脓毒症　常发生在原有细菌感染经广谱抗生素治疗的基础上,因此发生时间较晚,其表现相似于革兰阴性杆菌脓毒症,病人突然发生寒战、高热,病情常迅速恶化,出现神志淡漠、嗜睡、血压下降、休克。

(三) 辅助检查

1. 白细胞计数明显增高,一般为 $(20 \sim 30) \times 10^9/L$ 及以上,或白细胞计数降低,核左移,出现中毒颗粒。

2. 可有不同程度的酸中毒、氮质血症、溶血;尿中出现蛋白、血细胞、酮体等,体液代谢失衡和肝、肾功能受损征象。

3. 寒战高热时抽血进行细菌培养,阳性率较高。

(四) 护理问题

1. 体温过高　与致病菌毒素吸收入血液有关。

2. 营养失调,低于机体需要量　与机体代谢量增高有关。

3. 恐惧　与病情突然变化及不断进展有关。

4. 有体液不足的危险　与丢失过多及摄入不足有关。

5. 潜在并发症　感染性休克、颅内感染、呼吸衰竭、肾衰竭等。

(五) 治疗原则

积极处理原发感染病灶,早期、联合、足量应用抗生素,有条件者依据细菌培养和药敏试验,指导选用抗生素,剂量宜偏大,疗程足够长;同时加强支持疗法,提供高热量易消化的饮食,适当补给能量及维生素,补充血容量,贫血者可少量多次输入新鲜血,纠正低蛋白血症等综合治疗。

(六) 护理措施

1. 严密观察病情变化　应进行生命体征的监测,观察病人的血压、脉搏、呼吸、血氧饱和度以及心电图的变化,如病情有变化应及时报告并配合医师处理,以免延误治疗。

2. 纠正休克　出现感染性休克时应首先给予纠正,使用高浓度氧气或人工辅助呼吸,使血氧饱和度维持在95%左右,并及时开通多个静脉通路,给予输血、输液及抗休克药物。

3. 保持呼吸道通畅　协助病人翻身、叩背咳痰、深呼吸,如痰液黏稠可给予雾化吸入,以使痰液稀释而排出。床头常规备用吸痰装置,必要时负压吸出痰液。

4. 保持体液平衡　监测24h出入量,并详细记录病人的尿液、呕吐物和腹泻的次数、量、性状及颜色。保持有效的静脉输液通道,单位时间内给予足够的液体量,以纠正水、电解质的失衡。

5. 观察药物疗效　遵照医嘱使用各类药物,及时观察药物疗效及不良反应。

6. 高热病人护理　高热病人应卧床休息、限制活动,以降低新陈代谢,减少产热;降低室内温度;当体温超过38.5℃时,应采用物理降温措施,体温过高时甚至可结合应用冬眠药物,以加强降温的效果。对有意识障碍的病人要有专人护理。

7. 加强支持疗法　鼓励病人进食高蛋白质、高热量、含丰富维生素、高糖类、低脂肪饮食,必要时可给予鼻饲或全胃肠道外静脉营养。

(七)健康教育

1. 向病人讲解疾病的病因、症状、治疗方法及预后,使其充分了解病情,缓解焦虑情绪。

2. 注意劳动保护,避免损伤,对已有损伤者,要采取措施防止感染。

3. 指导病人对一切明显的感染病灶应及时就医,防止感染进一步发展,对于隐匿的病灶应尽早查明并做适当的处理

4. 经常锻炼身体,增强体质,提高抗病能力。

第三节　破伤风病人的护理

破伤风是由破伤风梭菌侵入机体伤口内,并生长繁殖、产生大量毒素所引起的一种急性特异性感染。破伤风梭菌广泛存在于泥土和人畜粪便中,是一种革兰染色阳性厌氧性芽胞梭菌,其菌体易被消灭,但芽胞的抵抗能力很强。破伤风梭菌及其毒素都不能侵入正常的皮肤和黏膜,破伤风发病因素主要有3个方面:①破伤风梭菌直接侵入伤口;②机体抵抗力下降;③局部伤口因深而窄、引流不畅,为破伤风梭菌提供一个缺氧的环境,有利于厌氧菌的生长,如锈钉伤、木刺伤、烧伤、动物咬伤、新生儿断脐时的感染等。

破伤风是一种毒血症。破伤风梭菌只在伤口的局部生长繁殖,产生的外毒素才是造成破伤风的原因。破伤风梭菌外毒素有痉挛毒素和溶血毒素两种,前者是引起症状的主要毒素,对神经有特殊的亲和力,能引起肌痉挛,也能兴奋交感神经,导致大汗、血压不稳定和心率增快等;后者则能引起局部组织坏死和心肌损害。

重点提示

破伤风致病3个条件:伤口、人体抵抗力下降、缺氧环境。

【护理评估】

1. 健康史

(1)主要了解病人有无开放性损伤史,尤其是有无木刺、锈钉的刺伤史;伤口处理经过;新

生儿断脐经过等。

（2）了解破伤风预防接种史。

（3）新生儿是否有脐带消毒不严等情况。

2. 身体状况

（1）潜伏期：破伤风的潜伏期平均为 6~12d，亦有短于 24h 或长达 20~30d，甚至数月，也可发生在摘除存留体内多年的异物如子弹头或弹片后发病。新生儿破伤风一般在断脐带后 7d 左右发病，故俗称"七天风"。一般来说，潜伏期时间越短，症状越严重，病死率越高。

（2）前驱期：多先有周身乏力、头晕、失眠、头痛、咬肌紧张酸胀、烦躁不安、打呵欠、反射亢进等症状，一般持续 12~24h。

（3）发作期：典型表现是肌肉强直性痉挛和阵发性抽搐。最初是咬肌，以后顺次为面肌、颈项肌、背腹肌、四肢肌群、膈肌和肋间肌。病人开始感到咀嚼不便，张口困难，随后有牙关紧闭；面部表情肌群呈阵发性痉挛，使病人具有独特的"苦笑"表情；颈项肌痉挛时，出现颈项强直，头略向后仰，不能做点头动作；背腹肌同时收缩，但背肌力量较强，出现腰部前凸，头及足后屈，形成"角弓反张"；四肢肌收缩时，因屈肌比伸肌有力，肢体可出现屈膝、弯肘、半握拳等姿态，强烈的肌痉挛，有时可使肌肉断裂，甚至发生骨折。在持续紧张收缩的基础上，任何轻微刺激，如光线、声响、疼痛、震动或触碰病人身体，均能诱发全身肌群的痉挛和抽搐。每次发作持续数秒至数分钟，病人面色发绀，呼吸急促，口吐白沫，磨牙，头频频后仰，四肢抽搐不止，全身大汗淋漓，非常痛苦。发作越频繁，间歇期越短，病情越严重，病死率越高。抽搐发作期间，病人神志始终清楚，因而表情十分痛苦恐惧。一般无高热，若出现高热往往提示有肺部感染的可能。病程一般为 3~4 周，痉挛发作通常在 3d 内达高峰，5~7d 保持稳定，10d 后症状逐渐减轻。

破伤风病人可发生骨折、舌咬伤、尿潴留和呼吸停止、窒息、肺部感染、酸中毒、循环衰竭等并发症。

重点提示

破伤风病人肌肉抽搐的顺序：最初咬肌，以后为面肌、颈项肌、背腹肌、四肢肌群、膈肌和肋间肌。

3. 心理-社会状况　由于疾病的反复发作，病人十分痛苦，非常恐惧和悲观；因需隔离治疗，病人常有孤独和自卑感。

4. 辅助检查　在伤口渗出物中，涂片检查可发现有破伤风梭菌；可有水、电解质平衡紊乱，二氧化碳结合力降低；若合并有肺部感染时，可见血白细胞计数增多、中性粒细胞比例增高。

【护理问题】

1. 有窒息的危险　与膈肌、喉肌、呼吸肌持续痉挛和黏痰堵塞呼吸道有关，是病人死亡的主要原因。

2. 皮肤的完整性受损　与外伤有关。

3. 疼痛　与肌肉强直性痉挛和阵发性抽搐有关。

4. 恐惧　与反复抽搐引起的痛苦、病情危重、担忧疾病预后有关。

5. 营养失调，低于机体需要量　与痉挛消耗和不能进食有关。

6. 潜在并发症　水、电解质和酸碱平衡紊乱、骨折、舌咬伤、尿潴留、肺部感染和心力衰竭等。

【治疗原则】

破伤风是一种极为严重的疾病,病死率高,因此要采取积极的综合治疗措施。

1. 消除毒素来源　在良好麻醉、控制痉挛的基础上进行彻底的清创术。清除坏死组织,敞开伤口,充分引流,局部可用3%过氧化氢溶液冲洗和湿敷。

2. 中和游离毒素　尽早使用破伤风抗毒素(TAT)中和血液中的游离毒素。首次剂量1~6万U,加入5%葡萄糖注射液500~1000ml内静脉缓慢滴注。使用机体免疫球蛋白,早期应用有效,一般只做深部肌内注射1次,剂量为3000~6000U。

3. 控制痉挛　是治疗的重要环节。根据病情给予镇静、解痉药物,对病情较轻者,可使用一般镇静药,如地西泮、苯巴比妥钠、10%水合氯醛;对病情严重者可给予冬眠合剂Ⅰ号(氯丙嗪50mg、异丙嗪50mg、哌替啶100mg),用药过程中要严密观察呼吸、血压、脉搏和神志的变化。对抽搐频繁且上述药物不能控制者,可在气管切开及控制呼吸的条件下,遵医嘱使用硫喷妥钠和肌松剂。

4. 应用抗菌药物　青霉素可抑制破伤风梭菌,剂量80万~120万U,肌内注射或静脉滴注,每4~6小时1次;同时合用甲硝唑,每日2.5g,分次口服或静脉滴注,持续5~7d。

5. 防治并发症　①补充液体纠正水、电解质代谢失调及酸中毒;②选用合适的抗菌药物预防其他继发感染,如肺炎等;③保持呼吸道通畅,病床旁应常规备有吸引器、人工呼吸器和氧气、气管切开包等,以便急救;对抽搐频繁而又不易用药物控制的病人,应及早做气管切开术,必要时行人工辅助呼吸,以降低因窒息而导致的病死率。

重点提示

控制痉挛是治疗破伤风的重要环节。破伤风最危险的并发症是窒息。

6. 预防措施　破伤风治疗较困难,但预防简单、易行、效果好。

(1)正确处理伤口:所有伤口都应及时彻底清创,清除破伤风梭菌,改善局部血液循环是预防的关键。如发现接生消毒不严时,须用3%过氧化氢溶液洗涤脐部,然后涂以碘酊消毒。

(2)人工免疫:包括主动免疫和被动免疫。①主动免疫:注射破伤风类毒素。"基础注射"共需皮下注射类毒素3次:第1次0.5ml,以后每次1ml,两次注射之间须间隔4~6周,第二年再注射1ml作为"强化注射",以后每5~10年重复强化注射1ml,即可达到保护作用。②被动免疫:是伤后预防破伤风最有效、最可靠的方法。伤后12h内注射破伤风抗毒素(TAT)1500U,超过12h剂量加倍,儿童与成年人剂量相同。有条件者可使用机体破伤风免疫球蛋白,其预防剂量为250~500U,肌内注射。

重点提示

注射破伤风抗毒素(TAT)前,应询问有无过敏史,常规做过敏试验,如为阳性,应进行脱敏疗法。

【护理措施】

1. **一般护理**　病人需安置单独隔离病室,室内保持安静,安装深色窗帘,以免强光刺激,室内温度 15~20℃,湿度约 60%。医护人员说话应轻声、走路应轻快、动作应轻柔,各种治疗及护理操作尽可能安排在使用镇静药 30min 后集中进行,尽量减少外界对病人的不良刺激,以避免诱发痉挛和抽搐。

2. **专人护理**　密切观察病情、生命体征变化,详细记录抽搐发作持续时间和间隔时间及用药效果。在每次发作后要注意观察,保持静脉输液通路的通畅。

3. **严格执行消毒隔离制度**　医护人员接触病人应穿隔离衣、戴帽子和口罩;谢绝探视病人;病人的用品、排泄物及接触过的所有物品均应消毒,更换下的伤口敷料应予以焚烧,以防止病菌的传播和交叉感染。

4. **伤口护理**　伤口未愈者,应配合医师彻底清创,同时用 3% 过氧化氢或 1∶5000 高锰酸钾冲洗和湿敷,以消除无氧环境。

5. **保持呼吸道通畅**　对抽搐频繁、药物不易控制的严重病人,应及早行气管切开,以改善通气,必要时进行人工辅助呼吸。紧急情况下,可行环甲膜粗针头穿刺,并给予吸氧,保证呼吸道通畅。气管切开者按气管切开护理常规护理。

6. **维持体液和营养平衡**　遵医嘱给予补液,纠正水、电解质紊乱及酸中毒。给予病人高热量、高蛋白质、高维生素、易消化的食物,不能进食者,在痉挛控制后给予鼻饲,必要时可行胃肠外营养。

7. **观察药物疗效**　遵医嘱及时、准确给予破伤风抗毒素(TAT),中和血液中的游离毒素,TAT 注射前应做皮试;给予镇静、解痉药物,控制痉挛的发作。在治疗的过程中要注意观察药物疗效,以便及时调整。

8. **保护病人,防止受伤**　病人发作期应专人护理,可使用带护栏的病床,采用保护性措施如使用约束带加以固定,以防止痉挛发作时病人坠床或自伤;关节部位放置软垫保护关节,防止肌腱断裂或骨折;应用合适的牙垫,避免痉挛发作时咬伤舌。

9. **人工冬眠的护理**　应用人工冬眠的过程中,做好各项生命体征的监测,随时调整冬眠药物的用量,使病人处于浅睡眠状态。

10. **心理护理**　病人由于张口困难,可能难以表达自己的内心活动,此时应通过其眼神、形体动作来了解其心理反应和感受,给予心理上的支持和鼓励,减轻和消除病人的孤独感和恐惧感,稳定病人的情绪,提高治疗的信心。

【健康教育】

破伤风治疗比较困难,因此防治重点应放在预防方面。做好教育宣传工作,让人们对破伤风有清楚的认识,凡有外伤发生时一定要及时正确地处理伤口,伤后常规注射 TAT;加强劳动保护,注意安全生产;指导农村育龄妇女选择到正规医院去生育、引产、刮宫,以免引起产妇及新生儿发生破伤风;儿童应定期接受破伤风类毒素或百白破三联疫苗预防注射,以获得主动免疫。

讨论与思考

1. 一般的化脓性感染临床表现有哪些?

2. 丹毒与蜂窝织炎的区别要点是什么？

3. 全身化脓性感染临床表现是什么？

4. 破伤风的临床特点及预防措施是什么？

（徐元江）

第9章

损伤病人的护理

学习要点

1. 损伤的病因及损伤修复的特点。
2. 损伤常见护理问题及护理措施。
3. 烧伤病人的面积计算、深度、严重程度的判断。
4. 烧伤病人的常见护理问题及主要护理措施。
5. 清创和换药方法。

案例分析

病人,女性,42岁。在地震中被倒塌的房屋压伤,5h后被人救出。检查发现:表情痛苦,左下肢青紫、肿胀明显,疼痛剧烈,脉搏105/min,血压100/65mmHg,尿量减少。

请分析:该病人属于哪类损伤?最严重的并发症是什么?存在哪些主要护理问题?应如何对这个病人进行护理?

第一节 概 述

外界各种致伤因素作用于机体所造成的组织破坏和生理功能障碍,称为损伤。

一、病因及分类

按致伤因素的不同,损伤可以分为4类。

1. **机械性损伤** 指机械性致伤因子所造成的损伤,又称为创伤。如暴力撞击、重物挤压、刀割、过度牵拉、枪弹伤等,是临床损伤中最常见的类型。

2. **物理性损伤** 主要是物理性致伤因子导致的损伤。包括烧伤、冻伤、电击伤、放射线或激光辐射伤等。

3. **化学性损伤** 是由化学物质所导致的损伤,如强酸、强碱、黄磷、军用毒气等所造成的损伤。

4. **生物性损伤** 以狂犬、毒蛇、毒虫咬伤等为代表。

二、损伤修复过程及影响因素

(一)损伤修复过程

损伤的修复是由伤后的细胞增生,充填连接或代替缺损的组织。组织愈合是极其复杂的生物过程,一般分为3个阶段。

1. 局部炎症期　受伤后伤口和组织裂隙首先被血凝块充填,继而发生炎症,有纤维蛋白附在其间。其目的是止血、封闭创面、减轻损伤。

2. 细胞增生期　创伤性炎症出现不久,即可有新生的细胞出现在局部组织。伤后6h左右,创伤边缘出现成纤维细胞;24～48h血管内皮细胞增生,逐渐形成新生的毛细血管。血凝块及坏死组织为成纤维细胞、内皮细胞和新生毛细血管构成的肉芽组织所代替,充填组织裂隙。成纤维细胞不断产生胶原纤维,肉芽增强形成瘢痕组织,同时伤口边缘向心收缩,皮肤或黏膜被新生上皮覆盖,达到初步愈合。

3. 组织塑形期　经过细胞增生,损伤处组织达到初步愈合,然而所形成的新生组织如瘢痕组织、骨痂等,在数量和质量方面,并非完全符合生理需要。随着机体的康复以及主动活动的增加,新生组织不断重新调整,过剩的瘢痕被吸收,余下的软化;而骨痂可在运动应力的作用下,一部分被吸收,而新骨的坚强性并不减弱或更增强。

(二)影响损伤修复的因素

1. 全身因素　包括:①营养不良,如某些氨基酸、维生素、微量元素缺乏,严重的低蛋白血症等;②慢性消耗性疾病,如糖尿病、肝硬化、恶性肿瘤等;③药物,如长期使用肾上腺皮质激素和抗癌药物;④供氧不足,如休克、贫血、缺氧等。

2. 局部因素　伤口感染、血肿、有异物或坏死组织、伤口受压或缝合不良造成局部血供障碍、伤口内引流物使用不当、局部制动不良等,均可影响伤口愈合。

第二节　损伤病人的护理

损伤病人中最常见的是机械性损伤(创伤),系机械性暴力作用机体造成的组织破坏和功能障碍。目前随着交通事故的高发以及工伤事故、自然灾害、战伤和打架斗殴等的发生,导致创伤的发生率增高,致死率、伤残率也增高,已引起人们的高度重视。下面以创伤病人的护理来论述。

【护理评估】

(一)病因和分类

1. 依据损伤部位皮肤或黏膜是否完整分类

(1)闭合性损伤:创伤部位的皮肤或黏膜完整,但有可能合并深层组织及脏器的损伤如内脏破裂和内出血,包括以下几种。①挫伤:钝性暴力作用造成软组织损伤。表现为局部青紫、瘀斑、肿胀、疼痛;内脏挫伤则出现相应症状,如昏迷(脑挫伤)、咯血(肺挫伤)、血尿(肾挫伤)等。②扭伤:关节部位受到过大的牵拉所致,如过度屈伸、旋转,可造成关节囊、韧带、肌腱等损伤或完全撕裂。可出现皮肤青紫、局部肿胀、关节活动障碍等。③挤压伤:肌肉丰富部位(肢体)长时间受重物挤压所致。一旦解除压迫,受压部位明显肿胀,肌细胞缺血坏死、崩解,可伴有肌红蛋白尿、高钾血症及急性肾衰,称挤压综合征,常危及生命。胸部短暂强力挤压后,可发生创伤性窒息。④冲击伤(爆震伤):为高压高速冲击波所致,体表常多完整无损,但可导致耳、胸、腹内器官和脑的受损,可引起耳聋、肺不张、血气胸、肝脾破裂、脑水肿等。

(2)开放性损伤:指创伤部位皮肤或黏膜破损,有伤口或出血,如果发生在颅脑、胸腔、腹腔、关节等处时则是指体腔或骨折断面与体外相通,有外出血,并且感染机会增加,包括以下几种。①擦伤:皮肤被粗糙物摩擦造成的表皮剥脱,创面常有少量渗血、渗液和轻度的炎症反应。②切(割)伤:由锐性暴力造成。创伤边缘整齐,损伤深浅不一,严重者可深及神经、血管、肌腱。③裂伤:由钝性暴力冲击导致的组织破裂。创缘不规则,皮肤及深层组织断裂。④刺伤:系尖锐器具穿入组织所致。伤口狭窄,伤道深,可伤及体腔、内脏,易于厌氧菌生长,由于伤情隐蔽,可造成严重后果。⑤撕脱伤:人体部分皮肤受到强力牵拉所致。如机体某部位卷入旋转的机器或车辆,使皮肤、皮下组织,甚至深肌膜、肌肉、肌腱等剥脱分离,造成严重组织损伤,伤口不规则,创面大,出血多,污染严重。⑥火器伤:子弹或弹片等击中人体所致。伤口污染重,伤道明显,常有异物存留。

重点提示

闭合性损伤如内脏挫伤,虽然没有伤口,但病情不一定轻,可导致内出血、休克,挤压综合征会引起急性肾衰竭,甚至死亡。

2. 依据受伤部位、组织器官分类　一般可以依据身体损伤部位分为肢体伤、胸部伤、腹部伤、颅脑伤等。诊治时还需要进一步区分受伤的组织器官,如软组织损伤、骨折、脱位、内脏破裂等。若同一致伤因素造成两个或两个系统以上的组织或器官的严重创伤为多发伤,若为两种或两种以上原因引起的创伤为复合伤。

3. 依据伤情的轻重分类　创伤部位组织器官的破坏程度以及其对全身的影响大小区分。①轻伤:一般的局部软组织伤,暂时失去作业能力,仍可坚持工作,不影响生命者。②中等伤:四肢长骨骨折、广泛软组织损伤、一般的腹腔脏器伤等。一段时间内丧失作业能力及生活能力。③重伤:严重休克和内脏伤,呼吸、循环、意识等重要生理功能发生障碍。

(二) 身体状况

创伤的类型不同,临床特点也各有不同,其共有表现如下。

1. 局部表现

(1)疼痛:其程度与创伤部位、轻重、范围、炎症反应强弱有关。疼痛最明显处,常是致伤部位。机体活动时加剧,制动时减轻,一般在伤后 24h 最重,2~3d 逐渐缓解,若不缓解甚至加重表示可能并发感染。严重创伤或并发深度休克等情况下病人常不疼痛,应给予特别注意。

(2)肿胀:由于创伤处组织出血、渗出所致。部位较浅者表现皮下瘀斑或血肿,组织疏松和血管丰富的部位肿胀尤为显著。肢体挤压伤所致肿胀范围较大,皮肤张力高,应密切监测周径和肢体远端血供情况,防止肢端坏死。由创伤性炎症所致肿胀一般在 2~3 周后消退。

(3)功能障碍:疼痛可限制损伤部位活动,组织结构破坏可直接造成功能障碍。如骨折造成肢体不能正常运动,腹部损伤可致肠穿孔腹膜炎引起腹胀、肠麻痹等,有些功能障碍甚至危及病人生命,如窒息、张力性气胸导致呼吸衰竭。

(4)伤口或创面。

2. 全身表现　轻伤者无明显全身症状,重度损伤可导致机体全身应激性反应的发生,创伤越重,全身反应越重。应激反应可导致机体创伤性炎症反应,可有发热,体温一般在38℃左右,若超过38.5℃则应考虑可能继发感染;同时创伤后释放的炎性介质和疼痛、精神紧张等均可导致食欲缺乏、乏力、心率加快、血压增高或下降、呼吸加深加快等,进一步发展病人可出现神志淡漠、烦躁不安、脉搏细弱、血压下降、尿量减少等创伤性休克的表现。

3. 并发症

(1)感染:开放性损伤由于有伤口,组织破损,局部细菌污染,同时伤口内渗液、血凝块、失活组织或异物等,导致感染发生的概率增高,以化脓性感染最常见。闭合性损伤若合并内脏损伤如胃肠道或呼吸道破裂亦可继发感染,加以创伤造成机体免疫功能下降,感染就更容易发生。此外,创伤后还可能发生破伤风、气性坏疽等。

(2)创伤性休克:由于机体受到严重暴力作用,剧烈疼痛和重要脏器损伤,在此基础上,破损组织失血、失液,造成低血容量性休克,均可导致有效循环血量减少以及微循环障碍。是重度损伤死亡的主要原因。

(3)器官功能障碍:为严重创伤的全身性反应或并发休克、感染后所发生,如急性肾衰竭、急性呼吸窘迫综合征、应激性溃疡、中枢神经系统衰竭等。

(三) 心理-社会状况

创伤发生的原因不同,伤情的轻重差异较大。应了解病人及家属对疾病的认识程度,有无不良的心理状态及其程度直接关系到病人的预后。对重症病人,由于病情危重,并发症较多,加之监护仪器多,易使病人及家属产生焦虑、恐惧心理。

(四) 辅助检查

应根据病人的全身情况有针对性地选择检查项目,切忌面面俱到,贻误抢救时机。

1. 实验室检查 血、尿、粪三大常规,血气分析、血电解质检查、测定尿量和尿素氮等,以了解病人机体状况。

2. 穿刺检查 胸、腹腔穿刺可观察体腔内有无气体或出血,以判断内脏器官有无损伤。

3. 影像学检查 X线检查为诊断骨折、胸腹部伤、有无异物存留提供依据;超声检查帮助诊断胸腹腔的积液和腹内实质性脏器的损伤;CT检查可辅助诊断颅脑损伤和某些腹腔内实质性器官、腹膜后损伤;MRI有助于诊断颅脑、脊柱、脊髓等的损伤。

【护理问题】

1. 疼痛 与受伤处局部组织充血、肿胀、结构破坏有关。

2. 皮肤完整性受损 与开放性损伤造成皮肤或深层组织完整性破坏有关。

3. 体液不足 与出血、组织液丢失有关。

4. 恐惧、焦虑 与严重损伤面临身体和生活问题,忧虑伤残等因素有关。

5. 潜在并发症 休克、感染、挤压综合征、ARDS、肢体伤残等。

【治疗原则】

1. 全身疗法 积极抗休克,保护器官功能,加强营养支持,防治继发感染。

2. 局部疗法 ①闭合性损伤如无内脏合并伤,多不需特殊处理,可自行恢复;②对开放性损伤,应尽早施行清创术,使污染伤口变为清洁伤口,争取一期愈合;③伤口已有感染者,应积极控制感染,及早应用抗生素,加强换药,促其尽早二期愈合;④合并内脏损伤者,按脏器损伤处理。

【护理措施】

1. 急救 首先要抢救生命,必须优先处理呼吸和心搏骤停、窒息、大出血、休克、开放性或张力性气胸等危重病症,以保全病人的生命。遵循保存生命第一、恢复功能第二、顾全解剖完整性第三的原则,具体措施如下。

(1)复苏:呼吸、心搏骤停者争分夺秒行心肺复苏。

(2)保持呼吸道通畅:是抢救或预防窒息的重要措施。应及时清除口腔及气道内异物、凝血块、分泌物等;必要时头部侧向,抬起下颌,立即进行口咽吸引,或将舌牵出固定;对开放性气胸用厚层敷料封闭胸壁伤口;张力性气胸用粗针头胸腔穿刺排气减压或进行胸腔闭式引流;有条件时做气管切开或气管插管接呼吸机维持呼吸等。

(3)有效止血,维持循环功能:对于创伤外出血根据情况可用直接压迫法、指压法、加压包扎法、填塞压迫法、屈肢加垫法、止血带止血等。对内脏大出血者要紧急手术处理,并应用输液、输血等措施恢复循环血容量,改善心功能。

(4)包扎伤口:可用无菌敷料、干净布料或三角巾包扎,以减轻疼痛、减少出血、减轻再损伤,避免创伤组织因过久时间暴露,继续污染,从而降低伤口继发感染的机会。

(5)固定骨折:骨折病人或者怀疑骨折者可用夹板或代用品,也可用躯体或健肢以中立位固定伤肢,要超关节可靠固定,注意肢体远端血供。开放性骨折病人若骨折端外露,一般现场不予回纳。对疑有脊柱骨折的病人,应以平托法或滚动法将其轻放,平卧在硬板上,防止脊髓损伤。良好的固定能减轻疼痛,避免搬动时骨折断端移位,继发神经血管损伤。

(6)转送:遵守“先救命后转送”的原则,经有效地紧急抢救后,尽量采用救护车或可使病人平卧的交通工具将病人安全地转送到有治疗条件的医疗机构。转送过程中应保持适当体位,尽量避免颠簸,保证有效输液,给予镇静、镇痛;严密监测生命体征,进行创伤评估。

(重点提示)

损伤病人的现场急救是优先抢救生命,对外出血立即进行有效止血。应用止血带止血时必须有明显标志并注明使用时间,每隔 1 小时放松 1~2min。

2. 软组织闭合性创伤的护理

(1)局部制动:抬高患肢 15°~30°,有利于伤处静脉、淋巴液回流,减轻肿胀疼痛,避免继发出血和加重损伤。

(2)局部处理:一般软组织创伤,早期局部冷敷,以减少渗血和肿胀,24~48h 热敷、理疗,以利于血肿的吸收,炎症消退;若血肿较大,可在无菌操作下穿刺抽吸,再加压包扎。

(3)酌情外敷中西药物:如消炎镇痛药、红花油等,以利于缓解疼痛,消除肿胀,促进功能恢复。

(4)病情观察:对于伤情较重者,应密切观察生命体征的变化,观察病人神志,注意有无深部脏器组织的损伤;对于挤压伤的病人还应观察尿量、颜色、尿比重的表现,注意有无急性肾衰竭的发生。

3. 开放性损伤的护理

(1)术前准备:依据手术要求做好必要的术前准备工作,如备皮、药物敏感试验、输液,必要时备血、配血,配合医师在麻醉下施行清创术。

(2)术后护理:密切观察生命体征的变化,警惕有无活动性出血情况的发生;观察局部伤口的情况,注意有无感染的征象,同时注意观察患肢末梢的血液循环状况,若发现肢端苍白、动脉搏动减弱,应立即报告医师及时处理。遵照医嘱,对病人加强营养,纠正水、电解质及酸碱平衡的失调,促进创伤的愈合。

4. 心理护理　安慰病人,稳定其情绪,若病人可能残疾或容貌受损,护理人员及家属更应多与病人沟通,积极进行心理疏导,减轻其心理负担,增强战胜疾病的信心。

【健康教育】

1. 教育病人及社区人群注意交通安全和劳动防护,遵守社会公德,建立良好的人际关系,避免损伤的发生。

2. 外伤后及时到医院就诊,开放性损伤时应及早接受清创术并注射破伤风抗毒素。

3. 指导病人积极进行功能锻炼,防止肌肉萎缩、关节僵硬等并发症,促进组织器官的功能恢复。

第三节　烧伤病人的护理

案例分析

病人,男性,48岁,体重70kg。病人因不慎被沸水烫伤3h急送医院。入院查体:表情痛苦,神志清楚,体温38℃,脉搏108/min,呼吸22/min,血压110/70mmHg,胸、腹、双前臂、双手部位广泛烫伤,双前臂及双手可见创面有大小不等水疱数十个,胸、腹部位皮肤蜡白,偶可见小水疱,尿量减少。

请分析:该病人的烧伤面积及烧伤程度如何? 存在哪些主要护理问题? 护理的重点是什么?

烧伤在日常生活和战争时期均为常见病、多发病,严重烧伤可导致全身各个系统出现复杂的病理生理变化,抢救不及时可危及生命。

【护理评估】

(一)病因

烧伤是由热力、化学物品、电流、放射线等作用于人体所引起的损伤。临床上以热力烧伤多见,如火焰、高温气体、液体、固体等,约占烧伤的80%。由电、化学物质所致的损伤,也属于烧伤范畴,但由于其有某些特性,故称为电烧伤或化学烧伤。本节将主要论述热力烧伤。

(二)病理生理

皮肤受热后出现的局部和全身病理变化,取决于热源的温度,受热的面积、深度及受热的时间。

1. 局部变化　轻度烧伤局部组织毛细血管扩张充血,通透性增加,炎性渗出,局部出现水肿,表现为水疱或创面渗出。严重烧伤使表面皮肤组织蛋白凝固、炭化形成焦痂。

2. 全身反应　如果烧伤面积较大、较深,使机体防御屏障受损,毛细血管通透性增高,由于大量渗出而导致血容量减少,严重者发生休克。大面积烧伤还易形成化脓性感染及脓毒血症,毒素及坏死组织吸收会引起肺、肾、心、肝、胃肠等系统发生功能障碍。

(三)身体状况

烧伤的面积和深度决定了烧伤的病情轻重,伤情的判断是评估烧伤病情的最基本的要求。

1. 烧伤面积的估算　人体体表面积按100%计算,烧伤面积的估算有两种方法。

(1)中国新九分法:为了方便记忆,将人体体表面积划分为11个9%的等份,另加1%,构成100%的体表面积(图9-1),即头面颈部=1×9%;双上肢2×9%;躯干部3×9%;双下肢5×

9%；会阴部 1%，共为 11×9%+1%。具体方法见表 9-1。

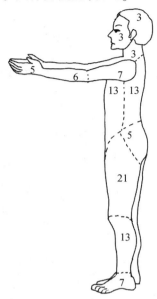

图 9-1　中国新九分法

表 9-1　中国新九分法

部　位	成人面积(%)	儿童面积(%)
头颈	9×1＝9(发部 3、面部 3、颈部 3)	9+(12-年龄)
双上肢	9×2＝18(双手 5、双前臂 6、双上臂 7)	9×2
躯干	9×3＝27(腹侧 13、背侧 13、会阴 1)	9×3
双下肢	9×5+1＝46(臀部 5、双大腿 21、双小腿 13、双足 7)	46-(12-年龄)

（2）手掌法：病人五指并拢，其一只手掌面积约占体表面积的 1%，应用于散在的小面积或面积不规则的烧伤。

2. 烧伤深度的估计　一般按国际通用的三度四分法分类，是依据热力损伤组织的层次，分为一度、浅二度(大水疱)、深二度(小水疱)、三度(焦痂)烧伤。一度、浅二度烧伤一般称为浅度烧伤；深二度和三度烧伤则属深度烧伤。各类烧伤的局部表现特点见表 9-2。

表 9-2　各类烧伤的局部表现

深度	局部体征	局部感觉	愈合过程
一度	局部红斑、轻度红、肿、干燥、无水疱	灼痛感	3~5d 痊愈，无瘢痕
浅二度	剧痛、水疱较大、去疱皮后创面潮湿、鲜红、水肿明显	剧痛、感觉过敏	若无感染，2 周愈合，无瘢痕
深二度	小水疱、基底苍白、水肿、干燥后可见网状栓塞血管	痛觉迟钝	若无感染，3~4 周愈合，有轻度瘢痕，色素沉着
三度	无水疱、蜡白、焦黄或炭化、干后可见树枝状栓塞血管	痛觉消失	3~5 周焦痂脱落需植皮才能愈合，有瘢痕

一度烧伤不计入总面积,二度、三度烧伤面积是决定烧伤病人补液量的依据。

3. 烧伤程度分类　主要根据烧伤面积、深度,结合有无吸入性损伤及合并症情况进行如下分类。

轻度烧伤:二度烧伤面积<10%。

中度烧伤:二度烧伤面积11%~30%,或三度<10%。

重度烧伤:总面积31%~50%,或三度烧伤面积达11%~20%;或二度、三度烧伤面积虽不足,但伴呼吸道烧伤或伴复合伤及休克等并发症。

特重烧伤:烧伤总面积>50%或三度烧伤>20%;或已有严重并发症。

4. 临床分期　小面积烧伤的全身反应多不明显,主要是局部表现。大面积深度烧伤局部和全身反应均很严重,其临床经过可分为3个阶段。

(1)急性体液渗出期(休克期):大面积烧伤后1~2h,由于剧烈疼痛和恐惧,常引起神经源性休克;接着大量血浆样液体从创面血管内渗出,形成水疱,或聚集在组织间隙。体液渗出多自烧伤后2~3h开始,伤后6~8h渗出速度最快,36~48h渗出量达高峰,导致有效循环血量急剧下降,继而可发生低血容量性休克。因此,烧伤面积越大,体液丢失越多,则休克出现得越早病情越严重。

(2)感染期:48h后,烧伤创面开始重吸收,感染就成为主要矛盾,直至创面愈合。伤后3~5d,由于皮肤的屏障功能被破坏使细菌入侵,创面渗液及坏死组织又是细菌的良好培养基,而严重烧伤导致机体抵抗力下降,因此形成急性感染的高峰;至伤后2~3周,由于组织烧伤严重,创面经历凝固性坏死、广泛地组织溶解,会导致全身感染又进入一个高峰期,引起全身中毒反应的发生。表现为寒战、高热,体温突然异常甚至超过40℃或<36℃,呼吸浅促或呼吸困难、脉搏快弱、食欲明显减退,严重时病人出现精神症状如烦躁、谵妄、幻觉、淡漠等,创面坏死、退缩、萎陷,脓多腥臭。严重的烧伤引起的全身感染是烧伤病人死亡的主要原因。

(3)修复期:伤后5~8d起至创面愈合,随着炎症反应的发生,组织修复也以开始。浅度烧伤能自行愈合;深二度创面靠残存的上皮岛融合修复;三度烧伤创面依靠皮肤移植修复。

大面积烧伤病人伤后1~2h易发生神经性休克,48h内最易发生低血容量性休克,72h后最易发生感染性休克。

(四)心理-社会状况

了解病人对伤情的认识程度,了解病人及家属对治疗和康复知识的掌握程度,有无不良的心理状态,因严重烧伤病人起病急、病情危重、并发症较多,以及伤后毁容、残肢等影响,易使病人及家属产生焦虑、恐惧心理。

【护理问题】

1. 体液不足　与烧伤体液丢失、循环血容量不足有关。

2. 皮肤完整性受损　与创面烧伤,皮肤失去屏障作用有关。

3. 有感染的危险　与皮肤组织破损,创面污染有关。

4. 疼痛　与烧伤创面、组织感染有关。

5. 营养失调:低于机体需要量　与机体能量消耗增加,摄入不足有关。

6. 自我形象紊乱　与烧伤毁容、肢体功能受损有关。

7. 潜在并发症　休克、窒息、全身继发感染、急性肾衰竭、瘢痕和畸形等。

【治疗原则】

1. 现场急救　烧伤病人在现场如能得到及时救治,适时转运,能有效减轻损伤程度,为进一步治疗创造有利条件。急救原则包括以下几点。

(1)迅速脱离致热源:尽快将伤员从火灾现场抢救出来。对于火焰烧伤者应尽快灭火,脱去燃烧衣物,就地翻滚或跳入水池来熄灭火焰,忌奔跑呼叫,以免风助火势,烧伤头面部及呼吸道;然后,立即用冷水浸泡伤肢或冷湿敷烧伤处,以减轻疼痛和防止热力继续深入。如为烫伤,衣服被开水浸透时,可用剪刀剪开或撕开脱去,切勿强行拉扯,以免剥脱烫伤的皮肤。

(2)保持呼吸道通畅:迅速处理危及伤者生命的窒息,火焰烧伤常伴有呼吸道的损伤,应特别注意,要及时切开气管(勿等待呼吸困难表现明显),吸氧。已昏迷的烧伤病人也要注意呼吸道通畅。有呼吸道烧伤者途中可能发生窒息,须在转送前做气管切开。

(3)保护创面:现场创面处理只求不再污染、不再损伤,衣裤不可强行脱去,可用剪刀剪开,用清洁的布单、衣服等覆盖或简易包扎,避免弄破水疱,转送医院处理。创面忌用有碍观察或处理的有色物质如酱油、甲紫、动物油等涂抹,以免增加病情判断的困难。

(4)预防休克:可口服烧伤饮料或淡盐水,有条件者及早输液。有大出血、骨折者做相应处理。

(5)镇痛:对于剧烈疼痛、情绪激动、烦躁不安病人,应适当肌内注射地西泮 10mg、哌替啶 50mg 等镇静镇痛;但若有颅脑损伤、呼吸道烧伤和小儿病人忌用吗啡制剂,以免造成呼吸功能抑制。

(6)转送:大面积烧伤病人必须建立静脉输液通道,及时将其转送至有治疗条件的医疗机构治疗,把握好转送时机,已发生休克者应先纠正休克再转送,并派有经验医务人员护送。

2. 治疗要点　妥善处理烧伤创面,预防和清除外源性污染,促进创面愈合;对于中度以上的烧伤,应积极防治低血容量性休克,预防局部和全身性感染的发生;防治器官并发症的发生。

【护理措施】

(一)休克期护理

大面积深度烧伤由于创面渗出可引起低血容量性休克,液体疗法是抗休克的重要措施。必须及时、足量、快速地通过静脉补充液体,使病人平稳地度过休克期。

1. 补液量计算　我国常用的烧伤补液方案是:烧伤补液量=烧伤失液量+每日基础水分。烧伤失液量第 1 个 24h 病人每千克体重每 1% 烧伤面积应补液:成人 1.5ml、儿童 1.8ml、婴幼儿 2.0ml。其补液公式为:

烧伤补液量(ml)= 烧伤面积×体重×1.5(儿童 1.8,婴幼儿 2.0)+基础水分(成年人为 2000ml,儿童 70~100ml/kg,婴幼儿 100~150ml/kg)。

2. 液体种类及分配　晶体液与胶体液的比例一般为 2:1,特重度烧伤为 1:1。晶体液首选平衡盐溶液,其次为等渗盐水;胶体液首选血浆,也可用血浆代用品或全血,三度烧伤多选用新鲜血。

由于烧伤后第 1 个 8h 渗出最快,故当日补液总量的 1/2 要在第 1 个 8h 输完,其余量在第 2 个、第 3 个 8h 输入;第 2 个 24h 的补液量,晶体液和胶体液是第一日的 1/2,基础水分不变。第 3 日因创面渗液回吸收,静脉补液量减少或口服补液。

3. 观察指标

(1)尿量:肾功能正常者,尿量是判断血容量是否充足的简便而可靠的指标,所以大面积烧伤病人应常规留置导尿管进行观察。成人尿量每小时应大于 30ml,有血红蛋白尿时应大于 50ml,但儿童、老年人及心血管疾病病人,输液应适当限量。

(2)其他指标:病人安静、外周静脉充盈良好、肢端温暖、成人脉搏在 120/min(小儿在 140/min)以下、心音强而有力、收缩压在 90mmHg 以上、中心静脉压在正常范围,说明补液计划正确,血容量基本恢复正常。

(二)创面护理

预防和处理局部感染,是烧伤病人治疗成败的关键。

1. 早期清创护理

(1)小面积烧伤:在临床最常见,主要为局部处理。烧伤后立即用冷水冲洗或浸泡,可减轻组织损伤。一度烧伤伤后在创面涂以京万红软膏、烧伤软膏等,保持创面清洁;浅二度烧伤水疱未破者,可用无菌注射针头作多处刺破以利引流,使表皮紧贴创面覆盖,以保护创面避免污染。水疱已破并有移位者应剪除表皮,涂以烧伤软膏,用无菌敷料覆盖,应用抗生素及酌情使用镇痛药,常规使用破伤风抗毒素。

(2)大面积烧伤:应于休克控制后麻醉下清创。步骤如下:①在良好的镇痛及无菌条件下,先剃净创面周围毛发,剪短指(趾)甲,用大量无菌盐水或肥皂水清洗正常皮肤,去除油污。②清创顺序一般按头部、四肢、胸腹部、背部和会阴部顺序进行,可用碘伏或 1:1000 苯扎溴铵溶液消毒皮肤和创面。③对浅二度水疱,小的不予处理,大的可在其低位剪开引流。如已破损、污染者应剪除,以防感染。④深二度水疱感染机会大,应全部剪除;三度焦痂上面的坏死组织亦应剪除,然后根据情况,采用包扎或暴露疗法。⑤清创时必须注意,大创面上残留的小片正常皮肤或皮岛一定注意保护,不要清除,对大面积烧伤病人来说,这是修复期皮肤再生的重要来源。

2. 包扎疗法护理 适用于四肢、躯干和小面积烧伤的门诊病人。其具有保护创面、减少污染、吸收渗液、减轻水肿,对病室环境要求较低等优点;缺点是在炎热季节病人不易耐受,消耗大量敷料,病人更换敷料时比较痛苦。具体方法如下:先用一层凡士林纱布或几层药液纱布覆盖创面作为内敷料,再加 2~3cm 干纱布或棉垫作为外敷料,敷料面应超过伤缘 5cm,然后以绷带从伤肢远端开始,向上适当加压包扎(勿过紧)。烧伤的手指必须分开包扎,关节置于功能位,肢体应抬高,注意观察肢体末端血液循环状况。随后,密切观察病人体温、白细胞变化,以及创面情况,有无疼痛加剧、有无臭味、有无敷料浸透等,以决定是否需要换药。

3. 暴露疗法护理 将创面暴露于温暖而干燥的环境中,适用特殊部位(如头面部、颈部、会阴部烧伤)及特殊感染(如绿脓杆菌、真菌)的创面。优点是便于创面观察,保持创面干燥,降低致病菌生长、繁殖,对深度烧伤能够抑制焦痂液化与糜烂;缺点是要求病房消毒隔离,寒冷季节尤其需要保暖,不利于转院。浅二度烧伤外涂中药烧伤药物,深二度和三度烧伤创面可涂磺胺嘧啶银等药物,保持创面干燥。也可采用半暴露疗法,即应用单层的抗生素药液纱布或凡士林纱布敷于创面,使其自然干燥。采用暴露疗法时要注意病室消毒隔离,室内保暖(28~

30℃)及保湿,严格无菌操作,接触病人创面的被服均需灭菌,严防交叉感染。创面切忌受压过久,定期更换体位及翻身。

翻身床是烧伤病房治疗大面积烧伤的重要设备,使用前应认真检查各部件是否牢靠,备齐所需物品,向病人说明使用翻身床的意义和方法,由两人共同协作完成。使用翻身床可使烧伤创面充分暴露,避免长时间受压发生压疮,减轻病人翻身带来的痛苦。病人可在翻身床上进食、大小便以及进行手术,但病情危重、休克、呼吸道烧伤、心力衰竭、昏迷者忌用。

4. **浸润疗法的护理**　适用于大面积烧伤后期残余创面以及部分感染创面,有全身浸润和局部浸润两种。可以清洁创面,促进坏死组织及焦痂的分离,有利于肉芽组织的生长,便于肢体的功能锻炼。具体方法是用温水加精盐配制,以高锰酸钾或苯扎溴铵消毒,水温 38℃左右,时间约为 30min,使病人感觉舒适为宜,浸润同时可进行创面处理,浴后保温。

5. **焦痂的护理**　深二度和三度烧伤创面有一层坚硬的凝固坏死组织,类似皮革称为焦痂。早期可暂时保护创面,减少细菌侵入和创面渗出,但溶解脱落前,容易并发痂下感染。因此,焦痂宜暴露,每 4 小时涂碘酊或碘伏 1 次,保持干燥,不受压。根据病情应早期采取手术切痂、削痂和植皮,做好植皮手术前后的护理工作。

6. **感染创面的护理**　及时清除脓液及坏死组织,根据局部感染特征或细菌培养和药物敏感试验选择外用药物,或采用湿敷、半暴露、浸润疗法清洁创面,待感染基本控制,肉芽组织生长良好,及时植皮使创面愈合。

> **重点提示**
>
> 　烧伤病人预防感染的主要措施是早期清创,应用抗生素。

(三)病情观察及生活护理

(1)密切观察病情变化:密切观察病人意识、生命体征的变化,同时注意创面的局部情况,若创面水肿、渗出较多、肉芽组织颜色变暗、创缘红肿,或上皮停止生长,原来干燥的焦痂变得湿润、糜烂,创面有出血点等均为感染的表现,应及时报告医师。

(2)生活护理:烧伤后病人丢失大量蛋白质,消耗增加,饮食上应加强营养素的摄入,补充高蛋白质、高热量以及多种维生素,提高免疫力;纠正不良的舒适体位,固定肢体于功能位,必要时使用烧伤专用翻身床或气垫床。

(四)烧伤病室管理

烧伤病房应清洁、舒适,具备必要的消毒隔离条件,恒定的温度、湿度,一般情况下病室温度为 28~32℃,相对湿度以 40% 为宜;同时还应具有必要的抢救设施,便于治疗和抢救工作。严重烧伤病人应住单间病房,要有专门的医护人员,严格执行消毒隔离措施,减少交叉感染。

(五)特殊部位烧伤的护理

1. **呼吸道烧伤**　保持呼吸道通畅,必要时气管切开;床旁备急救物品,及时吸氧,密切观察病情,做好气管造口的护理,积极预防肺部感染的发生。

2. **头面部烧伤**　由于头面部血管和神经丰富,且组织疏松,故烧伤后水肿渗出明显,易合并眼、耳、鼻及上呼吸道等部位烧伤,表现为面部肿胀变形、眼睑外翻、呼吸困难等,多采用暴露疗法。病人除休克外应取半卧位,做好五官护理,及时用棉签拭去眼、鼻、耳分泌物,保持清洁,双眼应用抗生素眼药水或眼药膏,避免角膜干燥发生溃疡;耳郭保持干燥,避免受压;注意口腔护理,应定时用生理盐水棉球湿润口腔黏膜,防止口腔溃疡及感染发生。

3. 会阴部烧伤 应将大腿外展,使创面充分暴露,保持局部清洁干燥,避免大小便污染,每次便后清洗肛门、会阴部,创面附近用0.1%苯扎溴铵消毒,每晚会阴部清洁一次。

(六)心理护理

根据病人不同的心理状态,采取相应的措施。对于害怕疼痛或疼痛性反应,恐惧、压抑反应者,应鼓励病人表达情感,帮助寻找消除恐惧及悲伤情绪的方法,增强其自信心;对于伤残或容貌受损者,应以真诚的态度加强与病人的沟通交流,使其精神放松,不断提高自理能力,早日回归社会。

【健康教育】

普及烧伤的预防和急救知识。指导病人注意创面愈合后的保护,保持清洁,避免应用刺激性大的肥皂或接触过热的水,可用润滑剂局部涂搽。与病人及家属共同制订康复计划,指导病人进行正确的功能锻炼,争取最大限度的恢复躯体、肢体功能。鼓励病人参与社会活动,促进身心健康发展。

第四节 伤口护理

损伤后的伤口通常根据细菌污染的程度分为3类。①清洁伤口:指未被细菌污染的伤口,一般指无菌手术切口(如甲状腺切除术、腹股沟疝修补手术等),缝合后可一期愈合。②污染伤口:指伤口有细菌污染,而尚未发展成感染。一般指创伤后6~8h的伤口,可采用清创术进行处理。③感染伤口:指伤口污染严重、细菌毒力强,或是已经感染甚至化脓的伤口,一般指创伤以后6~8h的伤口,则需换药进行处理。

伤口愈合分期。①一期愈合:伤口边缘整齐,缺损少,两侧创缘对合严密,无感染发生,称一期愈合。如无菌手术切口或经清创缝合伤口的愈合。②二期愈合:伤口大、组织缺损多、创缘不整或分离较远、污染严重或感染的伤口,必须由大量的肉芽组织生长填充后,新生上皮才能覆盖创面,愈合所需时间长,留有明显瘢痕,称二期愈合,如脓肿切开引流的脓腔愈合。

一、清 创 术

清创术又称扩创术,是处理开放性损伤的一种基本方法。通过清创,可以使污染伤口转变为清洁伤口,将开放性创伤转变为闭合性创伤,预防伤口感染的发生,使之一期愈合。

(一)清创目的

将污染的伤口,经过清洗、消毒、清理伤口内异物、去除失活组织、仔细严密止血等措施,使之变为清洁伤口,以利于组织修复,从而促进伤口愈合。

(二)清创时机

清创手术时间越早,伤口愈合效果越好,清创术应尽可能争取在伤后6~8h实行,因为在此时间内细菌仅停留在伤口表面,尚未大量生长繁殖或侵入深部组织,这时是施行清创术的最佳时机。但时间并非绝对指标,还需考虑其他因素影响,如伤口组织破坏及污染的严重程度、局部血液灌流情况、全身状况、环境温度、湿度等。如伤口污染轻,清创时限可延长至伤后12h。头部血液供应丰富,抗感染及愈合能力强,如伤口无明显污染,即使伤后的2~3d也可进行清创缝合。而对关节腔、血管、神经及内脏等重要组织,如无明显感染,时间虽长,原则上也应清创缝合。污染十分严重、环境温度高、受伤部位血液循环差,即使伤后 4~6h 进行清创也可能发生感染。

(三)清创手术前的护理

1. 充分掌握病人病情,若有休克,通常待休克控制,全身情况稳定后再清创;若有大出血,须在快速扩容的同时,进行紧急清创止血。

2. 了解伤情,判断伤口局部有无重要血管、神经、肌腱和骨骼损伤。

3. 若有活动性大出血者应先紧急止血。

4. 必要的实验室检查和其他方面检查。

5. 早期应用有效广谱抗生素,对未做破伤风预防注射者,给予肌内注射破伤风抗毒素 1500U。

(四)操作步骤

根据病人的伤情、损伤部位、伤口大小和形状,选用适当的麻醉及体位,使病人舒适,且易于暴露伤口以及伤口冲洗。具体方法依创伤部位、程度可有不同,但均包括以下主要步骤(图 9-2)。

1. 麻醉　根据损伤程度和部位选择合适的麻醉方式。

2. 清洗去污　无菌敷料覆盖伤口,剃除伤口周围毛发。若有油垢可用汽油或乙醚擦除。用软毛刷或卵圆钳夹取纱布块,蘸取肥皂水刷洗周围皮肤,再以无菌生理盐水冲洗干净。

3. 检查伤口　除去伤口敷料,暴露伤口,检查创腔。

4. 冲洗　用无菌纱布拭干伤口及周围皮肤。揭除伤口纱布,用大量生理盐水冲洗伤口,可按生理盐水→过氧化氢→生理盐水顺序,连续冲洗 3 遍,冲走异物、血凝块和离散的坏死组织等。对不能冲掉的浅层异物,可用无齿镊夹出。

5. 消毒铺巾　更换无菌手套,用碘伏依次由内向外消毒伤口周围皮肤,注意不要使消毒液流入伤口内。消毒后铺无菌巾。

6. 伤口清创　仔细检查伤口,去除血凝块及异物,切(剪)除失活或游离的组织,结扎活动性出血点,术中注意严格止血,随时用无菌生理盐水冲洗伤口。为了方便伤口深部的处理,可适当扩大伤口并逐层切开组织,充分显露创腔底部。伤口清创直至出现比较清洁和血液循环较好的组织为止。修剪创口边缘皮肤,一般将创缘皮肤切除 2~3mm。对颜面部、手指、关节附近的组织,不宜切除过多,以免影响缝合和术后功能恢复。尽可能保留和修复重要的血管、神经和肌腱,较大游离骨片清洗后仍应放置原位。清创完毕,再次用生理盐水冲洗伤口。通过清理的伤口应颜色鲜红,与手术切口几乎无异。

7. 缝合伤口　重新消毒铺巾,更换手术单、器械及术者手套。按组织层次依次缝合伤口,注意不要残留死腔,避免术后腔内积血发生感染。根据清创后的伤口情况,可在伤口低位或另戳口留置适当引流物,如胶皮膜引流条或乳胶引流管等。如伤口沾染严重而清创后仍有可能感染者,伤口只宜部分缝合,只缝合深层组织,并置乳胶片引流,观察 2~4d,无感染征象再缝合皮下组织和皮肤(延期缝合)。

8. 包扎伤口　伤口加盖无菌敷料后,用胶布按与伤口轴线相垂直的方向粘贴,应注意松紧适度和妥善固定引流物。

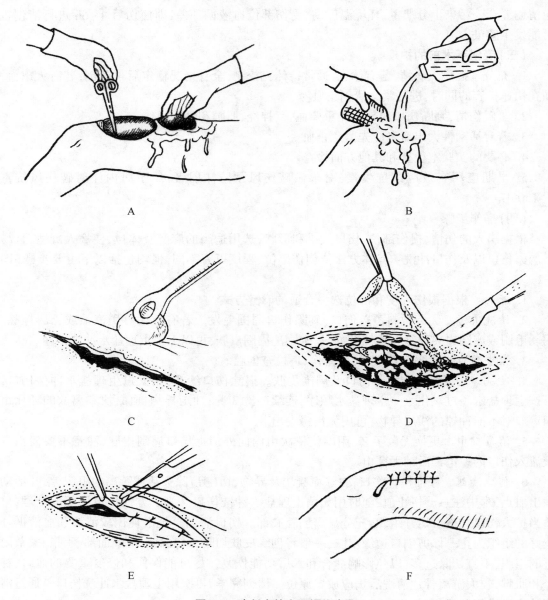

图9-2 清创术的主要操作步骤

A. 清洗伤口周围皮肤；B. 生理盐水反复冲洗伤口；C. 伤口周围皮肤消毒；D. 清除失活组织；E. 依次缝合各层组织；F. 放置引流条

(五)手术后护理

1. **伤口护理** 保持敷料清洁,及时换药,患肢适当制动和抬高,以利于静脉血回流,减轻水肿,促进伤口愈合。

2. **病情观察** 密切观察伤口渗液及引流情况,记录引流液的颜色、性状和量,引流物应在术后24~48h及时拔出;如发现感染,应立即拆除缝线,敞开伤口换药,以利于引流。对大面积软组织损伤、骨折和血管修复,尤其要注意观察患肢末梢血供情况。

3. 预防感染　根据病情继续给予抗生素应用预防感染,并术前未注射过破伤风抗毒素者,应补充注射破伤风抗毒素 1500~3000U。

4. 营养支持　加强营养,给予高蛋白质、高热量、高维生素饮食,维持体液平衡,促进伤口愈合。

5. 功能锻炼　鼓励并协助病人在病情允许情况下尽量进行早期活动,加强肢体功能锻炼,促进功能恢复。

6. 其他　密切观察全身状况,预防及治疗并发症。

(六)注意事项

1. 开放性损伤发生后清创应尽早施行,实施越早伤口愈合越好。

2. 严格执行无菌操作规程,认真进行清洗和消毒。

3. 除大出血外,一般不应在缚止血带情况下清创,应彻底止血,以免术后形成伤口血肿。

二、换　药

换药又称更换敷料,是指对创伤、手术后和其他伤口进行敷料的更换,促使伤口愈合和防止并发症的一种方法,也是处理感染伤口的基本措施。其目的是了解伤口情况,引流伤口分泌物,除去坏死组织,控制感染,促进肉芽组织生长,防止附加损伤和污染,保护伤口,使伤口尽快愈合。

(一)换药室设备及物品

换药室的器械、物品配备应全面、完善,并便于取拿和使用。

1. 基本设备　包括换药台或换药车、换药床、药品敷料柜、吸引器、立式灯、污物桶、吸氧及抢救设备等。

2. 常用器械　大弯盘、小弯盘、方盘、换药碗、持物钳、有齿和无齿镊、大小直钳和弯钳、组织剪和拆线剪、探针、刮匙、一次性注射器等。

3. 换药用品　各种无菌敷料、纱垫、棉球、棉签、乳胶手套、各类绷带、胶布等。

4. 药品类　麻醉药品及换药常用药物,见表 9-3。

表 9-3　换药适应证及常用药品

适应证	常用药品及溶液
皮肤消毒	0.5%碘伏(PVP)、75%乙醇、2.5%碘酊
一般创面	生理盐水、凡士林纱布
脓腔及创面冲洗	生理盐水、3%过氧化氢、0.1%氯己定(洗必泰)
水肿肉芽	3%~5%氯化钠、30%硫酸镁
铜绿假单胞菌感染	1%苯氧乙醇、0.5%乙酸、1%~2%磺胺嘧啶银
厌氧菌感染	3%过氧化氢、0.05%高锰酸钾、优琐儿
慢性溃疡	碘仿、20%鞣酸
真菌感染	碘甘油、克霉唑
局部炎症早期	10%~20%鱼石脂软膏、镇痛消炎膏

(二)换药室管理

换药室应设在病房一端,宽敞明亮,有完善的卫生消毒设施,严格执行消毒及无菌操作规章制度,清洁区与污染区严格分开,防止发生医院内交叉感染。由专人负责管理,保持环境清洁,每日通风,紫外线消毒,并定期进行药物熏蒸消毒及细菌培养。药品、器械供应齐全,保证无菌效果,标明有效期。

(三)换药原则

1. 必须遵守无菌操作原则,防止医院内交叉感染的发生。

2. 换药顺序:首先换清洁伤口,再换污染伤口,最后换感染伤口,特异性感染伤口应由专人负责换药。

3. 换药时间:根据伤口情况和分泌物多少而定。清洁伤口一般在缝合后每3天换药1次,若伤口清洁,可延长至伤口拆线时再度换药;如果伤口分泌物少,可以每1~2天换药1次;如果伤口脓液较多,气味较大,就应每天换药1~2次。如敷料脱落、污染、被渗液渗透等应及时换药。

(四)换药步骤

1. 换药前的准备　换药原则上应在换药室进行,对于行动不便的病人,可安排在病房进行,但应于晨间护理半小时后进行。

(1)换药者准备:了解换药目的,按无菌操作原则穿戴衣帽;特殊换药时要穿隔离衣,戴帽子、口罩,清洗双手,戴无菌手套。

(2)病人准备:首先向病人做好解释工作,取得配合,协助病人采取适当体位,显露创面,便于操作。

(3)物品准备:提前了解所需换药伤口的种类,以准备所需物品。一般换药需准备无菌治疗碗(盘)、镊子、剪刀、消毒棉球、凡士林纱条、敷料、绷带、棉签、胶布等。

2. 操作步骤

(1)揭除伤口污染敷料:用手揭除外层敷料,内面用无菌镊子去除,揭除方向与伤口长轴平行,污染敷料置于污物碗内。最内层的敷料,如果干燥并与创面粘贴紧密,可用生理盐水棉球浸湿软化,使敷料与创面分离,防止损伤新生的肉芽组织和上皮组织。如有少量渗血,用无菌棉球压迫片刻。

(2)观察处理伤口,更换引流物:用双手各执一把无菌镊子,一把镊子接触伤口,另一把镊子夹取无菌消毒棉球及敷料,两把镊子注意不可混用,操作中两者不能接触。伤口周围皮肤用碘伏棉球消毒,如为清洁伤口以切口为中心由内向外擦拭两遍,再用生理盐水棉球轻蘸创面分泌物,检查伤口有无感染发生,如有引流条及时更换。然后依据伤口情况,采取不同的处理方法。

(3)覆盖无菌敷料并固定:应用无菌纱布敷盖伤口,分泌物多时可加棉垫,用胶布固定。胶布的粘贴应以适当的宽度、长度,方向与肢体或躯体的长轴垂直,根据情况使用绷带或胸、腹带包扎。

3. 不同伤口的处理

(1)脓肿伤口的处理:先以碘伏或乙醇棉球由外向内擦拭消毒伤口周围皮肤,再以生理盐水棉球,吸去创口内的分泌物及脓液。伤口较深时用镊子、止血钳夹住棉球或敷料,伸入脓腔,清除脓液。伤口较深且脓液多时,可用生理盐水或优琐溶液冲洗伤口,清除坏死组织。目前也有使用0.1%碘伏溶液冲洗脓腔,对组织刺激性小,杀菌力强。还可根据伤口情况和药敏试验,酌情使用抗生素液反复冲洗伤口,直至伤口清洁,再放置引流物,保持引流通畅。

（2）肉芽组织创面的处理：健康的肉芽组织颜色鲜红，质地坚实，呈颗粒状，分布均匀，分泌物少，触之易出血，处理时先用生理盐水棉球轻蘸除去分泌物，外敷凡士林纱布即可；若肉芽组织生长过快，高出伤口边缘，影响周围上皮生长，可用剪刀去除或用硝酸银烧灼多余肉芽组织，再用生理盐水湿敷；肉芽组织水肿者，表现为创面淡红、质地松软、表面光滑、触之不出血，应用无菌 3%~5% 高渗盐水湿敷消肿；若创面脓性分泌物较多，换药时清洗伤口，可用呋喃西林等药液纱条湿敷，引流脓液，促进肉芽组织生长，炎症吸收。

（3）缝合伤口的处理：如无感染，可常规消毒，按期拆线，更换敷料。伤口的拆线时间依伤口的部位、局部血液供应、病人的年龄和营养状况所决定。一般情况下头、面和颈部手术 3~5d 拆线；胸部、背部和上腹部手术 7~10d 拆线；下腹部和会阴部手术 5~7d 拆线；四肢手术 10~12d 拆线；近关节处伤口及减张缝合伤口 14d 拆线。年老、体弱以及营养不良者，应适当延期拆线或间断拆线。

拆线方法：碘伏消毒，用无齿镊子提起线结，使埋入皮肤内的缝线露出少许，以剪刀尖靠近皮肤剪断缝线，向伤口方向将缝线抽出，不可反方向提拉，防止切口裂开，再用乙醇棉球消毒切口，覆盖无菌纱布，胶布固定。

拆线后切口记录方法：无菌切口记录为"Ⅰ"类切口，如疝气修补术、甲状腺瘤切除术；可能污染切口记录为"Ⅱ"类切口，如胃大部切除术、肠部分切除术；污染切口记录为"Ⅲ"类切口，如化脓性阑尾炎切除术、胃穿孔修补术等。

切口愈合分为三级：①甲级愈合，用"甲"表示。是指切口愈合良好，无不良反应的一期愈合。②乙级愈合，用"乙"表示。是指切口处有炎性红肿、硬结、血肿、积液等，但以后被吸收，未形成脓肿。③丙级愈合，用"丙"表示。是指伤口已化脓，需开放引流和换药后才能愈合的伤口。

按照上述切口分类和愈合分级的方法拆线后应及时观察记录伤口的情况。如疝修补术后切口愈合良好，则记录为"Ⅰ/甲"；胃大部切除术后切口出现红肿、硬结，但随后被吸收愈合，没有出现化脓情况，则记录为"Ⅱ/乙"，余类推。

重点提示

肉芽组织水肿的创面应用高渗盐水湿敷，坏死组织多的伤口应用优琐溶液冲洗，厌氧环境伤口应用过氧化氢冲洗。

4. **换药后护理**　换药完毕，帮助病人取舒适安全卧位，穿好衣服，整理床单，盖好被子。更换下来的各种敷料集中于弯盘，倒入污物桶，不得随处扔弃，防止发生医院内感染。及时清洗换药所用的物品，灭菌消毒，特殊感染换下的敷料应集中焚烧，器械应做特殊灭菌处理。每次换药完毕后要随时进行整理，并做好换药的记录。注意观察伤口的敷料有无松脱，若为肢体伤口应观察肢端血液循环状况。

讨论与思考

1. 创伤现场的急救原则有哪些？
2. 开放性损伤的伤情是否都比闭合性损伤重？为什么？

3. 简述烧伤的现场急救原则。

4. 比较包扎疗法与暴露疗法各有何优缺点,应如何进行护理?

5. 作为一名烧伤科护士你准备如何做好烧伤病房的管理?

6. 简述你为一名阑尾炎术后感染伤口的病人进行换药时的步骤。

(王 萌)

第 **10** 章

肿瘤病人的护理

学习要点

1. 肿瘤的概念及分类、主要临床表现及分期。
2. 肿瘤病人的护理评估及常见护理问题。
3. 肿瘤病人放疗和化疗的护理、手术治疗的护理。
4. 肿瘤病人的健康指导。

➕ **案例分析**

病人，女性，16岁，经临床诊断确诊为急性淋巴细胞瘤，进行放射疗法。

请分析：病人可能出现哪些放疗的不良反应？应该如何进行护理？

肿瘤是机体正常细胞在不同致瘤因素的长期作用下发生异常分化与过度增殖所形成的新生物。新生物一旦形成，其生长不受机体生理调控，致瘤因素停止后仍能继续生长。目前肿瘤已经成为威胁人类健康的常见疾病。

根据肿瘤对人体的影响，可分为良性、恶性与临界性肿瘤。①良性肿瘤：一般称之为"瘤"。良性肿瘤呈膨胀性生长，生长速度缓慢，有包膜或边界清楚，无浸润和转移能力，对机体危害小。②恶性肿瘤：来源于上皮组织者称为"癌"，来源于间叶组织者称为"肉瘤"，胚胎性肿瘤常称为"母细胞瘤"。恶性肿瘤呈浸润性生长，生长速度快，无包膜，边界不清楚，具有浸润和转移能力，对机体危害大，病人常因复发、转移而死亡。③临界性肿瘤：组织学和生物学行为介于良性和恶性之间的肿瘤。

【护理评估】

（一）病因

恶性肿瘤的病因目前尚不明确，但长期的流行病学调查及实验室和临床研究发现，肿瘤的发生是由多种外源性的致癌因素和内源性的促癌因素长期共同作用的结果。

1. 外源性致癌因素

（1）环境因素：主要包括化学、物理及生物因素。①化学因素：如烷化剂有机农药、硫芥等，其生物学作用类似X线，可致肺癌及造血器官肿瘤等；多环芳香烃类化合物，如煤烟垢、煤焦油、沥青等,与该类物质经常接触的工人易患皮肤癌与肺癌;亚硝胺类,如腌制、熏烤食物,与食管癌、胃癌和肝癌的发生有关。②物理因素:如电离辐射、X线防护不当所致的皮肤癌、白血病等,一度成为放射工作者的职业病;紫外线,可引起皮肤癌,尤对易感性个体(着色性干皮病病人)作用明显。③生物因素:主要为病毒。致癌病毒可分为 DNA 肿瘤病毒与 RNA 肿瘤病毒两大类。前者如 EB 病毒与鼻咽癌相关,单纯疱疹病毒反复感染与宫颈癌有关,乙型肝炎病毒与肝癌有关,C 型 RNA 病毒则与白血病、霍奇金病有关。此外,某些细菌和寄生虫也与肿瘤有关,如幽门螺杆菌感染与胃癌的发生有关;埃及血吸虫可致膀胱癌,华支睾吸虫与肝癌有关,日本血吸虫病可引起大肠癌。

(2)不良生活方式:如经常进食霉变、腌制、烟熏、油炸食品,以及高脂肪、低纤维、低维生素等饮食与某些肿瘤的发生有关;另外长期大量饮酒可引起肝癌,同时现已证明吸烟不但可以引起肺癌,还可以诱发其他部位的癌肿。

(3)慢性炎症与癌前期病变:实践证明经久不愈的窦道和溃疡可因长期局部刺激而发生癌变。如长期的胃溃疡可发展为胃癌。

2. 内源性促癌因素

(1)遗传因素:遗传与人类肿瘤的关系虽无直接证据,但肿瘤有遗传倾向性,即遗传易感性,如结肠息肉病、乳腺癌、胃癌等。相当数量的食管癌、肝癌、鼻咽癌病人也有家族史。

(2)内分泌因素:与肿瘤发生有关的激素,较明确的有雌激素和催乳素与乳腺癌有关;雌激素与子宫内膜癌有关等。生长激素可以促进癌的发展。

(3)免疫因素:先天或后天免疫缺陷者易发生恶性肿瘤,如丙种球蛋白缺乏症病人易患白血病和淋巴造血系统肿瘤,获得性免疫缺陷综合征病人易患恶性肿瘤,肾移植后长期使用免疫抑制药者肿瘤发生率较高。

(4)心理-社会因素:一个人的性格、情绪、环境变化等可以影响内分泌、免疫功能,从而容易诱发肿瘤。如长期的压抑或者精神压力过大,经历过重大的精神刺激或者剧烈情绪波动者易患恶性肿瘤。

(二)病理

细胞学上良性肿瘤近似正常细胞;恶性肿瘤细胞分化程度低,呈不典型增生。

1. 恶性肿瘤的发生发展过程　①癌前期:上皮增生明显,伴有不典型增生;②原位癌:仅限于上皮层内,未突破基膜;③浸润癌:突破基膜并向周围组织浸润和发展,破坏周围的正常组织结构。

2. 肿瘤细胞的分化　根据细胞的分化程度分为高分化、中分化和低分化(或未分化)3类。高分化恶性程度低,低分化恶性程度高,中分化介于两者之间。

3. 恶性肿瘤的转移途径　可通过直接浸润、淋巴转移、血行转移和种植转移4种方式和途径进行广泛的传播和侵害,对生命造成极大威胁。

(三)身体状况

在询问病史基础上,有目的、有重点地进行体格检查。

1. 局部表现

(1)肿块:是肿瘤病人的常见症状,是体表或浅在肿瘤的第一症状。应注意其部位、大小、形状、边界、质地、活动度及有无疼痛等。

(2)疼痛:早期一般无疼痛或仅有隐痛。良性肿瘤发展到一定阶段,则疼痛明显,常难以忍受;恶性肿瘤发展到中晚期时常会出现疼痛,由于肿瘤的快速生长、破溃、感染等使神经末梢或神经干受到刺激、牵拉或压迫,可出现持续性隐痛、刀割样疼痛、放射性剧痛等。空腔脏器肿瘤引起梗阻时,可出现阵发性绞痛。

(3)溃疡:恶性肿瘤生长过快,血供不足而继发坏死,可形成溃疡。恶性者可呈菜花状,边缘隆起,基底高低不平,分泌物有恶臭,易伴发感染和出血。

(4)出血:体表与体腔的肿瘤,若发生溃破、血管破裂可导致出血。肺部肿瘤可并发咯血,上消化道出肿瘤表现为呕血或黑粪,泌尿系肿瘤出现血尿等。

(5)梗阻:肿瘤达到一定体积可阻塞或压迫空腔脏器,引起梗阻症状。如食管癌出现吞咽困难;胰头癌、胆管癌合并黄疸;结、直肠癌引起肠梗阻等。

(6)转移症状:肿瘤细胞经淋巴转移可出现区域淋巴结肿大;血行转移可出现相应的症状,如转移至骨出现病理性骨折,肝转移可出现黄疸、肝区疼痛等。

重点提示

恶性肿瘤主要的局部症状是肿块、疼痛、溃疡和出血。

2. 全身表现　早期常无全身症状。恶性肿瘤中、晚期则出现体重减轻、乏力、消瘦、贫血、水肿和恶病质等表现。

3. 病情分期

(1)早中晚分期法:临床上将恶性肿瘤分为早、中、晚三期。早期瘤体较小,局限于原发部位,无转移;中期瘤体增大,向邻近组织和器官侵犯,区域淋巴结转移,常出现不同程度的症状和体征;晚期瘤体明显增大,广泛浸润至邻近组织器官,有区域淋巴结转移或远处转移,症状及体征严重,全身情况差,有恶病质表现。

(2)TNM 分期法:目前已普遍采用国际抗癌协会制定的 TNM 分法。T 代表原发肿瘤,分 T0、T1、T2、T3、T4;N 代表区域淋巴结,分 N0、N1、N2、N3;M 代表远处转移,分 M0、M1。通过对某一肿瘤的检查,确定代码,然后进行 TNM 组合,即可表达某一肿瘤的病期。

(四)辅助检查

1. 实验室检查　包括:①血、尿、粪常规检验;②血清学检查,如肝癌及骨肉瘤时血中碱性磷酸酶升高;③免疫学检查,如甲胎蛋白(AFP)增高对诊断原发性肝癌有意义;④基因诊断,根据核酸中碱基排列有无特定序列以确定是否有肿瘤的特定基因存在等。

2. 影像学检查　包括 X 线透视、摄片,CT、MRI、放射性核素成像,各种腔道造影、血管造影,B 型超声检查等。可以判断肿瘤的部位、形状、大小和性质。

3. 内镜检查　采用光导纤维内镜如支气管镜、胃镜、结肠镜、膀胱镜、腹腔镜、子宫镜等,可直接观察内脏和腔内肿瘤病变,获取细胞或组织进行病理学检查。

4. 病理学检查　是目前诊断肿瘤的唯一定性方法,包括细胞学检查和组织学检查。

(五)心理-社会状况

肿瘤病人常因各自的文化背景、心理特征、病情性质对疾病的认知程度不同,会产生不同的心理反应。肿瘤病人常出现心理变化如下。

1. 震惊否认期　明确诊断后,病人震惊,表现为不言不语,知觉淡漠,眼神呆滞甚至晕厥。是病人面对疾病应激所产生的保护性心理反应,通过否认来赢得心理反应的时间,但持续时间长易导致延误治疗。

2. 愤怒期 当病人不得不承认自己患癌后,随之表现出恐慌、哭泣、愤怒、悲哀、烦躁、不满的情绪。部分病人为了发泄内心的痛苦而拒绝治疗或迁怒于家人和医护人员,甚至出现冲动性行为,此虽属适应性心理反应,但若长期存在,将导致心理障碍。

3. 磋商期 此时期的病人求生欲最强,会祈求奇迹出现,病人易接受他人的劝慰,有良好的遵医行为。

4. 抑郁期 病人已经确定自己得了癌症,感觉悲观、绝望、无助,感觉人生不公。此阶段病人虽然对周围的人、事、物不再关心,但对自己的病仍很注意。

5. 接受期 有些病人经过激烈的内心挣扎,正确面对现实,心境变得平和,通常不愿多说话。

以上心理变化可同时或反复发生,且不同心理特征者在心理变化分期方面存在很大差异,另外各期的持续时间、出现顺序也不尽相同。因此,护士对病人的心理反应,应随时注意观察,并给予适当的护理。

【护理问题】

1. 焦虑/恐惧 与对癌症的恐惧、对手术的担忧、对肢体或器官的丧失及短期内死亡的绝望心情有关。

2. 疼痛 与癌组织快速增殖造成的病理损害有关。

3. 营养失调:低于机体需要量 与肿瘤造成机体营养消耗、食欲缺乏、消化道梗阻、放疗和化疗所造成的消化道反应、手术前后禁食等因素有关。

4. 有组织完整性受损的危险 与放疗和化疗反应、静脉化疗药物外溢、肿瘤根治术或扩大根治术等造成的皮肤、黏膜溃烂等有关。

5. 潜在并发症 放射性皮炎、急性肾衰竭。

【治疗原则】

多采用局部与整体相结合的综合治疗方法,包括手术、放射线、化学药物、生物治疗及中医药治疗等,在去除或控制原发病灶后进行转移灶的治疗。一般恶性肿瘤早期以手术切除原发病灶为主;中期以手术切除原发病灶或者局部放疗为主,并辅以有效的全身化疗;晚期宜采用综合治疗方案,如手术前中后配合放疗或化疗,辅以全身支持疗法和局部对症处理。

1. 外科手术治疗 是绝大多数肿瘤治疗最重要和首选的方法,许多癌症中以通过手术切除治疗获得治愈或延长生命。外科疗法特别适用于早期癌症患者,对于中晚期患者也有很大的帮助。

(1)良性和临界性肿瘤一般采取肿瘤连同包膜的完整切除,并做病理检查。

(2)恶性肿瘤的手术方式有:①根治术,将肿瘤所在器官的大部或全部,连同周围正常组织及区域淋巴结整块切除,适用于早、中期肿瘤;②扩大根治术,在原根治术范围基础上,适当切除附近器官及区域淋巴结,适用于早、中期肿瘤;③姑息术,以手术治疗解除或减轻症状,提高生存质量,延长生存期,适用于晚期肿瘤。

2. 放射治疗 是用治疗机或核素产生的射线治疗肿瘤的方法。是一种局部治疗方法,主要作用有预防肿瘤复发、根治肿瘤(如鼻咽癌)、与手术相互联合以保留器官(如乳腺癌)、姑息性治疗。

(1)应用方法有两种:外照射(如各种治疗机)与内照射(如组织内插置镭针)。

（2）各种肿瘤对放射线的敏感性不同,可归纳为 3 类:①高度敏感,如淋巴造血系统肿瘤、性腺肿瘤等,适宜放射治疗,效果较好;②中度敏感,如鼻咽癌、宫颈癌、乳癌、肺癌等,放疗可作综合治疗的一部分;③低度敏感,如胃肠道腺癌、软组织及骨肿瘤等,放疗效果不佳。

3. 化学治疗　是指应用化学药物杀灭肿瘤的方法。属于全身性治疗,主要用于播散趋向明显,仅凭手术和放疗等局部治疗不能防止其复发和转移的肿瘤,多种药物联合应用是控制复发、减少毒性反应的可能途径。目前已能单独通过化疗治愈的肿瘤,如绒毛膜上皮癌、睾丸精原细胞癌、急性淋巴细胞白血病等。

4. 生物治疗　是指应用一类生物制品调动患者自身的抗癌能力,通过增强机体固有的抗癌机制来抑制、杀灭癌细胞,从而达到治疗肿瘤的目的的方法,是肿瘤治疗的辅助手段之一。

5. 中医药治疗　其作用包括提高患者的免疫功能、改善机体的新陈代谢、减轻放化疗的毒副反应,是肿瘤治疗的重要辅助手段。应用中医扶正祛邪、化瘀通结、清热解毒、通经活络等原理,以中药补益血气、调理脏腑,配合手术及放、化疗,促进肿瘤病人的康复。

【护理措施】

（一）一般护理

1. 心理护理　帮助病人做到以下几点。

（1）纠正癌症等于死亡的错误观念:正是这种观念造成了病人的情绪反应。在医学发展的今天,不少肿瘤都是可以治愈的,还有更多的可以带病生存,从内心接受这样的一个看法可以减轻肿瘤带给病人的严重的消极的情绪反应。

（2）正面面对癌症:承认癌症,接受医师的建议去专科医院接受规范的治疗,不要错过治疗时间,以期取得好的治疗效果。

（3）做好长期和肿瘤作斗争的思想准备:肿瘤的治疗不是切除了就没有了这么简单,它的病程常常是缓慢的、迁延的,所以要做好长期与肿瘤共同生存的准备。

（4）注意治疗过程中的毒性反应,如恶心、呕吐、脱发等常造成病人的痛苦体验,而颜面、乳腺等特殊部位的肿瘤,由于影响外貌、性特征等可引发特别的心理问题。

（5）参加抗癌俱乐部:参加俱乐部可以互相给予情绪和心理支持,还可以与患者进行"话疗",现身说法地告诉其他病人,即使得了肿瘤,也一样可以决定自己的生活方式和生活质量。

2. 减轻疼痛

（1）多和病人交谈,并帮助病人解决实际困难,分散和转移病人的注意力,鼓励病人参加富有情趣的文化娱乐活动,如看电视,读、讲故事,做气功、健身操及下棋等;给予病人精神上的安慰,使其保持稳定开朗的情绪,使病人紧张的心态得到松弛,疼痛自然减轻。病人只有保持良好的心态,才能积极配合治疗。

（2）根据 WHO 三阶梯癌症疼痛治疗方案选择缓解病人疼痛方式。只有正确遵循该方案的基本原则,才能使癌痛得到控制。镇痛药物的选择应根据疼痛程度由弱到强按顺序提高,应首选非阿片类药物用于轻至中度疼痛;若达不到镇痛效果,在此基础上加弱阿片类药物;若疼痛仍未得到控制,应用强阿片类药物。对特殊适应证的病人如特殊神经或精神症状者,均加辅助药物。三阶梯疗法,关键是按时、准确给药,因此在执行医嘱时,不管病人是否疼痛,都要按时、准确给药,并注意观察用药后的效果及不良反应。

3. 预防感染　①保持病室清洁卫生,加强营养、避免受凉,对体弱者鼓励深呼吸和有效咳嗽、咳痰,协助翻身、拍背,预防呼吸道感染。②放疗和化疗病人,应尽量避免出入公共场所,不接触上呼吸道感染病人;防止皮肤和黏膜损伤,如保持皮肤清洁、剪短指甲、用软毛刷刷牙等。
③当白细胞降低时,应行一般保护性隔离,安置病人于单人病室,限制探视,任何人与病人接触均应戴口罩;当骨髓严重抑制时,需行无菌性保护隔离,安置病人在层流空气过滤的无菌室。
④必要时,遵医嘱正确使用抗生素。

(二)手术护理

1. 营养和饮食的护理　术前应指导病人纠正营养状况,鼓励进食高蛋白质、高热量、高维生素的饮食,多吃鸡蛋、牛奶、蔬菜、水果,必要时输血以纠正贫血,或给予要素饮食或胃肠外营养,以增强病人对手术的耐受性,缩短疗程,并促进病人的恢复。

2. 术前准备　恶性肿瘤细胞间的黏附力较正常细胞小,如检查次数多、挤压,极易从瘤体脱落而进入小静脉,增加扩散的机会。因此,在为病人备皮时,动作宜轻柔,忌用力擦洗。便秘者用大量低压灌肠。

3. 功能锻炼　功能锻炼能提高手术效果,促进机体功能恢复,应使病人理解功能锻炼的意义。术前教会病人锻炼的方法,有利于术后及早开始锻炼。指导病人循序渐进,防止活动过度,造成损伤。出院前对病人功能恢复情况进行鉴定,以便提出继续锻炼的要求。

(三)放疗护理

放射线能杀灭肿瘤细胞,对正常细胞亦造成损伤,其毒素被吸收后常在较短时间内出现全身性和局部反应。

1. 全身反应的护理　由于射线对瘤细胞的杀灭及对正常组织的损害,释放的毒素被吸收,在照射数小时或 1~2d 开始,病人常出现全身反应如虚弱、乏力、头晕、头痛、厌食,个别有恶心、呕吐等。反应的轻重与照射部位、照射野的大小和每周照射剂量有关。每次照射后病人静卧半小时,对预防全身反应有一定帮助,应加强营养,并补充大量维生素。

骨髓抑制常见于大面积照射时。每周应检查一次白细胞和血小板,如白细胞降至 $3\times10^9/$L 或血小板降至 $80\times10^9/$L 时,应暂停放疗,给予维生素 C、利血生等生血药,严重时应少量多次输新鲜血,注意消毒隔离。

2. 局部反应的护理

(1)皮肤反应的护理:皮肤经放射线照射后,可产生不同程度的皮肤反应,如红斑、干性脱皮及湿性脱皮。红斑一般不做治疗可自然消退;干性皮炎也可不用药,严密观察或应用滑石粉、痱子粉、炉甘石洗剂以润泽收敛或止痒;对湿性皮炎应采取暴露方法,避免合并感染,可用抗生素油膏、冰片蛋清,需要时用甲紫外擦。指导病人选择宽松、柔软、吸湿性强的内衣。照射部位保持清洁干燥,清洗时勿用力揉擦和使用肥皂;避免照射部位日光直射和冷热刺激。

(2)黏膜反应的护理:对放射性眼炎可用氯霉素眼药水和四环素可的松软膏;口腔可用盐水漱口或朵贝尔液、呋喃西林液漱口;对放射性鼻炎可用鱼肝油、复方薄荷油滴鼻;对放射性喉炎可用蒸汽吸入,必要时加抗生素于溶液中;对放射性直肠炎,可用合霉素、泼尼松、甘油等混合物保留灌肠。

(四)化疗护理

化疗是肿瘤治疗的主要手段之一,临床应用极为广泛。由于化疗药物有其特殊的不良反应,因此在化疗中护士可根据情况给予一定的特别护理。除了这些特别护理之外,病人身边的护士,包括家属、亲友还需要注意以下几个方面。

1. 一般护理　护士应了解病人的病情及心理状态,做好心理护理,使病人对治疗充满信心;对饮食进行指导,以高热量、高蛋白质、高维生素、低脂肪为佳,并给病人创造一个良好的饮食环境;指导病人在化疗间歇期做力所能及的活动,以锻炼身体。

2. **局部毒性反应的护理**　化疗药物静脉注射时,如果漏在血管外可引起局部红肿,严重时可出现组织糜烂、坏死,病人疼痛难忍。遇此情况应立即停止注射,抽回血后拔出针头;在外漏区域注射 50~200mg 氢化可的松,以减少局部组织反应,减少疼痛;也可用 0.25%~0.5% 的普鲁卡因环封;另外局部可用冰冷敷 24h,切忌热敷,24h 后用金黄散加凡士林外敷或 50% 硫酸镁湿热敷。化疗药物还可引起栓塞性静脉炎,尤其是药物浓度过高更易引起,所累静脉变性、疼痛,预防方法是注射时有计划地由远端小静脉用药,合理降低药物浓度及减慢输液速度。

3. **全身毒性反应的护理**

(1)消化道反应:有恶心、呕吐、厌食、消化道黏膜炎或溃疡等。其护理方法有:①化疗前做好解释工作,消除或减少病人紧张情绪。化疗当天早餐应提前(最好不迟于 6:00),早餐进高热量、高蛋白质、易消化食物;晚饭宜推迟,这样中间可拉开时间,可减少恶心、呕吐。②化疗前适当应用镇静药或止吐药。③在注射化疗药的同时可有意识地与病人谈话,以分散病人注意力。④对于严重恶心、呕吐,应观察呕吐物颜色、性状、量,并做好记录。应将呕吐物及时倒去,给病人漱口。⑤在化疗期间鼓励病人少食多餐,饮食要多样化,尽量用食物的色、香、味诱导病人进食。

(2)骨髓抑制:凡白细胞计数低于 $3×10^9/L$、血小板低于 $80×10^9/L$,应停用化疗。如白细胞低于 $1×10^9/L$,则容易发生严重感染,对此护理措施有:①保护性隔离;②紫外线照射房间,每日两次,每次 1h,照射时病人双眼用布遮住;③病室内每天用 0.5% 消毒灵清洁台面和地板;④为了增加病人的抵抗力给病人艾灸大椎、足三里等穴位,并服用天仙营养液及或其他补气养血的中药;⑤病人如有严重的血小板减少,可出现全身性出血,应尽量避免局部碰撞,在注射针头拔出后,应局部压迫止血;⑥保持病人床单、衣服清洁干燥,经常修理病人指甲,并保持全身卫生。

(3)脏器损害:大剂量注射甲氨蝶呤(MTX)等药时,可导致肾局灶性肾小管坏死,引起急性肾衰竭。这时应按医嘱规定的时间进行静脉滴注;鼓励病人大量饮水,以帮助毒素排泄,可大量补液并肌内注射四氢叶酸钙。

(4)其他反应:长春新碱(VCR)有神经毒性反应,有的病人用后有手麻、腹痛、四肢颤抖等现象;博来霉素(BLM)用后有时可引起指甲脱落;环磷酰胺(CTX)用后可致皮肤色素沉着。对于这些反应应耐心向病人解释清楚,大多数情况下在停药后会逐渐消失。不少化疗药还可导致脱发,但停药后一般会长出新头发,应向病人说明并建议戴假发。部分药物可使患者骨质疏松,因此在病人下床活动或在较滑的地面上行走时,护士应给予提醒或搀扶,避免摔跤引起骨折。

重点提示

化疗或放疗时,最主要观察的项目是白细胞和血小板记数。

【健康教育】

1. **心理**　注意保护性医疗,帮助病人树立战胜疾病的信心,创造愉快的氛围,保持乐观的心境。

2. 饮食　进食高蛋白质、高热量、高维生素等营养丰富多样食品,以提高机体抵抗力;化疗期间应以清淡为主,少量多餐;胃部不适时做深呼吸,应坚持进食。不吃霉变食物,戒烟酒。

3. 用药　根据医师的安排坚持化疗等治疗,注意保护静脉,每晚用毛巾热敷注射部位,防烫伤;口服药应根据说明使用,避免损伤胃肠。

4. 预防　必须加强肿瘤三级预防的宣传教育工作,一级预防为病因预防,目的是消除或减少可能致癌的因素,降低癌症的发病率;二级预防是早发现、早诊断、早治疗,目的是降低癌症的病死率;三级预防是康复预防,目的是提高生存质量,减少痛苦和延长寿命。

5. 其他　生活起居有规律,心境平和,适当参加体育活动,参与社区活动,多与人交流沟通,定期进行各项检查和化验,坚持术后功能锻炼。

讨论与思考

1. 良性肿瘤与恶性肿瘤有哪些区别?
2. 对肿瘤病人评估时,应重点收集哪些资料?
3. 恶性肿瘤病人常见的护理问题有哪些? 为了达到目标应采取哪些措施?
4. 怎样才能使恶性肿瘤早期得到诊断?

(刘树森)

第11章

颅脑疾病病人的护理

学习要点

1. 颅内压增高的概念和身体状况评估。

2. 颅内压增高病人的一般护理、防止颅内压骤然升高的护理措施、冬眠低温疗法的护理要点。

3. 颅底骨折的临床表现和脑脊液漏的护理要点。

4. 脑震荡、脑挫裂伤、颅内血肿的临床表现。

5. 脑损伤病人的护理措施。

第一节 颅内压增高病人的护理

> ✚ **案例分析**
>
> 病人,女性,35岁。4h前不慎从房上摔下,头部着地。伤后昏迷逐渐加重,呕吐3次,送来急诊。查体:意识不清,呼吸深慢,血压180/90mmHg,脉搏64/min,呼吸12/min。左瞳孔4mm,对光反射消失;右瞳孔2mm,对光反射存在。右上、下肢瘫痪。入院后喷射性呕吐1次。
>
> 请分析:
>
> 1. 病人瞳孔和肢体运动变化的原因是什么?
>
> 2. 病人该如何护理?

颅内压(intracranial pressure,ICP)是指颅腔内容物对颅腔壁所产生的压力,通常以侧卧位腰穿测得的脑脊液压力来代表,成年人正常值为 70~200mmH$_2$O(0.7~2.0kPa),儿童为 50~100 mmH$_2$O(0.5~1.0kPa)。当成年人颅内压持续高于 200mmH$_2$O(2.0kPa),并出现头痛、呕吐、视盘水肿等临床表现时,即称为颅内压增高。颅内压增高是神经外科临床上最常见的病理综合征,如不及时处理,可引发脑疝而危及病人生命。

成人颅腔是由颅骨形成的半封闭的体腔,其内有脑组织、脑脊液和血液。正常人颅脑内容物的总体积与颅腔容积相适应,当其中一种内容物体积增加时,即有其他内容物体积缩减来平衡。脑组织不易被压缩,首先是脑脊液的一部分被挤入椎管内,同时减少脑脊液分泌、增加吸收来代偿,可提供最多达颅腔容积10%的代偿容积;在保证脑组织代谢最低需要的情况下,血液可以提供3%的代偿容积,因此,血液和脑脊液量的变化对保持颅内压稳定起着重要的作用。但这种代偿是有限度的,当病变体积不断增大,超过容积代偿的限度,颅腔内容物很少量的增加,就会导致颅内压大幅升高。随着颅内压不断上升,脑血流量减少,脑处于严重缺氧状态,此时,脑血管扩张,脑血流量增加;全身周围血管收缩,血压升高,心率减慢,使心排血量增加;呼吸减慢加深,以提高血氧饱和度。当颅内压力升至平均动脉压1/2时,脑血管自身调节失效,脑血流量即迅速下降,造成严重脑缺氧、脑水肿,使颅内压进一步增高,形成恶性循环。当颅内压升至接近平均动脉压水平时,颅内血流几乎停止。

颅内压增高到一定程度,尤其是颅内占位和损伤引起颅内各分腔压力不均衡时,常使脑组织受压移位,部分脑组织通过某些解剖上的裂隙移位到压力较低的部位,即形成脑疝。这是颅内压增高最致命的紧急情况。

【护理评估】

(一)致病因素

颅内压升高是颅脑损伤、脑肿瘤、脑出血、脑积水和颅内炎症等所共有的征象。任何原因导致颅内容物体积增大或颅腔的容积减少,均可形成颅内压增高。

1. 颅内容物体积的增加　脑体积的增加,如脑创伤、炎症、缺血缺氧、中毒等原因引起的脑水肿;脑脊液生成过多或脑脊液吸收减少所致的脑积水;各种原因引起的二氧化碳蓄积和高碳酸血症导致的脑血流增加等。

2. 颅腔占位性病变　如颅内血肿、脑肿瘤、脑脓肿、肉芽肿、脑寄生虫病等。这些病变不仅占据颅内空间,而且引起脑水肿、脑脊液通路阻塞,使颅内压增高。

3. 颅腔容积的缩小　如狭颅症、颅底陷入症、向内生长的颅骨骨瘤、颅骨广泛凹陷性骨折等。

(二)身体状况

1. 颅内压增高的"三主征"　即头痛、呕吐、视盘水肿,是颅内压增高的典型表现。

(1)头痛:是最常见的症状,以清晨和晚间多见,多为胀痛或撕裂痛。多位于前额及颞部,头痛程度随颅内压增高而加重,在咳嗽、打喷嚏、用力、低头时亦可加重。

(2)呕吐:典型表现为喷射性呕吐,常出现于剧烈头痛时,与饮食关系不大而与头痛的严重程度有关。

(3)视盘水肿:是颅内压增高的重要客观体征,眼底检查可见视盘充血水肿,边缘模糊不清,通常影响两侧。早期视力无明显下降,晚期可因视神经萎缩而失明。

2. 生命体征变化　代偿期可有典型的生命体征变化,即库欣(Cushing)反应。血压升高,尤其是收缩压增高,脉压增大;脉搏慢而有力;呼吸深而慢(两慢一高)。严重者出现血压下降、脉搏快弱、呼吸浅促,最终因呼吸、循环衰竭而死亡。

3. 意识障碍　急性颅内压增高者,常有明显的进行性意识障碍,甚至昏迷。慢性颅内压增高病人,往往神志淡漠、反应迟钝。

4. 脑疝　常见如下。

(1)小脑幕切迹疝:又称颞叶钩回疝,是因一侧幕上压力增高,使位于该侧小脑幕切迹缘的颞叶的海马回、钩回疝入小脑幕裂孔下方,压迫中脑的大脑脚,损害其中的动眼神经纤维和锥体束纤维所致。病人剧烈头痛,频繁呕吐;意识障碍进行性加重;患侧瞳孔先短暂缩小然后逐渐散大,直接和间接对光反应消失;病变对侧肢体瘫痪、肌张力增加、腱反射亢进、病理征阳性。若脑疝不能及时解除,病情进一步发展,则病人出现深昏迷,双侧瞳孔散大固定,去大脑强直,血压下降,脉搏快弱,呼吸浅而不规则,最终因呼吸、心跳相继停止而死亡。

(2)枕骨大孔疝:又称小脑扁桃体疝,是小脑扁桃体及延髓经枕骨大孔被挤向椎管中。病人常有进行性颅内压增高的临床表现:剧烈头痛,以枕后部疼痛为甚,频繁呕吐、颈项强直或强迫头位;生命体征紊乱出现较早,意识障碍出现较晚。延髓受压时,病人早期即可突发呼吸骤停而死亡。

5. 其他症状和体征　颅内压增高还可引起外展神经麻痹或复视、头晕、猝倒等。婴幼儿颅内压增高时可见头皮静脉怒张、囟门饱满、张力增高、颅缝增宽等。

重点提示

颅内压增高最重要的表现是:头痛、呕吐、视盘水肿。

(三)心理-社会状况

颅内压增高的病人,常因头痛、呕吐等引起烦躁不安、焦虑、紧张等心理反应。

(四)辅助检查

1. 计算机 X 线断层摄影(CT)、磁共振成像(MRI)等特殊检查　是确定脑部占位性病变和病灶定位的最重要检查,对判断颅内压增高的原因有重要参考价值。

2. 腰椎穿刺　可直接测量颅内压力,同时取脑脊液做化验。但对于颅内压增高明显的病人,腰椎穿刺有促使脑疝发生的危险,应禁止或慎重做腰穿。

【护理问题】

1. 舒适的改变　头痛、呕吐,与颅内压增高有关。

2. 组织灌注量改变　与颅内压增高有关。

3. 有受伤的危险　与视力障碍、肢体活动障碍、癫痫发作、意识障碍等有关。

4. 潜在并发症　脑疝等。

【治疗原则】

1. 去除病因　如清除血肿、切除肿瘤、控制感染等。

2. 脱水治疗　以 20% 甘露醇静脉滴注或呋塞米静脉推注。

3. 其他　采用激素疗法和冬眠疗法,必要时行脑室穿刺引流。

4. 脑疝处理　病人一旦出现典型的脑疝症状,应立即给予脱水治疗,以缓解病情,争取时间。确诊后,尽快手术,去除病因。若难以确诊或虽确诊但病变无法切除者,可通过脑脊液分流术、侧脑室外引流术或病变侧颞肌下、枕肌下减压术等降低颅内压。

【护理措施】

1. 一般护理

(1)观察和记录意识、瞳孔、血压、脉搏、呼吸及体温的变化。

(2)病人取床头抬高 15°～30° 的斜坡位,有利于颅内静脉回流,减轻脑水肿。昏迷病人取侧卧位,便于呼吸道分泌物排出。

(3)持续或间断吸氧,降低 $PaCO_2$ 使脑血管收缩,减少脑血流量,达到降低颅内压的目的。

（4）神志清醒者给予普通饮食，但要限制钠盐摄入量。不能进食者，成人每天静脉输液量在 1500～2000ml，其中等渗盐水不超过 500ml，输液速度每分钟不超过 15～20 滴，保持每日尿量不少于 600ml。

2. **防止颅内压骤然升高的护理**

（1）卧床休息：保持病室安静，清醒病人不要用力坐起或提重物，避免弯腰、低头以及用力活动等使颅内压骤然升高。稳定病人情绪，避免情绪激烈波动致血压骤升而升高颅内压。

（2）保持呼吸道通畅：呼吸道梗阻可致胸腔内压力增高，能直接逆传至颅内静脉，造成静脉淤血，加重颅内高压；同时血中 $PaCO_2$ 增高，致脑血管扩张，使颅内压进一步增高。应及时清除呼吸道分泌物和呕吐物，昏迷病人或排痰困难者，应配合医师及早行气管切开术。

（3）避免剧烈咳嗽和用力排便：预防和及时治疗感冒，避免咳嗽。应鼓励能进食者多食富含纤维素食物，促进肠蠕动，保持排便通畅。已发生便秘者切勿用力屏气排便，可用缓泻药或低压小量灌肠通便，避免高压大量灌肠。

（4）控制癫痫发作：癫痫发作可加重脑缺氧和脑水肿，应根据医嘱定时、定量给予病人抗癫痫药物，发作后应及时给予降低颅内压处理。

3. **脱水治疗的护理** 脱水疗法是降低颅内压力主要方法之一，应遵医嘱用高渗性脱水药或利尿药等。最常用高渗性脱水药为 20% 甘露醇 250ml，在 15～30min 快速静脉滴注，每日2～4 次，可重复使用。若同时使用利尿药，降低颅压效果更好。脱水治疗期间，应准确记录出入量，并注意观察病人电解质、血糖的情况。脱水药应按医嘱定时、反复使用，停药前应逐渐减量或延长给药间隔，以防止颅内压反跳现象。

> **重点提示**
>
> 20% 甘露醇是脱水疗法的首选药物。常用 20% 甘露醇 250ml，15～30min 快速静脉滴注。

4. **应用肾上腺皮质激素** 主要通过改善血-脑屏障的通透性，预防和治疗脑水肿，并能减少脑脊液生成，使颅内压下降。常用地塞米松、氢化可的松、泼尼松等。在治疗中应注意防止感染和应激性溃疡。

5. **冬眠低温疗法的护理** 冬眠低温疗法是应用药物和物理方法降低体温，以降低脑耗氧量和脑代谢率，减少脑血流量，增加脑对缺血、缺氧的耐受力，减轻脑水肿。适用于各种原因引起的严重脑水肿、中枢性高热病人，但儿童和老年人慎用，休克、全身衰竭或有房室传导阻滞者禁用此法。

（1）应用冬眠低温疗法前应观察生命体征、意识、瞳孔和神经系统病症并记录，作为治疗后观察对比的基础。

（2）先按医嘱静脉滴注冬眠药物，通过调节滴速来控制冬眠深度，防止降温时病人出现寒战反应。

（3）待病人进入冬眠状态，方可开始物理降温。降温速度以每小时下降 1℃ 为宜，体温降至肛温 32～34℃ 较为理想，体温过低易诱发心律失常。在冬眠降温期间要预防肺炎、冻伤及压疮等并发症，并严密观察生命体征变化。若脉搏超过 100/min，收缩压低于 100mmHg，呼吸慢而不规则时，应及时通知医师停药。

（4）冬眠低温疗法时间一般为 3～5d，停止治疗时先停物理降温，再逐渐停用冬眠药物。

6. 脑疝的急救与护理　当病人头痛加剧、呕吐频繁、进行性意识障碍加深时,应警惕脑疝发生,一旦发现异常,立即通知医师并做好急救处理。

(1)迅速建立静脉通道,及时使用 20% 甘露醇 250ml,15～30min 滴完,并留置导尿管,记录每小时尿量。

(2)床头抬高 30°,保持呼吸道通畅,给予吸氧。

(3)紧急做术前特殊检查和术前准备,如剃头、核查血型、通知家属及手术室等。

(4)备好脑室穿刺引流用物品。

7. 对症护理

(1)高热者,采取降温措施。

(2)加强生活护理,适当保护病人,避免意外损伤。昏迷躁动者不可强行约束,以免病人挣扎导致颅内压增高,应查找原因,必要时给予镇静药。

(3)头痛严重者,给予镇静镇痛药,但禁用吗啡、哌替啶(度冷丁)等,以免抑制呼吸中枢。

(4)意识不清者,定时翻身、拍背和口腔护理,防止肺部并发症。

【健康教育】

1. 病人原因不明的头痛症状进行性加重,经一般治疗无效,或头部外伤后有剧烈头痛并伴有呕吐者,应及时到医院做检查以明确诊断。

2. 颅内压增高的病人要预防剧烈咳嗽、便秘、提重物等使颅内压骤然升高的因素,以免诱发脑疝。

3. 指导病人学习康复的知识和技能,对有神经系统后遗症的病人,要针对不同的心理状态进行心理护理,调动他们的心理和躯体的潜在代偿能力,鼓励其积极参与各项治疗和功能训练,如肌力训练、步态平衡训练、排尿功能训练等,最大限度地恢复其生活能力。

第二节　颅脑损伤病人的护理

> **⊞　案例分析**
>
> 病人,男性,31 岁。被汽车撞伤后左颞部着地,当时昏迷约 10min,清醒后感头痛、恶心,未呕吐,1h 后入院。查体:神志清楚,对受伤情况不能回忆。呼吸 18/min,脉搏 78/min,血压 90/60mmHg,胸腹部检查未发现异常,神经系统检查无阳性体征。
>
> 请分析:
>
> 1. 病人初步诊断是什么?
>
> 2. 若 X 线摄片提示颅盖骨折,且骨折线通过脑膜中动脉沟,护理中应注意什么?
>
> 3. 病人伤后 5h 出现意识障碍且逐渐加重,应考虑何种情况? 如何护理?

颅脑损伤的发生率占全身各处损伤的 10%～20%,其病死率却居首位。颅脑损伤可分为头皮损伤、颅骨骨折及脑损伤,其中心问题是脑损伤。

一、头 皮 损 伤

【护理评估】

1. 病因及解剖特点　头皮损伤是因外力作用使头皮完整性或皮内发生改变,是最常见的颅脑损伤。

头皮由浅入深分为5层,即皮肤、皮下组织、帽状腱膜层、帽状腱膜下层、骨膜层(图11-1)。其中前三层连接紧密,不易分离;其血液供应丰富,故损伤时出血较多且抗感染及愈合能力较强。头皮损伤由直接外力所致,一般包括头皮裂伤、头皮血肿和头皮撕脱伤3种。

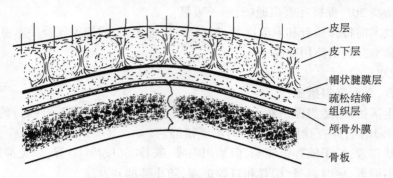

皮层
皮下层
帽状腱膜层
疏松结缔组织层
颅骨外膜
骨板

图11-1 头皮各层示意图

2. 身体状况

(1)头皮血肿:多因钝器伤所致,按血肿的部位分为皮下血肿、帽状腱膜下血肿和骨膜下血肿。①皮下血肿:血肿位于皮下,因皮下组织与皮肤层和帽状腱膜层之间的连接紧密,血肿不易扩散。血肿体积小、张力大、压痛明显。②帽状腱膜下血肿:血肿位于帽状腱膜与骨膜之间的疏松结缔组织内。血肿易于扩散、较大、触诊有波动感。③骨膜下血肿:多由局部颅骨变形或骨折引起。骨膜在颅缝处贴附紧密,其余部位贴附疏松,故骨膜下血肿范围局限于某一颅骨,不超过颅缝,血肿张力较高。

(2)头皮裂伤:为钝器或锐器打击所致的头皮组织断裂。伤口规则或不规则,出血较多,可致失血性休克。

(3)头皮撕脱伤:多因发辫受机械牵拉,使大块头皮自帽状腱膜下层或连同骨膜一起撕脱。其损伤重、出血多,可因失血和疼痛导致休克。

【治疗原则】

较小的头皮血肿早期可给予加压冷敷,一般在1~2周可自行吸收;较大血肿可在无菌操作下穿刺抽吸后加压包扎。头皮裂伤应加压包扎止血,伤口争取24h内清创缝合。头皮撕脱伤急救时加压包扎止血,防止休克;同时将撕脱的头皮用无菌纱布包好,干燥低温保存,争取在12h内清创植皮。

【护理问题】

1. 急性疼痛　与头皮损伤有关。

2. 组织完整性受损　与头皮损伤有关。

3. 潜在并发症　感染、休克等。

【护理措施】

1. 病情观察　要密切观察病人血压、脉搏、呼吸、意识、瞳孔的变化;观察有无颅骨骨折、脑损伤和颅内压增高的征象。

2. 防治休克　对出血较多者,要迅速建立静脉通路,快速输液,补充血容量;并给予吸氧、镇痛,防治休克。

3. 预防感染　按医嘱给予抗生素和破伤风抗毒素,观察有无全身和局部感染表现。

4. 手术护理　手术前,应及时做好备皮、配血、药物过敏试验等术前准备,撕脱的头皮置于4℃冰箱存放;手术后注意创面有无渗血、疼痛,保持敷料干燥清洁,保持引流通畅。

二、颅 骨 骨 折

【护理评估】

1. 病因及分类　外力作用于头部使颅骨变形超过其弹性限度即可发生颅骨骨折。颅骨骨折的严重性并不在于骨折的本身,而在于可能同时存在颅内血肿和脑损伤而危及生命。

颅骨骨折按骨折部位可分为颅盖骨折与颅底骨折;按骨折形态分为线形骨折和凹陷骨折;按骨折部位是否与外界相通分为闭合性骨折和开放性骨折。

2. 身体状况

(1)颅盖骨折:线形骨折常合并有头皮损伤,局部肿胀、疼痛,头颅X线摄片可确诊。凹陷性骨折陷入较深或骨片陷入颅内,常引起颅内压升高或使局部脑组织受压、损伤,出现相应的临床表现。凹陷骨折需经X线摄片确诊。

(2)颅底骨折:颅底骨折多为强烈间接暴力引起,多为线形骨折。因颅底部的硬脑膜与颅骨贴附紧密,骨折时常伴有硬脑膜破裂而引起脑脊液外漏或颅内积气,一般视为内开放性骨折。

颅底骨折常累及额骨、筛骨、颞骨、枕骨等,其临床表现主要有:①出血经鼻孔流出或经鼓膜裂孔自外耳道流出,或流进眶周皮下及球结合膜下、咽黏膜下、乳突部皮下、枕下区形成瘀血斑;②硬脑膜破裂时,脑脊液经鼻孔、外耳道流出,成为脑脊液漏;③常合并嗅神经、视神经损、面神经、听神经等脑神经损伤,引起嗅觉障碍、视觉障碍、面瘫、听觉障碍等。

颅底骨折按骨折部位可分为颅前窝骨折、颅中窝骨折、颅后窝骨折,其临床表现各有特征(表11-1)。

表 11-1　三种颅底骨折的临床特征

骨折部位	软组织出血	脑脊液漏	颅神经损伤
颅前窝	熊猫眼征	脑脊液鼻漏	嗅神经、视神经损伤
颅中窝	乳突部或咽黏膜下淤血	脑脊液鼻漏或耳漏	面神经、听神经损伤
颅后窝	乳突后、枕下部	无	少见

3. 辅助检查　颅盖骨折依靠头颅X线摄片确诊。颅底骨折主要靠临床表现诊断,X线摄片检查价值不大,但CT检查有诊断意义。

【治疗原则】

颅盖骨线形骨折或凹陷性骨折下陷较轻,一般不需特殊处理。凹陷性骨折有脑受压症状或颅内压增高,或凹陷范围超过3cm、深度超过1cm者,需手术整复或摘除陷入的骨片。颅底骨折本身不需特殊处理,重点是预防颅内感染。脑脊液漏一般在2周内愈合,脑脊液漏4周不自行愈合者,可考虑做硬脑膜修补术。

【护理问题】

1. 急性疼痛　与损伤有关。

2. 有感染的危险　与脑脊液外漏有关。

3. 知识缺乏　缺乏颅骨骨折护理和康复的相关知识。

4. 潜在并发症　颅内出血、颅内感染等。

【护理措施】

1. 病情观察　当骨折线经过脑膜中动脉沟或静脉窦时,可并发硬脑膜外血肿,应观察病人有无意识障碍、头痛、呕吐、生命体征改变等颅内压增高症状。若脑脊液外漏过多,可使颅内压过低而导致颅内血管扩张,出现颅内低压综合征,表现为剧烈头痛、眩晕、反应迟钝、脉搏细弱、血压偏低、呕吐、厌食等。应注意观察脑脊液的外漏量,并注意有无颅内感染征象。

2. 脑脊液漏的护理

(1)减少脑脊液流失:床头抬高 15°~30°,脑脊液鼻漏者可取半坐位,脑脊液耳漏或昏迷者,可取患侧卧位。维持上述特定体位至脑脊液漏停止后 3~5d,目的是使脑组织借助重力作用移向颅底,将脑膜破口堵塞并逐渐形成粘连而封闭。

(2)预防逆行性颅内感染:具体措施如下。①每天 2 次清洁、消毒鼻前庭或外耳道,注意棉球勿过湿导致液体逆流颅内;在外耳道口或鼻前庭疏松放置干棉球,棉球渗湿及时更换,并记录 24h 浸湿的棉球数,以此估计漏出液量。②禁忌鼻腔及耳道的堵塞、冲洗和滴药;脑脊液鼻漏者,严禁经鼻腔置胃管、吸痰及鼻导管给氧;避免用力咳嗽、打喷嚏、擤鼻涕、挖耳、抠鼻及用力排便;禁忌做腰椎穿刺。③按医嘱应用抗生素和破伤风抗毒素,预防感染。

3. 心理护理　向病人介绍应注意的事项、治疗护理方法,取得配合,稳定病人情绪,消除紧张、恐惧心理。

重点提示

脑脊液漏护理的重点是预防逆行性颅内感染。

【健康教育】

指导颅底骨折病人保持耳、鼻等部位清洁,避免引起颅内压骤然升降的各种因素;门诊病人若出现意识模糊、剧烈头痛、频繁呕吐、发热等,应及时到医院就诊。

三、脑 损 伤

脑损伤是指脑膜、脑组织、脑血管以及脑神经的损伤。

【护理评估】

(一)病因、损伤机制及分类

1. 病因及损伤机制　暴力直接或间接作用于头部都可导致脑损伤。直接损伤包括:①加速损伤,损伤主要发生在着力部位;②减速性损伤,损伤除位于着力部位外,还常常发生于着力点的对侧(对冲伤);③挤压伤。间接损伤包括:①传递性损伤;②挥鞭样损伤;③创伤性窒息;④旋转损伤。

2. 分类　根据脑损伤病理改变的先后分为原发性脑损伤和继发性脑损伤:前者指暴力作用于头部后立即发生的脑病理性损害,如脑震荡、脑挫裂伤;后者指受伤一定时间后逐渐发生的脑病理改变,如脑水肿、颅内血肿。

按伤后脑组织与外界是否相通,分为闭合性和开放性脑损伤两类。

(二)身体状况

1. 脑震荡　脑震荡是指头部受到暴力作用后,立即发生一过性脑神经功能障碍,是最常见的轻度原发性脑损伤。因脑部无肉眼可见的病理改变,神经系统检查常无明显异常,诊断主要依据临床表现。

(1)意识障碍:病人在伤后立即出现短暂的意识障碍,一般不超过 30min。同时伴有面色苍白、出汗、血压下降、心动徐缓、呼吸浅慢,生理反射迟钝或消失等症状。

(2)逆行性健忘:清醒后不能回忆受伤时及受伤前一段时间的情况,称为逆行性健忘。

(3)清醒后常有头痛、头晕、恶心、呕吐、失眠、情绪不稳定、记忆力减退等症状,一般可持续数日或数周。

(4)神经系统检查、脑脊液检查及头部 CT 检查均无阳性发现。

2. 脑挫裂伤　脑挫伤指暴力作用头部后,脑组织遭受破坏较轻,脑皮质和软脑膜尚完整者;脑裂伤指软脑膜、脑实质及血管破损、断裂。两者常同时存在,故合称为脑挫裂伤。脑挫裂伤的早期继发性改变,主要为脑水肿、出血或血肿形成。

(1)意识障碍:是脑挫裂伤最突出的症状。一般伤后立即出现昏迷,程度重,持续时间长,多超过 30min,严重者长期持续昏迷。

(2)局灶症状与体征:脑皮质功能区受损后,立即出现相应的神经功能障碍的症状和体征,如语言中枢损伤出现失语;一侧运动区受损则对侧出现锥体束征或偏瘫等。

(3)生命体征改变:早期因为受伤后脑功能抑制,一般有血压下降、脉搏细弱及呼吸浅快,常于伤后不久逐渐恢复。如果恢复后血压继续升高,脉压加大、脉搏慢而有力、呼吸深慢,则应警惕颅内血肿、脑水肿。

(4)头痛、呕吐:与颅内压增高、自主神经功能紊乱或外伤性蛛网膜下隙出血有关。合并蛛网膜下隙出血时可伴有脑膜刺激征阳性,脑脊液检查有红细胞。

(5)颅内压增高与脑疝:因继发脑水肿或颅内血肿引起,表现为意识障碍或偏瘫程度加重,伴头痛、呕吐和生命体征改变。

(6)辅助检查:CT 为首选检查,可显示脑挫裂伤的部位、范围、脑水肿的程度及有无颅内血肿形成。脑脊液检查压力升高,有数量不等的红细胞。

3. 颅内血肿　颅内血肿是最常见、最危险的继发性脑损伤,可引起脑组织受压和颅内压增高,甚至发生脑疝而危及病人的生命。颅内血肿按症状出现的时间分为急性血肿(3d 内出现症状)、亚急性血肿(伤后 3d 至 3 周出现症状)、慢性血肿(伤后 3 周以上才出现症状)。按血肿所在部位分为硬脑膜外血肿、硬脑膜下血肿和脑内血肿。

(1)硬脑膜外血肿:硬膜外血肿典型意识障碍表现为"中间清醒期"。伤后立即出现原发性昏迷,之后意识逐渐清醒或好转,一段时间后,由于颅内血肿形成、颅内压增高,病人再度昏迷。少数原发性脑损伤较重者常无中间清醒期或只表现意识短暂好转,继而迅速恶化;原发性脑损伤较轻者可无原发性昏迷。病人昏迷前常有头痛、呕吐、生命体征紊乱等颅内压增高及脑疝表现。

(2)硬脑膜下血肿:多为急性和亚急性,常表现为伤后持续昏迷或昏迷进行性加重,少有中间清醒期,较早出现颅内压增高和脑疝症状。

（3）脑内血肿：多与硬膜下血肿同时存在，临床表现与脑挫裂伤相似。

（三）心理-社会状况

颅脑损伤后，病人和家属对脑损伤及肢体功能障碍的恢复有较重的心理负担，常表现为焦虑、悲观和恐惧。同时还应了解家属对病人的关心程度和支持能力。

【治疗原则】

脑震荡无须特殊治疗，应卧床休息 1～2 周，加强心理护理，必要时给予镇静、镇痛药。脑挫裂伤一般以保持呼吸道通畅、脱水、激素、冬眠疗法和全身支持治疗等非手术疗法为主，当颅内压持续增高出现脑疝迹象时，应行脑室减压术或局部病灶清除术。急性颅内血肿病人确诊后应立即手术治疗。

【护理问题】

1. 意识障碍　与脑损伤、颅内压增高有关。

2. 清理呼吸道无效　与意识障碍、不能有效排痰有关。

3. 体温过高　与体温调节中枢功能紊乱、感染有关。

4. 有受伤的危险　与病人躁动、癫痫发作有关。

5. 营养失调：低于机体需要量　与进食障碍和高代谢状态有关。

6. 潜在并发症　颅内压增高、脑疝等。

【护理措施】

1. 急救处理　首先处理心搏呼吸骤停、窒息、大出血等威胁生命的伤情，还需注意以下几点。

（1）保持呼吸道通畅：意识障碍者容易发生误咽、误吸，舌根后坠可引起窒息。病人取侧卧位，尽快清除咽部的血块、呕吐物及分泌物；舌根后坠者放置口咽通气管，保持有效地吸氧，必要时气管插管或气管切开，采用机械辅助呼吸。

（2）妥善处理伤口：开放性颅脑损伤者，皮肤消毒后用无菌敷料包扎，伤口不能冲洗或用药；脑组织膨出者，伤口周围垫消毒纱布卷后用无菌敷料架空包扎，以免压迫脑组织。尽早应用抗生素和破伤风抗毒素。

（3）防治休克：有休克征象者要查明有无其他部位的损伤和出血，及时补充血容量。还要注意保暖，但禁用吗啡镇痛。

（4）防治脑疝：有脑疝征兆时，应立即静脉快速输入甘露醇、地塞米松、呋塞米等，以暂时降低颅内压。

2. 一般护理

（1）体位：意识清醒者如无休克，应取头高脚低位，将床头抬高 15°～30°，有利于颅内静脉回流；昏迷病人或吞咽功能障碍者宜取侧卧位或侧俯卧位，以免误吸呕吐物、分泌物。

（2）维持营养及体液平衡：急性期应控制盐和水分的摄入量，每天静脉输液量不超过1500～2000ml，其中含钠电解质 500ml，输液速度要慢而均匀。昏迷病人须禁食，早期可采用胃肠外营养。伤后 3d 仍不能进食者，可经鼻胃管补充营养。

（3）症状护理：高热使机体代谢增高，加重脑组织缺氧，应及时处理，可给予物理降温，必要时行人工冬眠疗法；躁动者应查明原因及时排除，切勿轻率给予镇静药，以免影响观察病情；对躁动病人不可强加约束，避免因过分挣扎使颅内压进一步增高。

（4）心理护理：多与病人沟通，了解病人的心理活动和需求，尊重病人，采用关心、说服、劝慰等方式，改善病人焦虑、抑郁的心理状态；开展积极主动的健康教育，指导病人配合各项治疗和护理措施;取得家属的配合和支持,给病人充分的照顾和鼓励,使病人树立战胜疾病的信心,促使早日康复。

3. 严密观察病情　是护理工作的重要内容,目的是观察治疗效果和及早发现脑疝,赢得抢救时机。

(1)意识状态:反映大脑皮质功能和脑干功能状态。观察时采用相同程度的语言和痛刺激,对病人的反应作动态的观察分析,判断意识状态的变化。目前通用格拉斯哥昏迷计分法(GCS)判断意识状态:对病人的睁眼、言语、运动三方面的反应分别评分,根据总分的高低来判断意识障碍的程度。最高为 15 分,总分低于 8 分即表示昏迷,分数越低表明意识障碍越严重(表11-2)。病人由清醒转为昏迷或意识障碍持续加重,是颅内压增高或形成脑疝的表现。

表 11-2　格拉斯哥昏迷计分(GCS)

睁眼反应	计分	言语反应	计分	运动反应	计分
自动睁眼	4	回答正确	5	遵嘱活动	6
呼唤睁眼	3	回答错误	4	刺痛定位	5
刺痛睁眼	2	语无伦次	3	刺痛躲避	4
不能睁眼	1	只能发声	2	刺痛肢屈	3
		不能发声	1	刺痛肢伸	2
				不能活动	1

(2)生命体征:观察生命体征时为了避免病人躁动影响准确性,应先测呼吸,再测脉搏,最后测血压。伤后生命体征出现库欣(Cushing)反应(参见“颅内压增高病人的护理”),是颅内压增高的代偿性生命体征改变;下丘脑或脑干损伤常出现中枢性高热;伤后数日出现高热常提示有继发感染。

(3)瞳孔:注意对比两侧瞳孔的形状、大小和对光反射。伤后立即出现一侧瞳孔散大,是原发性动眼神经损伤所致;伤后瞳孔正常,以后一侧瞳孔先缩小继之进行性散大,并且对光反射减弱或消失,是小脑幕切迹疝的眼征;如双侧瞳孔时大时小,或两侧交替变化,对光反射消失,伴眼球运动障碍(如眼球分离、同向凝视),常是脑干损伤的表现;双侧瞳孔散大,光反应消失、眼球固定伴深昏迷或去大脑强直,多为临终前的表现。另外,要注意伤后使用某些药物会影响瞳孔的观察,如使用阿托品、麻黄碱使瞳孔散大,吗啡、氯丙嗪使瞳孔缩小。

(4)神经系统体征:注意观察有无肢体活动障碍、抽搐、语言情况等。若偏瘫等局灶症状在受伤当时已出现,且不再继续加重,多为原发性脑损伤引起;伤后一段时间出现或持续加重的肢体偏瘫,同时伴有意识障碍和瞳孔变化,多是小脑幕切迹疝的表现。

(5)其他:剧烈头痛、频繁呕吐是颅内压增高的主要表现,尤其是躁动时无脉搏增快,应警惕脑疝的形成。

重点提示

脑组织损伤病人要密切观察意识状态、生命体征、瞳孔及锥体束征几个方面的变化,及时发现并处理脑疝等危急情况。

4. 减轻脑水肿,降低颅内压　按时应用高渗脱水药、利尿药、肾上腺皮质激素等药物是减轻脑水肿、降低颅内压力的重要环节。观察用药后的病情变化,是医师调整应用脱水药间隔时间的依据。

5. 预防并发症　加强皮肤护理、五官护理、呼吸道和泌尿系统护理和康复锻炼,防止并发症,如压疮、关节僵硬、肌肉挛缩、呼吸道和泌尿系感染等。

6. 手术前后的护理　做好紧急手术前常规准备,手术前 2h 内剃净头发,洗净头皮,涂搽 75% 乙醇并用无菌巾包扎。手术后搬动病人前、后,应观察呼吸、脉搏和血压的变化。注意是否发生手术后颅内出血、感染、癫痫及应激性溃疡等并发症。手术中放置的引流管,护理时注意严格无菌操作,保持引流通畅。脑室引流时引流袋悬挂于床头,高于侧脑室平面 10～15cm,每日引流量不超过 500ml,以维持脑脊液适当的压力;创腔引流袋放在与头部创腔一致的位置,48h 后略放低;硬脑膜下引流时引流袋低于创腔。

【健康教育】

1. 指导病人合理饮食,防止营养不良、胃出血等并发症。

2. 病情稳定后指导病人康复锻炼,根据身体状况调整运动量。对肢体功能障碍或生活不能自理的病人需有人陪伴,防止跌伤,并加强被动活动,减轻功能障碍,防止肌肉萎缩。

3. 有外伤性癫痫的病人,应按时服药控制症状发作,在医生指导下逐渐减量直至停药。重度残疾者,应鼓励病人树立正确的人生观,指导其部分生活自理,树立起重新生活的信心。

讨论与思考

1. 什么样的颅骨骨折容易并发颅内血肿?

2. 为什么小脑幕切迹疝病人瞳孔变化在患侧,而肢体瘫痪在对侧?

3. 你护理的病人出现哪些征象应警惕脑疝形成?

4. 颅脑损伤病人如何防止颅内压骤然升高?

5. 你护理的颅骨骨折病人,若出现头痛加重,嗜睡,脉搏减慢,呼吸深慢,血压升高,可能是什么原因? 应如何处理?

(张继新)

第 *12* 章

颈部疾病病人的护理

学习要点

1. 甲状腺功能亢进症的病因、分类及临床表现。
2. 甲状腺功能亢进症病人术前准备及术后常见并发症的护理。
3. 甲状腺癌的临床特点及护理措施。
4. 甲状腺腺瘤的临床特点及处理原则。

第一节 甲状腺功能亢进症病人的护理

案例分析

病人,女性,40 岁。甲状腺肿大 1 年,性情急躁,失眠,怕热,食欲亢进,消瘦乏力。入院后查体见甲状腺弥漫性肿大,质软,并随吞咽上下移动,两眼突出,双手震颤,心率110/min,血压 140/80mmHg。

请分析:病人可能的诊断是什么? 为了确诊应进一步做哪些检查? 如何对该病人进行护理?

甲状腺功能亢进症(简称甲亢),是指由多种原因导致正常甲状腺素分泌的反馈控制机制丧失,引起循环中甲状腺素分泌过多而出现以全身代谢亢进为主要特征的疾病。

按引起甲状腺功能亢进症的原因可分为 3 类:①原发性甲状腺功能亢进症,最常见。主要指弥漫性毒性甲状腺肿(Graves' disease,GD),病人在甲状腺肿大的同时出现功能亢进症状。以 20~40 岁女性多见,腺体多呈弥漫性肿大,两侧对称,常伴有眼球突出,故又称"突眼性甲状腺肿"。②继发性甲状腺功能亢进症,较少见。常在结节性甲状腺肿基础上发生甲状腺功能亢进症。年龄多在 40 岁以上,腺体呈结节状肿大,两侧不对称,无眼球突出,容易发生心肌损害。③高功能腺瘤,少见。甲状腺内有单个的自主性高功能结节,结节周围的甲状腺组织呈萎缩改变,无眼球突出。放射性碘扫描显示结节的聚碘量增加,呈现"热结节"。

【护理评估】

(一)解剖生理及病因

1. **解剖特点** 甲状腺位于甲状软骨下方、气管的两旁,分左、右两叶,中间以峡部相连,成人甲状腺约重 30g，由内层甲状腺固有被膜和外层被膜所包裹，两层被膜的间隙内，有疏松的结缔组织、甲状腺的动静脉及淋巴、神经和甲状旁腺。腺体借外层被膜固定于气管和环状软骨，并借左、右两叶上极内侧的甲状腺悬韧带吊于环状软骨，故做吞咽动作时，甲状腺随之上下移动。

甲状腺的血液供应非常丰富，主要来自两侧的甲状腺上动脉（颈外动脉的分支）和甲状腺下动脉（锁骨下动脉的分支）。甲状腺有甲状腺上、中、下 3 条主要静脉。甲状腺的淋巴液汇入颈深淋巴结。声带的运动由来自迷走神经的喉返神经支配。喉上神经亦来自迷走神经，内支（感觉支）分布于喉黏膜，外支（运动支）支配环甲肌，与甲状腺上动脉贴近走行，使声带紧张。

2. 生理功能　甲状腺有合成、贮存和分泌甲状腺素的功能。甲状腺素是一类含碘酪氨酸的有机结合碘，分四碘甲状腺原氨酸（T_4）和三碘甲状腺原氨酸（T_3）两种，与体内的甲状球蛋白结合，贮存于甲状腺的结构单位——滤泡中。释放入血的甲状腺素与血清蛋白结合，其中 90% 为 T_4，10% 为 T_3。甲状腺素的主要作用是：①促进新陈代谢，可增加全身组织细胞的氧耗量和热量产生，促进蛋白质、脂肪、糖类的分解；②促进生长发育和组织分化，并影响体内水的代谢；③提高神经系统的兴奋性。

甲状腺的功能与各器官、系统的活动及外环境相互联系，甲状腺功能的主要调节机制包括下丘脑-垂体-甲状腺轴控制系统和甲状腺腺体内的自身调节系统。腺垂体分泌的促甲状腺素（TSH）直接刺激和加速甲状腺分泌及促进甲状腺素的合成；而 TSH 的分泌又受血液中甲状腺素浓度的影响，当甲状腺素分泌过多或大量给予时，能抑制 TSH 的分泌，反之，人体在活动或因外部环境变化，甲状腺素的需要量增加时，或手术切除甲状腺后，血中甲状腺素浓度下降，能引起 TSH 的分泌增加，这种反馈调节维持了下丘脑-垂体-甲状腺轴之间的动态平衡。此外，当体内碘缺乏或过剩时，甲状腺本身还具有改变甲状腺素产生和释放的自身调节系统。

3. 致病因素　甲状腺功能亢进症的病因迄今未明。目前认为原发性甲状腺功能亢进症是一种自身免疫性疾病，其淋巴细胞产生的两类 G 类免疫球蛋白，即"长效甲状腺激素"和"甲状腺刺激免疫球蛋白"。都能抑制腺垂体分泌 TSH，并与 TSH 受体结合，导致甲状腺素的大量分泌。继发性甲状腺功能亢进症和高功能腺瘤的病因尚未明确，可能与结节本身自主性分泌紊乱有关。

(二) 身体状况

1. 甲状腺素分泌过多综合征

（1）高代谢综合征：怕热多汗、皮肤温暖潮湿；低热、易疲乏。

（2）心血管系统：心悸气促、心动过速，静息或睡眠时仍增快是特征性表现。收缩压升高，舒张压降低致脉压增大，可出现周围血管征。重者出现期前收缩、房颤等心律失常，甚至心力衰竭。

（3）精神、神经系统：性情急躁、易激惹、失眠、双手颤动，注意力分散、记忆力下降，甚至有幻觉、精神分裂症等。

（4）消化系统：食欲亢进但体重减轻是本病特征性表现之一，还可有消化吸收不良、腹泻等。

（5）其他：白细胞计数偏低，可伴血小板减少性紫癜，部分病人有轻度贫血。女性月经失调、闭经，男性阳痿。

2. 甲状腺肿大 呈对称性、弥漫性肿大，可随吞咽动作上下移动；表面光滑、质软，无压痛，多无局部压迫症状，上下极可触及震颤，并听到血管杂音，为本病特征性表现。

3. 突眼征 突眼为眼征中重要且较特异的体征之一，突眼多与甲状腺功能亢进症同时发生。典型者双侧眼球突出、眼裂增宽。严重者上下眼睑难以闭合，甚至不能盖住角膜，瞬目减少，眼向下看时上眼睑不随眼球下闭，向上看时前额皮肤不能皱起，两眼内聚能力差，甚至伴眼睑肿胀肥厚、结膜充血水肿等。

4. 甲状腺危象 是甲状腺功能亢进症急性恶化的表现，可危及生命。表现有：①高热（39℃以上）；②脉快（140～240/min），伴房颤；③厌食、恶心、呕吐、腹泻、大汗淋漓，甚至因失水而休克；④焦躁不安，继而嗜睡或谵妄、昏迷；⑤可伴心力衰竭、肺水肿。

（三）心理-社会状况

病人常处于精神紧张、急躁易怒状态，易与他人发生争执，家庭内外关系紧张。此外，外观的改变，如突眼、颈部粗大可造成病人自我形象紊乱。

（四）辅助检查

1. 基础代谢率测定 用基础代谢率测定器测定较可靠；也可根据脉压和脉率计算，常用计算公式：

基础代谢率（%）＝（脉率+脉压）－111

正常值为±10%，轻度甲状腺功能亢进症为+20%～30%，中度甲状腺功能亢进症为+30%～60%，重度甲状腺功能亢进症为+60%以上。测定必须在禁食 12h，睡眠 8h 以上、空腹和静卧时进行。

2. 甲状腺摄^{131}I 率测定 正常甲状腺 24h 内摄取的^{131}I 量为总入量的 30%～40%，若 2h 内甲状腺摄^{131}I 量超过 25%，或 24h 内超过 50%，且吸^{131}I 高峰提前出现，均可诊断甲状腺功能亢进症，但不反映甲状腺功能亢进症的严重程度。妊娠、哺乳期禁测。

3. 血清总 T_3 和 T_4 含量测定 甲状腺功能亢进症时 T_3 值的上升较早而快，约可高于正常值的 4 倍；T_4 上升较迟缓，仅高于正常的 2.5 倍，故测定 T_3 对甲状腺功能亢进症的诊断具有较高的敏感性。

4. 血清游离 T_3、T_4（FT_3、FT_4）测定 是血清中具有生物活性的甲状腺激素，不受甲状腺结合球蛋白变化的影响，直接反映甲状腺功能状态，是临床诊断甲状腺功能亢进症的首选指标。

重点提示

评估甲状腺功能亢进症病情程度的主要依据是脉率和脉压。

【护理问题】

1. 焦虑 与担心手术及预后有关。
2. 营养失调：低于机体需要量 与机体高代谢状态下营养摄入相对不足有关。
3. 清理呼吸道无效 与咽喉部及气管受刺激、分泌物增多以及切口疼痛不敢咳嗽有关。
4. 自我形象紊乱 与甲状腺切除术后手术瘢痕影响外观有关。
5. 潜在并发症 呼吸困难和窒息，甲状腺危象。

【治疗原则】

1. 抗甲状腺药物治疗 主要是抑制甲状腺素的合成，从而消除甲状腺素过多所引起的各种表现。常分为硫脲类和咪唑类两类。

2. 放射性^{131}I 治疗　利用甲状腺高度摄取和浓集碘的能力及^{131}I 释放出的射线对甲状腺的毁损效应,破坏甲状腺滤泡上皮而减少甲状腺的分泌。禁忌证:妊娠、哺乳期妇女,严重心、肝、肾疾病者,甲状腺危象。

3. 手术治疗　甲状腺大部切除术仍是目前治疗中度以上甲状腺功能亢进症的一种最常用而有效的疗法,能使 90% ~ 95% 的病人获得痊愈,手术死亡率低于 1%。主要缺点是有一定的并发症和 4% ~ 5% 的病人术后甲状腺功能亢进症复发,也有少数病人术后发生甲状腺功能减退。

手术适应证:①继发性甲状腺功能亢进症或高功能腺瘤;②中度以上的原发性甲状腺功能亢进症;③腺体较大,伴压迫症状;④抗甲状腺药物或^{131}I 治疗后复发者或坚持长期用药困难者。此外,甲状腺功能亢进症对妊娠可造成不良影响(流产、早产等),而妊娠又可能加重甲状腺功能亢进症,所以妊娠早中期的甲状腺功能亢进症病人凡具有上述指征者仍应考虑手术治疗。手术禁忌证:①青少年病人;②症状较轻者;③老年病人或有严重器质性疾病不能耐受手术治疗者。

【护理措施】

（一）术前护理

1. 一般护理　保持环境安静、通风、室温凉爽;避免强光、噪声刺激;重者或有心律失常者应绝对卧床。鼓励病人进食高热量、高蛋白质和富含维生素的食物,少食多餐,有足够的液体入量;忌食海产品(如海带、紫菜)等含碘丰富的食物。禁用对中枢神经有兴奋作用的浓茶、咖啡等刺激性饮料,戒烟、酒。在病情未被控制之前,不要参加剧烈的体育锻炼和重体力活动。病人怕热多汗,应随时更换汗湿的衣服及床单。

2. 完善术前检查　①颈部透视或摄片,了解气管有无受压或移位;②检查心脏有无扩大、杂音或心律失常等,并做心电图检查;③喉镜检查,确定声带功能;④测定基础代谢率,了解甲状腺功能亢进症程度,选择手术时机;⑤检查神经肌肉的应激反应是否增高,测定血钙、血磷含量,了解甲状旁腺功能状态。

3. 术前药物准备　术前通过药物降低基础代谢率是甲状腺功能亢进症病人手术准备的重要环节。有以下几种方法。

（1）单服碘剂。①常用碘剂与用法:复方碘化钾溶液口服,每日 3 次。第 1 日,每次 3 滴;第 2 日,每次 4 滴,依此逐日每次增加 1 滴至每次 16 滴为止,然后维持此剂量。碘剂具有刺激性,可在饭后经凉开水稀释服用,或把碘剂滴在饼干、面包片上吞服,以减少对口腔和胃黏膜的刺激。②碘剂作用:控制蛋白水解酶,减少甲状腺球蛋白的分解,逐渐抑制甲状腺素的释放;减少甲状腺的血流量,减少腺体充血,使腺体缩小变硬,有助于避免术后甲状腺危象的发生,也有利于手术。但由于碘剂不能抑制甲状腺素的合成,一旦停服,贮存于甲状腺滤泡内的甲状腺球蛋白大量分解,将使甲状腺功能亢进症症状重新出现甚至加重,因此,凡不准备手术的病人不宜服用碘剂。

（2）硫脲类药物加用碘剂。先用硫脲类药物,待甲状腺功能亢进症症状得到基本控制后停药,改服 2 周碘剂,再行手术。由于硫脲类药物能使甲状腺肿大充血,手术时极易发生出血,增加手术困难和危险,因此服用硫脲类药物后必须加用碘剂。

（3）普萘洛尔单用或合用碘剂。对于不能耐受碘剂或合并应用硫脲类药物,或对此两类药物无反应的病人,主张与碘剂合用或单用普萘洛尔做术前准备。由于普萘洛尔在体内的有效半衰期不到 8h,故最后一次服用须在术前 1~2h,术后继续口服 4~7d。另外,术前不用阿托品,以免引起心动过速。

(4)准备有效指标。当病人情绪稳定,睡眠良好,体重增加,脉率每分钟 90 次以下,脉压恢复正常,基础代谢率在 +20% 以下,腺体缩小变硬,此时表明准备就绪,应及时手术。

4. 突眼护理　突眼者注意保护眼睛,外出应戴墨镜或眼罩以免强光、风沙及灰尘刺激;睡眠时抬高头部,限制饮水和钠盐摄入。眼睛不能闭合着,睡前可戴眼罩或涂抗生素眼膏,盖无菌生理盐水纱布,防止角膜干燥;眼睛有刺痛、异物感、流泪时勿用手直接揉搓眼睛,遵医嘱服用免疫抑制药、左甲状腺素片等,定期进行角膜检查。

5. 心理护理　多与病人交谈,术前向病人介绍手术意义及手术前后配合事项,引导病人说出潜在的焦虑,指导病人认识情绪与疾病的关系,消除病人的焦虑和恐惧心理,保持情绪稳定。对精神过度紧张或失眠者,适当应用镇静和安眠药物。

6. 其他措施　术前教会病人头低肩高体位,可每天用软枕练习数次,使机体适应,指导病人深呼吸,学会有效咳嗽的方法,有助于术后保持呼吸道通畅。备好麻醉床、床旁引流装置、无菌手套、拆线包及气管切开包等。

(二) 术后护理

1. 病情观察　密切监测病人生命体征的变化,若脉率过快,遵医嘱肌内注射利舍平。观察伤口渗血情况,注意引流液的量和颜色,及时更换浸湿的敷料,估计并记录出血量。让病人发声,观察有无声音嘶哑或声调降低。了解病人进流质饮食后的反应,如有无呛咳或误咽,以早期判断有无神经损伤。

2. 体位和引流　病人血压平稳或全身麻醉清醒后取半坐卧位,以利呼吸和引流。手术野常规放置橡皮片或引流管引流 24~48h,以利于观察切口内出血情况并及时引流切口内的积血,预防术后气管受压。

3. 活动和咳痰　指导病人在床上变换体位,起身活动时可用手置于颈后以支撑头部。指导病人深呼吸、有效咳嗽,并用手固定颈部以减少震动;亦可行超声雾化吸入帮助病人及时排出痰液,保持呼吸道通畅,预防肺部并发症。

4. 饮食　先给予病人少量温或凉水,若无呛咳、误咽等不适,可给予便于吞咽的微温流质饮食,过热可使手术部位血管扩张,加重渗血。以后逐步过渡到半流食和软食。甲状腺手术对胃肠道功能影响很小,只是在吞咽时感觉疼痛不适,应鼓励病人少量多餐,加强营养,促进愈合。

5. 药物应用　病人术后继续服用复方碘化钾溶液,每日 3 次,以每次 16 滴开始,逐日每次减少 1 滴,直至病情平稳。年轻病人术后常口服甲状腺素,每日 30~60mg,连服 6~12 个月,以抑制促甲状腺激素的分泌和预防复发。

6. 主要并发症的预防与护理

(1)术后呼吸困难和窒息:是术后最危急的并发症,常发生于术后 48h 内。常见原因:切口内出血压迫气管,喉头水肿,气管塌陷,双侧喉返神经损伤。表现为进行性呼吸困难、烦躁、发绀,甚至窒息;颈部肿胀,切口渗出鲜血等。应立即进行床边抢救,剪开缝线,敞开伤口,迅速除去血肿,结扎出血的血管。再送手术室进一步检查、止血及其他处理。喉头水肿者应立即用大剂量激素,如地塞米松 30mg 静脉滴入。呼吸困难无好转时,行环甲膜穿刺或气管切开。

(2)喉返神经损伤:单侧喉返神经损伤,大多引起声音嘶哑;双侧喉返神经损伤导致双侧声带麻痹,引起失声、呼吸困难,甚至窒息,应立即行气管切开。锉夹、牵拉、血肿压迫而致者多为暂时性,经理疗等处理后,一般在 3~6 个月可逐渐恢复。

(3)喉上神经损伤:外支(运动支)损伤可使环甲肌瘫痪,声调降低;内支(感觉支)损伤可使喉部黏膜感觉丧失,在进食特别是饮水时容易发生误咽、呛咳。应鼓励其多进固体类食物,一般经理疗后可自行恢复。

(4)手足抽搐:主要由于手术时甲状旁腺被误切,致血钙浓度下降,神经肌肉的应激性显著提高,病人常在术后 1~2d 出现面部、唇或手足的针刺感、麻木或强直感,少数严重者可出现面部和手足阵发性痉挛,甚至发生喉和膈肌痉挛,引起窒息死亡。处理方法:限制肉类、乳品和蛋类等食品。若抽搐发作,立即静脉注射 10% 葡萄糖酸钙 10~20ml。轻者可口服葡萄糖酸钙或乳酸钙;症状重者,可加服维生素 D_3,每日 5 万~10 万 U,以促进钙在肠道内的吸收。

(5)甲状腺危象:多发生在术后 12~36h,原因可能与术前准备不充分、甲状腺功能亢进症症状未得到控制及手术应激有关。预防关键在于做好充分的术前准备,当病人的基础代谢率降至正常范围后再手术。处理方法:a. 碘剂,口服复方碘化钾溶液 3~5ml,紧急时将 10% 碘化钠 5~10ml 加入 10% 葡萄糖注射液 500ml 中静脉滴注;b. 氢化可的松;c. 肾上腺素能阻滞药,可用普萘洛尔 5mg 加入 5%~10% 葡萄糖注射液 100ml 中静脉滴注;d. 镇静药,常用苯巴比妥钠或冬眠合剂Ⅱ号;e. 降温,维持病人体温在 37℃ 左右;f. 静脉给予大量葡萄糖溶液,以补充能量;g. 吸氧;h. 心力衰竭者,可应用洋地黄制剂。

重点提示

甲状腺大部切除术后常见的并发症有呼吸困难和窒息、甲状腺危象、喉返神经损伤、喉上神经损伤、手足抽搐。其中最危急的是呼吸困难和窒息。

【健康教育】

1. 自我护理指导 指导病人正确面对疾病,自我控制情绪,保持精神愉快、心境平和。合理安排休息与饮食,维持机体所需。鼓励病人尽可能生活自理,促进康复。

2. 药物指导 说明甲状腺功能亢进症病人术后继续服药的重要性并督促执行。

3. 功能锻炼 切口未愈合前,嘱病人活动时头颈肩同时运动。头颈部在制动一段时间后,可开始锻炼,促进颈部的功能恢复。

4. 随诊和复诊 如果出现伤口红、肿、热、痛、体温升高、心悸、手足震颤、抽搐等情况及时到医院就诊。定期门诊复查,若发现颈部结节、肿块,及时治疗。

第二节 甲状腺肿瘤病人的护理

案例分析

病人,女性,32 岁。颈部肿块 3 年,近 1 个月肿块生长迅速,颈前可触及一 2cm×2cm 的肿物,质硬,表面不光滑,边界不清,吞咽时上下移动,伴声音嘶哑、吞咽困难。

请分析:病人可能的诊断是什么?应该如何对此类病人进行护理?

甲状腺肿瘤分良性和恶性两种。良性肿瘤多为腺瘤;恶性肿瘤以癌为主,肉瘤极为少见。

【护理评估】

1. 病因及病理类型　甲状腺腺瘤是最常见的甲状腺良性肿瘤。本病多见于 40 岁以下的女性。根据病理形态学表现可分为滤泡状和乳头状囊性腺瘤两种,前者多见,周围有完整的包膜,后者少见,常不易与乳头状腺癌区分。

甲状腺癌是最常见的甲状腺恶性肿瘤,绝大多数甲状腺癌源于滤泡上皮细胞。按肿瘤的病理类型可分为:乳头状腺癌、滤泡状腺癌、未分化癌、髓样癌。

2. 身体状况

(1)甲状腺腺瘤:早期多无自觉症状,常在他人提示下发现颈部增粗,相应部位出现圆形或椭圆形结节,多为单发。结节质地稍硬,表面光滑,边界清楚,包膜完整,无压痛,随吞咽上下移动。多数病人无任何症状。腺瘤一般生长缓慢,但乳头状囊性腺瘤因囊壁血管破裂所致囊内出血时,腺体可在短期内迅速增大并伴局部胀痛。

(2)甲状腺癌:腺体内肿块质硬而固定、表面不平是各种病理类型甲状腺癌的共同表现。发病初期多无明显症状。肿块逐渐增大,吞咽时上下移动度降低。晚期常因压迫喉返神经、气管或食管而引起声音嘶哑、呼吸困难或吞咽困难;若颈部交感神经节受压可引起 Horner 综合征;若颈丛浅支受累可出现耳、枕、肩等处的疼痛。甲状腺癌远处器官转移多见于骨和肺。

3. 心理-社会状况　病人发现肿块后常可担忧肿块的性质和预后,表现为恐慌不安;女性病人可因颈部伤口瘢痕对自我形象的影响而焦虑。

4. 辅助检查

(1)放射性^{131}I 扫描:可以比较甲状腺结节与周围正常组织放射性密度的差异。密度较正常组织高者为热结节,相等者为温结节,缺乏密度显示者为冷结节。甲状腺腺瘤病人多呈温结节。甲状腺癌呈冷结节,一般边缘较模糊。

(2)其他检查:B 超检查可发现甲状腺肿块的大小、位置、数目及毗邻关系;X 线检查可了解有无气管移位、受压等;实验室检查可了解甲状腺功能;放射免疫法测定血清降钙素对诊断髓样癌有帮助;结节用细针穿刺、抽吸、涂片可进行病理学检查。

【护理问题】

1. 焦虑　与环境改变,担心肿瘤的性质、手术及预后有关。

2. 疼痛　与肿块压迫和手术创伤有关。

3. 清理呼吸道无效　与手术刺激、分泌物增多及切口疼痛有关。

4. 潜在并发症　窒息、呼吸困难、神经损伤及手足抽搐等。

【治疗原则】

由于甲状腺腺瘤有引起甲状腺功能亢进症和恶变的可能,应早期行包括腺瘤的患侧甲状腺大部切除术。切除标本必须立即行冰冻切片检查,以判定有无恶变。

手术治疗是清除未分化癌以外各型甲状腺癌的基本治疗方法,并辅以放射性核素、甲状腺激素和外放射等治疗。手术治疗包括甲状腺本身的切除,以及颈部淋巴结清扫。

【护理措施】

1. 术前护理

(1)一般护理:术前指导并督促病人练习颈过伸位体位。

(2)术前准备:保证病人术前晚充分休息和睡眠,术前晚给予镇静催眠类药物,保证病人身心处于最佳状态。

(3)心理护理:加强沟通,说明手术的必要性、手术方法、术后恢复过程及预后情况。

2. 术后护理

(1)一般护理:术后回病室取平卧位;病人清醒、血压平稳后,给予半卧位,鼓励床上活动。病情平稳后,可少量饮水,逐步过渡为半流质饮食及软食,选择高热量、高蛋白质和富含维生素的饮食。若无不适,鼓励进食或经吸管吸易吞咽的流质饮食,逐步向半流质及软食过渡。禁忌过热饮食。

(2)病情观察:①监测病人的生命体征。②了解病人的发音和吞咽情况,判断有无呼吸困难、声音嘶哑、音调降低、误咽、呛咳等。③及时更换潮湿敷料,并估计渗血量。④妥善固定颈部引流管,保持通畅。观察并记录引流液的量、颜色及性状。若有异常,及时通知医师。

(3)备气管切开包:对于甲状腺手术,尤其颈淋巴结清扫术的病人,床旁必须备气管切开包。①甲状腺肿块较大、长期压迫气管病人,术后可能出现气管软化而出现窒息症状,故术后严密观察病人的呼吸情况,一旦出现窒息,立即配合医师进行床旁抢救。②若出现颈部血肿并压迫气管,立即配合医师床旁抢救,拆除切口缝线,清除血肿。

(4)功能锻炼:指导病人头颈部制动一段时间后,开始逐步练习活动,促进颈部的功能恢复。颈淋巴结清扫术者,斜方肌不同程度受损,切口愈合后开始进行肩关节和颈部的功能锻炼,持续至出院后3个月。

(5)心理护理:根据病人术后病理结果,指导病人调整心态,配合后续治疗。

【健康教育】

1. 注意劳逸结合,适当休息和活动,以促进各器官功能的恢复。

2. 甲状腺做次全或全切除者遵医嘱坚持终身服用甲状腺片,以预防甲状腺功能减退及抑制TSH。

3. 出院后定期复诊,教会病人自行检查颈部。若出现颈部肿块或淋巴结肿大等,及时就诊。

第三节 常见颈部肿块

颈部肿块可以是颈部和非颈部疾病的共同表现,常见的肿块有肿瘤、炎症和先天性畸形。肿瘤包括原发性肿瘤和转移性肿瘤。炎症有急慢性淋巴结炎、淋巴结结核、涎腺炎、软组织化脓性感染等。先天性畸形包括甲状腺舌管囊肿或瘘、胸腺咽管囊肿或瘘、囊状淋巴管瘤、颏下皮样囊肿等。除甲状腺肿块外,常见的颈部肿块有以下5类。

一、甲状腺舌管囊肿

甲状腺舌管囊肿是与甲状腺发育有关的先天性畸形,多见于15岁以下儿童。表现为颈前区中线、舌骨下方出现1~2cm圆形囊性肿块,边界清楚,表面光滑,有囊性感,无痛,吞咽或伸、缩舌时随之上下移动。囊肿可多年无变化也无症状;如并发感染可出现红、肿、热、痛及全身感染症状。

治疗原则为彻底切除囊肿及其残留的管状结构。

二、颈淋巴结结核

颈淋巴结结核多见于儿童和青年。表现为低热、盗汗、食欲缺乏、消瘦,颈部一侧或双侧出现多个大小不等的肿大淋巴结,可融合成团或形成串珠状肿块,最后发生干酪样坏死、液化,形成寒性脓肿,破溃后形成经久不愈的潜行性窦道、慢性溃疡。

局部治疗可切除少数局限、活动的淋巴结;寒性脓肿可穿刺抽脓,再注入抗结核药物;窦道或溃疡无继发感染时予以切除,再应用抗结核药物。若病人全身情况良好,治疗及时有效,病变可停止发展并钙化。

三、慢性淋巴结炎

慢性淋巴结炎多继发于头、面、颈的炎性病变,肿大的淋巴结常散于颈侧区,黄豆大小、较扁平,质软或中等,表面光滑、活动,可有或无压痛。

当原发病灶炎症得到控制,肿大淋巴结多自行消退。长期肿大者,必要时做穿刺或切除肿大淋巴结做病理检查,以排除结核或肿瘤。

四、恶性淋巴瘤

恶性淋巴瘤来源于淋巴组织恶性增生的实体瘤,多见于男性青壮年。肿大淋巴结常先出现于一侧或两侧颈侧区,继之逐渐融合成团,生长迅速,且伴腋窝、腹股沟等全身淋巴结肿大,肝、脾大,发热。依靠淋巴结病理检查可确诊。

五、转移性肿瘤

转移性肿瘤约占颈部恶性肿瘤的 3/4,最常见的为鼻咽癌和甲状腺癌的转移。肿大的淋巴结坚硬,表面不平、固定。锁骨上窝转移性肿瘤的原发病灶多在胸腹部,但胃肠道、胰腺癌肿多经胸导管转移至左锁骨上淋巴结。

讨论与思考

1. 如何对甲状腺功能亢进症病人进行护理评估?

2. 甲状腺功能亢进症病人的基础代谢率如何测定?如何根据其来判断甲状腺功能亢进症严重程度?

3. 如何对甲状腺功能亢进症病人进行术前准备?

4. 甲状腺功能亢进症病人术后常见的并发症有哪些?针对这些问题如何进行护理?

（杨　阳）

第*13*章

乳房疾病病人的护理

第一节 急性乳腺炎病人的护理

学习要点

1. 急性乳腺炎病因、临床表现和治疗原则。
2. 急性乳腺炎常见的护理问题、主要的护理措施和病人的健康教育要点。
3. 乳腺癌的高危人群、临床表现、治疗原则、护理问题、主要护理措施和患者的健康教育要点。
4. 乳腺囊性增生病、乳腺纤维腺瘤、乳腺内乳头状瘤的临床特点。

✚ 案例分析

病人,女性,25岁。产后第2周,发热,左侧乳房胀痛,红肿,外上方出现界限不明显的硬块,伴有明显压痛,穿刺未抽到脓液。

请分析:该病人存在哪些主要护理问题?

急性乳腺炎是乳房的急性化脓性炎症,多发生于产后哺乳期,常为初产妇。致病菌多为金黄色葡萄球菌,少数为化脓性链球菌。炎症初期乳房内可以是一个或多个炎性病灶,进一步发展形成脓肿。感染严重的并发全身感染。

【护理评估】

1. 致病因素 产后急性乳腺炎的发生在全身抵抗能力下降的基础上,主要有以下两方面病因。

(1)乳汁淤积:乳汁淤积有利于入侵细菌的生长繁殖。

(2)细菌入侵:乳头皮肤破损是造成细菌入侵乳房的主要途径。细菌从乳头入侵后沿淋巴管蔓延到乳腺组织及其间的结缔组织;细菌也可直接侵入乳管,上行至腺小叶,从而引起急性化脓性感染。

因此要重点评估有无乳头发育不良,如过小或内陷,哺乳是否正常,乳汁能否完全排空,即有无乳汁淤积的因素。了解病人有无乳头破损或皲裂的情况。

2. 身体状况

(1)局部表现:患侧乳房首先出现胀痛,局部红、肿、热、痛,触诊肿块有压痛。脓肿形成时肿块可有波动感,深部脓肿的波动感不明显,但乳房肿胀明显,有局部深压痛,穿刺可抽出脓液。脓肿破溃时,可见脓液自皮肤或乳头排出;常伴患侧腋窝淋巴结肿大和触痛。

(2)全身表现:病人可出现寒战、高热和脉搏加快,食欲减退等症状。

3. 心理-社会状况　在发病期间,病人由于乳房疼痛引起心情烦躁,食欲缺乏,睡眠不佳。有些病人担心婴儿的喂养困难、乳房的功能、形态的改变,可以出现焦虑等情绪变化。

4. 辅助检查

(1)实验室检查:血常规可见白细胞总数升高,中性粒细胞比例升高。

(2)诊断性穿刺:深部脓肿可在乳房压痛明显处穿刺,抽出脓液即确诊。

【护理问题】

1. 体温过高　与乳腺炎症有关。

2. 疼痛　与炎症乳房肿胀、乳汁淤积有关。

3. 知识缺乏　缺乏哺乳和急性乳腺炎预防知识。

【治疗原则】

1. 局部治疗

(1)非手术治疗:炎症早期停止患乳哺乳,排空乳汁。采取局部热敷、理疗或外敷药物等措施促进炎症的吸收。

(2)手术治疗:一旦脓肿形成应及时切开引流。定时换药,保持伤口清洁,保持引流通畅,促进伤口愈合。

2. 全身治疗

(1)抗感染治疗:应用足量有效的抗生素,首选青霉素。要避免使用对婴儿有不良影响的抗生素,如氨基糖苷类、磺胺类和甲硝唑等药物。

(2)中药治疗:服用清热解毒类药物。

(3)回乳:感染严重出现乳瘘者应采取措施终止乳汁分泌。常用方法己烯雌酚 1~2mg,口服每日 3 次,共 2~3d。还可以用炒麦芽 60g,每日 1 剂,水煎,分 2 次服,共 2~3d。

【护理措施】

1. 局部治疗的护理　指导病人停止患乳哺乳,可用吸奶器吸空乳房。用宽松的乳罩托起两侧乳房,以减轻疼痛。局部使用 50% 硫酸镁热湿敷或外敷鱼石脂软膏,观察局部炎症发展的情况。脓肿切开后按时换药,保持引流通畅。

2. 全身治疗的护理

(1)休息与营养:注意休息,适当活动。多饮水,进食易消化富含蛋白质和维生素的饮食。进食少者,可静脉补充液体。

(2)遵医嘱按时用药:注意观察药物的疗效和不良反应。

(3)对症护理:高热病人给予物理降温或药物降温。疼痛严重者给予镇静镇痛药。

【健康教育】

重点是急性乳腺炎预防知识的教育。

1. 预防乳头破损　妊娠后期每日用温水擦洗并按摩乳头,然后用 75% 乙醇擦拭乳头。

2. 矫正乳头内陷　在分娩前 3~4 个月开始矫正,可用手指在乳晕处向下按压乳房组织同时将乳头向外牵拉,每日做 4~5 次。乳头稍突出后,改用手指捏住乳头根部轻轻向外牵拉并揉捏数分钟,也可用吸奶器吸引,每日 1~2 次。

3. 防止乳汁淤积　指导产妇按时哺乳,每次哺乳尽量排空乳房。

4. 防止细菌侵入　哺乳前后清洁乳头,注意婴儿口腔卫生,乳头破损时暂停哺乳,局部涂抗生素软膏。

重点提示

预防急性乳腺炎的主要措施是预防乳头破损、矫正乳头内陷、防止乳汁淤积、防止细菌侵入。

第二节　乳腺癌病人的护理

案例分析

病人,女性,50 岁。无意中发现左乳房上有一肿物,无疼痛,无红肿,入院检查治疗。体格检查:双侧乳头不对称,左侧乳房皮肤橘皮样外观,触及一直径 2cm 的肿物,质地较硬,边界欠清楚,表面不光滑,与胸肌无粘连。左侧腋窝触及 2 个 1.5cm×1.5cm 肿大的淋巴结,活动好,无粘连。右侧腋窝未触及肿大淋巴结。

请分析:病人最可能的情况是什么? 请提出病人手术后的主要护理问题?

乳腺癌是女性最常见的恶性肿瘤之一,在我国占全身各种恶性肿瘤的 7%~10%。发病人群多为 40~60 岁的女性,仅次于子宫颈癌,但近年来乳腺癌的发病率有上升的趋势。在某些地区乳腺癌已成为女性发病首位的恶性肿瘤。

乳腺癌多数起源于导管上皮,少数发生于腺泡,常见病理类型如下。①非浸润性癌:包括导管内癌、小叶原位癌及乳头湿疹样乳腺癌。此型属早期,预后较好。②早期浸润性癌:包括早期浸润性导管癌、早期浸润性小叶癌。此型仍属早期,预后较好。③浸润性特殊癌:包括乳头状癌、髓样癌、小管癌等。此型分化一般较高,预后尚好。④浸润性非特殊癌:包括浸润性小叶癌、浸润性导管癌、硬癌等。此型一般分化低,预后较上述类型差,且是乳腺癌中最常见的类型,占 80%。

乳腺癌的转移途径:①直接浸润,癌细胞可直接侵及皮肤、胸筋膜、胸肌等周围组织,严重时使癌块固定于胸壁。②淋巴转移,是主要的转移途径。乳房外侧的乳腺癌,易向同侧腋窝淋巴结转移,继而扩展到锁骨下淋巴结、锁骨上淋巴结,进入血液循环;约占 60% 乳房内侧的乳腺癌,常向胸骨旁淋巴结转移,最后可转移到锁骨上淋巴结,进入血液循环。③血行转移,癌细胞经血循环向远处转移者,多发生在晚期,远处转移的顺序依次为肺、骨、肝等器官。

【护理评估】

1. 健康史　乳腺癌的病因尚不明确,要重点评估与乳腺癌发病相关的高危因素。

(1)评估月经史及生育史:月经来潮较早或绝经期愈晚的妇女、不育或 30~35 岁以后妊娠的妇女、更年期妇女等乳腺癌的发生率较高。性激素的变化都可以引起乳腺上皮细胞的过度增生。雌激素的活性与乳腺癌的发生有很大关系,其中雌酮(E1)具有明显致癌作用。

(2)评估家族遗传史:乳癌在某些家族中的多发性已被证实,母系有乳腺癌史的妇女,乳腺癌的发生率较一般人群高。

（3）评估饮食起居习惯：高脂饮食、吸烟、饮酒也是诱发乳腺癌的重要因素。

（4）评估病人激素类药物的服用情况：有研究表明更年期补充外源性雌激素会增加患乳腺癌的机会。

（5）评估病人患乳腺其他疾病的病史：研究发现乳腺癌的危险性与某些乳腺良性疾病有关，如患乳腺小叶上皮不典型增生，患乳腺癌的危险性明显增高。

（6）评估电离辐射的暴露情况：流行病学调查表明胸部受到长期大剂量放射线照射，可增加乳腺癌的发病机会。

2. 身体状况

（1）乳房肿块：早期表现为无痛、单发、质硬、表面不光滑、与周围组织分界不清、不易推动。多见于外上象限，其次是乳腺中央区和内上象限。一般无自觉症状，常于洗澡、更衣或查体时发现。

（2）皮肤改变：癌肿块侵及 Cooper 韧带，可使韧带收缩而失去弹性，导致皮肤凹陷，称为"酒窝征"（图 13-1，彩图 1）。当皮内、皮下淋巴管被癌细胞堵塞时，可出现皮肤淋巴水肿，在毛囊处形成许多点状凹陷，使皮肤呈"橘皮样"改变（图 13-2，彩图 2）。如病人乳房小，而肿块大，肿块可隆起于乳房表面。肿块还可向浅表生长，使皮肤破溃形成菜花样溃疡。

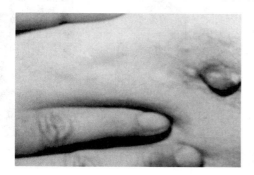

图 13-1 乳房"酒窝"征

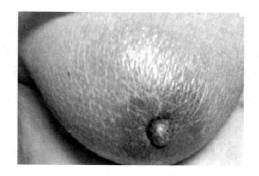

图 13-2 橘皮样改变

（3）乳头改变：若癌肿侵犯近乳头的大乳管，可使乳头偏移、内陷或抬高，造成两侧乳头位置不对称。多数病人的乳头会溢出血性液体。

（4）区域淋巴结肿大：常为患侧腋窝淋巴结肿大，早期肿大淋巴结为散在、质硬、无压痛、尚可推动的结节。后期淋巴结肿大相互粘连、融合，与皮肤和深部组织粘连，不易推动．大量癌细胞堵塞腋窝主要淋巴管时，则可发生上肢水肿。晚期锁骨上淋巴结增大。

（5）乳腺癌血行转移表现：常最先出现肺转移的症状即胸痛、咯血、咳嗽、气急等症状。其次可出现腰背痛、病理性骨折等骨转移的症状，肝转移时出现肝大、黄疸。

（6）特殊类型乳癌：乳头湿疹样癌（又称 Paget 病）是特殊型乳腺癌。少见，恶性程度低，发展慢。先发生在乳头区大乳管内，后发展到乳头。表现为乳头刺痒、灼痛、乳晕周围糜烂、结痂等慢性湿疹样变化。另一特殊性型乳腺癌是炎性乳癌，少见，一般发生于年轻女性，尤其在妊娠及哺乳期，发展迅速，转移早，预后极差。无明显的局限性肿块，表现为整个乳房明显增大发硬，伴随红肿热痛等急性炎症改变。

（7）乳腺癌的临床分期：根据癌肿的大小，与皮肤或胸肌粘连程度，腋窝淋巴结转移情况，将病程乳腺癌分为 4 期。第 Ⅰ 期:肿瘤直径不超过 2cm,与皮肤无粘连,无腋窝淋巴结肿大。第 Ⅱ 期:肿瘤直径不超过 5cm,与皮肤粘连,尚能推动,同侧腋窝有数个散在、活动的淋巴结。第 Ⅲ 期:肿瘤直径超过 5cm,与皮肤或胸肌粘连,同侧腋窝淋巴结已融和成团,但尚可推动。第 Ⅳ 期:肿瘤广泛扩散至皮肤,或与胸肌、胸壁粘连固定,同侧腋窝淋巴结已融合固定,或锁骨上淋巴结肿大,或有远处转移。

> **重点提示**
>
> 无痛性乳房肿块是乳腺癌常见的首发症状。

3. 心理-社会状况　了解病人的心理反应,有无焦虑恐惧的情绪的变化,评估病人对乳腺癌疾病的认知程度。了解家庭经济情况等。病人多无意中发现乳房内肿块来就诊,一旦怀疑乳腺癌,常表现为焦虑、恐惧。手术切除乳房,就意味着失去了女性第二性征和哺乳的功能会加重精神上的困扰。

4. 辅助检查

(1) 乳房 X 线检查:①钼靶 X 线:可显示乳房软组织结构,乳腺癌的肿块呈现密度增高阴影,边缘呈毛刺状改变,肿块内或旁出现微小钙化灶,局部皮肤增厚(图 13-3,彩图 3)。②乳腺导管造影术:主要用于检查乳管内疾病,用于鉴别诊断。

(2) B 型超声波检查:能够发现直径在 5mm 以上的肿瘤。可鉴别肿块是囊性还是实质性。

(3) 脱落细胞学检查:取乳头溢液或细针穿刺肿块吸取组织细胞,涂片做细胞学检查。

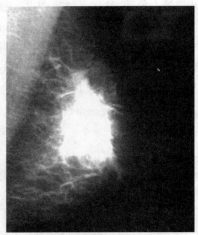

图 13-3　乳腺癌钼靶 X 线征象

(4) 活体组织检查:通过空芯针穿刺活检、真空辅助活检或开放手术活检获取部分乳腺组织送病理检查,根据病理结果来决定手术方式。

【护理问题】

1. 恐惧/焦虑　与对癌症的恐惧或担心失去乳房有关。

2. 自我形象紊乱　与术后身体外观改变、化疗后脱发等有关。

3. 躯体移动障碍　与手术后疼痛、胸肌缺损及瘢痕牵拉有关。

4. 知识缺乏　缺乏有关术后患肢功能锻炼的知识。

5. 潜在并发症　皮瓣坏死、患侧上肢肿胀、感染等。

【治疗原则】

乳腺癌是一种以局部表现为主的全身系统性疾病,治疗应包括全身和局部治疗两部分。手术是乳癌的主要治疗手段。早期(Ⅰ、Ⅱ期)乳癌以根治性手术为主,同时辅以化疗、放射、内分泌、免疫疗法等综合措施。晚期乳癌则以化疗、内分泌治疗为主,必要时做姑息性手术。

1. 手术治疗方法

(1) 乳腺癌根治术:切除整个乳房、胸大肌、胸小肌及腋窝和锁骨下脂肪组织及淋巴结。

(2) 乳腺癌扩大根治术:在根治术基础上同时切除,2~4 肋软骨及肋间肌、胸廓内动静脉及周围淋巴组织。

（3）改良乳腺癌根治术：切除整个乳房,同时做腋窝淋巴结清扫,保留胸肌。该术式对胸部外观影响较小。是目前常用手术方式。

（4）乳房单纯切除或部分切除术：对晚期或年老体弱不能耐受根治术者适用。

2. 放射治疗　是局部治疗的重要手段之一,可减少局部复发率,根据情况可在手术前后进行。晚期乳腺癌或炎性乳癌可以先在化学治疗的基础上加做放射治疗。

3. 化学治疗　是一种必要的全身性辅助治疗手段。可提高手术治疗的效果和病人的生存率。常见包括术前化学治疗、术后辅助化学治疗及晚期癌化学治疗。化学治疗前须有病理学诊断为依据,一般需 4~8 个周期,为 3~6 个月。

4. 内分泌治疗　适用于对激素依赖的乳腺癌,可采用的方法如下。

（1）去势治疗：绝经前病人可药物去势、手术切除卵巢或用放射线照射卵巢,以消除体内雌激素的来源。

（2）抗雌激素治疗：根据绝经前后的病人体内雌激素的来源不同,选用雌激素拮抗药或芳香酶抑制药,如三苯氧胺(TAM)、来曲唑等,有较好的抑癌作用。连续使用 5~10 年。

（3）其他：某些病人可采用雌激素、黄体酮类药物治疗。

【护理措施】

1. 心理护理　关心体谅病人,观察病人的心理反应。针对病人提出的问题做好有关的解释和说明取得病人的配合。帮助病人克服对癌症的恐惧,克服因手术切除乳房所产生的失落感。

2. 术前护理　同一般外科病人的术前准备,对高龄病人做好心、肺、肝、肾功能检查,提高手术的耐受性。皮肤准备：按要求的范围准备皮肤。如需植皮者,做好供皮区的皮肤准备。对晚期乳癌病人有皮肤破溃的,从术前 3d 开始每天换药 2 次,并用 75% 乙醇消毒溃疡周围的皮肤。

3. 术后护理

（1）卧位：待血压平稳后,取半卧位,有利于引流和呼吸。

（2）密切观察病情变化：①观察生命体征的变化和切口敷料渗血、渗液情况；②对扩大根治术后病人注意有无胸闷、呼吸困难；③观察手术侧上肢皮肤颜色和温度、感觉、运动、有无肿胀等,若皮肤发绀、肢端肿胀、皮温降低、脉搏不清或肢端麻木,应协助医师及时调整绷带的松紧度；④观察并记录皮瓣的颜色,有无皮下积液。

（3）伤口护理：乳房切除术后伤口用多层敷料或棉垫加压包扎,使胸壁与皮瓣紧密贴合,包扎松紧度要适当。

（4）引流管护理：伤口引流管应妥善固定,保持持续性负压吸引。密切观察引流液的颜色、性状、量,一般术后 1~2d,每日引流血性液 50~100ml,伤口引流液逐渐减少。术后 3~4d 渗出基本停止,可拔除引流管,继续加压包扎切口。

（5）预防患侧上肢肿胀：抬高患侧上肢,按摩患侧上肢或适当运动,勿在患侧上肢测血压、抽血、做静脉或皮下注射等。

（6）患肢功能锻炼：无特殊情况要早期活动,术后 24h 内开始活动手指及腕部,可做伸指、握拳、屈腕等锻炼；术后 3d 内肩关节绝对制动；术后第 4 天可进行屈肘、伸臂等锻炼；术后 7d 后活动肩部,病人可坐起,鼓励病人用患侧手洗脸、刷牙、进食等,可做患侧手触摸对侧肩部及同侧耳朵的锻炼,注意避免上臂外展;10d 后进行全范围的肩关节活动,如手指爬墙运动、转绳运动、拉绳运动等。

【健康教育】

1. 乳房的自我检查 乳癌为浅表肿瘤,易早期发现,早期治疗能取得较好的效果。对 30 岁以上的妇女,特别是一侧曾患乳癌的病人,每个月定期自我检查乳房 1 次。停经前的妇女在月经结束后 4~7d 进行检查为宜,此时乳房最松弛,病变易被检出。

(1)视诊:脱去上衣,面对镜子,先两臂下垂,仔细观察两侧乳房的大小、外形、轮廓是否对称,有无局限性隆起、凹陷或皮肤橘皮样改变;注意有无乳头回缩和抬高,乳晕区有无湿疹。然后,双手叉腰、两臂高举过头,稍微侧身,从不同角度观察上述内容。

(2)触诊:仰卧,肩胛下垫软枕,左前臂枕于头下,右手各指并拢,沿顺时针方向用手指掌面轻柔平按,扪摸左侧乳房。注意切忌重按或抓捏。最后按摸乳晕区,注意有无乳头溢液及性质。然后左臂放下,用右手再触摸左侧腋窝有无淋巴结肿大。同法检查另侧乳房。

2. 告知病人所服各类药物的不良反应和服药注意事项 对使用雄激素治疗者要告之会出现多毛、面红、粉刺增多、喉音变粗、头发减少、性欲增强等男性化现象。使用雌激素会出现恶心、食欲缺乏、乳头发黑、外阴瘙痒以及不规则子宫出血等不良反应。

3. 功能锻炼 讲明患肢功能锻炼的意义,指导病人如何开展患侧上肢的功能锻炼。

4. 减少癌肿复发的机会 督促病人遵医嘱坚持放疗或化疗,定期随访。告知病人术后 5 年内避免妊娠,计划妊娠前咨询专科医师。

第三节 乳腺良性肿块病人的护理

一、乳腺囊性增生病

乳腺囊性增生病,又称囊性小叶增生症好发于 25~40 岁的女性,与卵巢功能失调有密切关系,因体内雌激素水平升高与黄体酮比例失调,致使乳腺上皮增生,乳管囊性扩张,乳管周围纤维组织增生,形成大小不等的肿块。

1. 临床特点

(1)周期性乳房胀痛:月经来潮前发生或加重,月经过后疼痛消失或减轻,胀痛程度不一,重者可影响工作和生活。

(2)乳房肿块:在一侧或双侧内有大小不等、质韧、边界不清的结节性肿块,可推动,与皮肤和基底不相连。少数有轻压痛。偶有乳头溢液,腋窝淋巴结不肿大。

2. 治疗 一般非手术治疗,应解除患者思想顾虑,用乳罩托起乳房;症状明显者可口服药物,缓解疼痛;若疑有恶变者,做病理学检查,上皮增生活跃的行单纯乳房切除术;发现恶性病变者行乳腺癌根治术。

二、乳腺纤维腺瘤

乳腺纤维腺瘤是常见的乳房良性肿瘤,多见于 18~25 岁卵巢功能旺盛的妇女。发病也与体内雌激素水平增高有关。

1. 临床特点 表现为肿块,好发于乳房外上象限,多为单发(75%),少数多发。肿块质坚韧,有弹性、有包膜,边界清楚、光滑、活动度大、容易推动。肿块无压痛,也无腋窝淋巴结肿大。肿块变化与月经周期无关。除肿块外,患者常无自觉症状,一般生长较慢,但妊娠及哺乳期时因受雌激素刺激可迅速增大。

2. 治疗原则　虽属良性肿瘤,但有恶变可能,故应早期手术切除,并进行病理检查,以明确有无病变。

三、乳管内乳头状瘤

好发于 40~45 岁的妇女。是发生在乳管内的良性肿瘤,75% 的病例发生于大乳管附近乳头的壶腹部,瘤体小,血管丰富,易出血。

1. 临床特点　以乳头血性溢液为主,溢液为鲜血、血清样或浆液;肿块小,常不能触及,有时乳晕区可触及较小肿块。轻压乳晕区从乳头排出血性液体。

2. 辅助检查　可行乳管 X 线造影及溢液涂片检查。

3. 治疗原则　部分病例有恶变可能,应尽快手术切除,术中快速冰冻病理检查。

讨论与思考

1. 急性乳腺炎的早期症状和护理要点有哪些?

2. 产后预防急性乳腺炎的措施有哪些?

3. 乳腺癌早期症状有哪些?

4. 如何指导病人做乳腺的自我检查?

（李胜萍）

第 14 章

胸部疾病病人的护理

学习要点

1. 肋骨骨折病人的表现、肋骨骨折病人主要护理措施。
2. 损伤性气胸或血胸的表现,急救护理措施。
3. 胸部损伤病人主要护理问题、主要护理措施。
4. 急、慢性脓胸的表现,脓胸病人的主要护理问题和护理措施。
5. 胸部手术病人主要的护理问题与护理措施。
6. 胸腔闭式引流的目的、护理措施及注意事项。
7. 食管癌病人主要的表现、治疗原则、主要的护理问题和护理措施以及常用的辅助检查方法。

第一节　胸部损伤病人的护理

案例分析

病人,男性,30 岁。被汽车撞伤,主诉左侧胸腹痛疼难忍。急诊入院检查:神志清,面色发绀,呼吸急促,烦躁不安,脉搏细速,四肢湿冷,脉搏 110/min,呼吸 24/min,血压 85/60mmHg。左侧胸壁有一个小裂口,见肋骨断端,伴出血不止,在伤口处可听到嘶嘶声。

请分析:请评估该病人已发生什么情况? 如何急救与护理?

在生活当中,胸部容易受到损伤。胸腔内有维持生命的重要器官,一旦损伤常威胁生命。胸部损伤常按照胸膜腔是否与外界相通,分为闭合性损伤和开放性损伤。闭合性损伤多由于暴力挤压、钝器的打击胸壁引起。轻者只有胸壁软组织挫伤或单纯肋骨骨折,重者多伴有胸腔内脏或血管损伤,导致血胸、气胸。有时还可造成心脏损伤,引起心包腔积血,造成呼吸循环衰竭。开放性损伤多由利器所致,战时则由火器弹片贯通胸壁造成,可导致开放性气胸或血胸,影响呼吸循环功能常威胁生命,伤情较重。

一、肋骨骨折

胸部损伤以肋骨骨折最常见,常为闭合性损伤,以第4~7肋骨骨折最多见。

【护理评估】

1. **健康史**　了解病人胸部受伤的情况。引起肋骨骨折的暴力可分为直接暴力和间接暴力,造成病人的损伤有所不同。直接暴力损伤:如胸壁受到撞击使肋骨向内弯曲折断,骨折断端刺破胸膜易造成血气胸;间接暴力损伤:如胸壁遭受前后挤压使肋骨向外弯曲折断,不容易引起胸腔内脏的损伤造成血气胸(图14-1)。

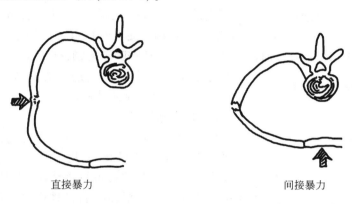

直接暴力　　　　　　　间接暴力

图 14-1　暴力致肋骨骨折示意图

2. **身体状况**　肋骨骨折时骨折部位疼痛,当深呼吸、咳嗽或转动身体时疼痛加剧。受伤部位常有淤血肿胀,体格检查时可有局部压痛、间接挤压痛、骨擦感。当发生多根多处肋骨骨折时,骨折处局部胸壁失去肋骨的支持而软化,可出现局部反常呼吸运动现象。既吸气时软化区胸壁内陷,呼气时软化区胸壁向外鼓出。如果软化区范围较大,在呼吸时由于胸膜腔内两侧压力不平衡,使纵隔左右摆动,引起机体缺氧和二氧化碳潴留,并影响静脉血回流,严重时可出现呼吸和循环衰竭(图14-2)。

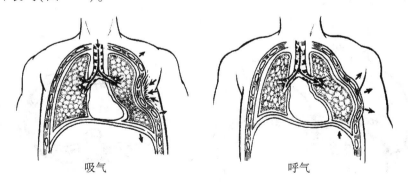

吸气　　　　　　　　　呼气

图 14-2　反常呼吸

3. **心理-社会状况**　了解病人的心理反应,有无焦虑恐惧等情绪的变化,了解病人对胸部损伤的认知程度。了解病人家庭经济情况等。

4. 辅助检查　胸部 X 线片能够显示肋骨骨折的部位、移位、范围以及有无血胸、气胸等并发症。

【护理问题】

1. 疼痛　与胸部损伤肋骨骨折有关。

2. 气体交换受损　与胸部损伤所致多根多处肋骨骨折引起反常呼吸有关。

3. 清理呼吸道无效　与局部疼痛不敢咳嗽等因素有关。

4. 潜在并发症　血气胸、脓胸等，与胸部损伤有关。

【治疗原则】

肋骨骨折的治疗根据骨折的范围不同采取不同的方法。单处肋骨骨折范围较局限，骨折端多无明显移位，可采用局部固定的方法，达到镇痛、促进骨折愈合目的。多根多处肋骨骨折出现大块胸壁软化和反常呼吸时治疗的重点是：保持呼吸道通畅，抑制反常呼吸。开放性肋骨骨折可按开放性损伤处理：进行清创，修整骨折断端，缝合包扎。应用抗生素预防感染。

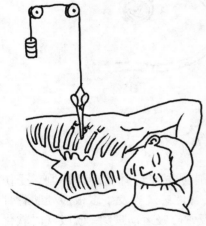

图 14-3　胸壁软化区牵引固定术

【护理措施】

1. 维持呼吸功能　保持呼吸道通畅，及时清除口腔和呼吸道内的血液、呕吐物、异物。酌情予以氧气吸入。对咳嗽无力不能有效排痰者可行吸痰术，必要时做气管切开术维持呼吸功能。多根多处肋骨骨折要迅速抑制反常呼吸，在现场急救时可采用棉垫覆盖胸壁软化区，并用胸带加压包扎。如有大面积的胸壁软化区常需协助做骨折牵引固定术（图 14-3）。

2. 疼痛的护理　定时给予镇痛药物，协助医师用 1% 利多卡因阻滞骨折处肋间神经。当病人咳嗽时协助和指导固定胸壁，减少胸壁的震动以减轻疼痛。协助医师使用宽胶布叠瓦状固定胸部（图 14-4），如果病人对胶布过敏，也可用多头带包扎固定胸部。

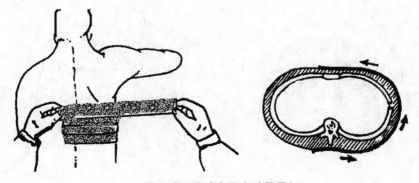

图 14-4　宽胶布固定肋骨骨折

3. 预防肺部并发症　遵医嘱给予抗生素，化痰药物，鼓励病人早期下床活动，深呼吸、协助指导咳嗽排痰。

4. 病情观察　注意病人呼吸血压情况,在下胸部损伤时还需注意有无腹部损伤的情况。

【健康教育】

1. 向病人讲明深呼吸、咳嗽排痰的重要性。

2. 教会病人如何做有效的咳嗽。

二、损伤性气胸

胸部损伤时,空气由胸壁伤口或肺、支气管破口进入胸膜腔称损伤性气胸,有时有血液并存时称血气胸。损伤性气胸分闭合性、开放性和张力性气胸三类。

1. 闭合性气胸　多为肋骨骨折的并发症,骨折断端刺破肺表面,空气漏入胸膜腔造成,伤道闭合,不再有气体进入,伤侧肺组织部分受压(图 14-5)。

2. 开放性气胸　多由锐器、弹片或火器伤等引起。胸壁有开放性伤口,胸膜腔经伤口与外界相通,呼吸运动时空气自由进出胸膜腔,开放性气胸病人呼气时大量气体进入伤侧的胸膜腔,使胸膜腔内负压消失,肺压缩,纵隔推向健侧;呼气时气体自伤口排出,而纵隔向伤侧移位,接近中线,纵隔随呼吸运动左右移动称纵隔扑动。影响静脉回流,导致呼吸循环功能障碍。开放性气胸时吸气时健侧肺扩张,吸入的气体不仅来自气管进入的空气,也来自伤侧肺排出的含氧量低的气体;呼气时健侧的气体不仅排出体外,也排至伤侧气管和肺内,含氧量低的气体在两侧肺内重复交换可造成严重缺氧(图 14-6)。

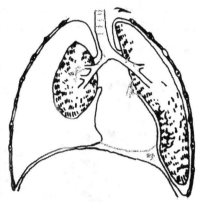

图 14-5　闭合性气胸

3. 张力性气胸　常见于较大的肺裂伤或支气管破裂,裂口处形成活瓣,气体只能进入胸膜腔而不能排出,使胸腔逐渐形成高压也称高压性气胸。胸膜腔内的高压气体使伤侧肺组织逐渐萎缩,并将纵隔推向健侧,挤压健侧肺,引起呼吸循环功能严重障碍,危及生命。胸膜腔内的高压气体可被挤入纵隔并扩散至皮下组织,在颈部、面部、胸部形成皮下气肿(图 14-7)。

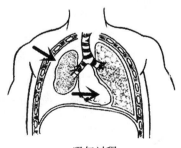
吸气过程

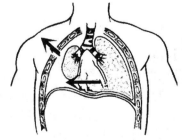
呼气过程

图 14-6　开放性气胸纵隔扑动

【护理评估】

1. 健康史　了解病人的受伤情况,伤后有无胸闷、气短、咯血等症状,已经采取了哪些抢救措施。注意病人有无慢性支气管炎、肺气肿、哮喘等病史。

2. 身体状况　评估生命体征是否平稳,特别注意呼吸、循环功能的变化。闭合性气胸时如气体进入胸膜腔较少,症状常不明显,如较多病人可有胸闷、气急、呼吸困难等症状,听诊伤侧呼吸音降低,叩诊伤侧胸部呈鼓音。开放性气胸病人常表现显著的呼吸困难、发绀甚至发生休克。病人胸壁有伤口伴有出血,呼吸时

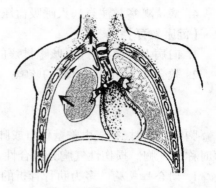

图 14-7　张力性气胸和纵隔、皮下气肿

可闻及气体进出伤口发出"嘶嘶声"。听诊伤侧呼吸音减弱或消失,叩诊伤侧胸部呈鼓音。张力性气胸病人表现极度呼吸困难、发绀,严重可发生休克甚至昏迷。听诊伤侧呼吸音消失,叩诊伤侧胸部呈高度鼓音。

3. 心理-社会状况　了解病人受伤后的心理状态,有无焦虑恐惧的情绪变化。

4. 辅助检查　胸部 X 线片能够显示气胸的存在和肺组织受压的程度协助诊断和治疗(图 14-8)。

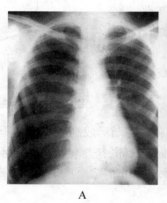
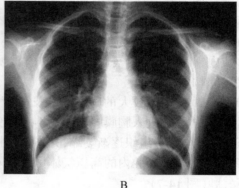

图 14-8　胸部 X 线片

A. 气胸;B. 正常胸片

【护理问题】

1. 气体交换受损　与呼吸道梗阻、肺萎陷、肺损伤及胸廓活动受限有关。

2. 心排血量减少　与损伤性气胸致纵隔移位、大血管扭曲、静脉回流障碍有关。

3. 焦虑或恐惧　与胸部损伤引起的呼吸功能紊乱有关。

4. 潜在并发症　肺不张、肺内感染、呼吸功能衰竭等。

【治疗原则】

1. 闭合性气胸的治疗

(1)小量气胸:肺组织压缩 30% 以下,无须治疗。

(2)大量气胸:胸腔穿刺抽气,必要时行胸膜腔闭式引流。

(3)预防感染:给予抗生素治疗。

2. 开放性气胸的治疗

（1）急救：紧急封闭伤口，抽气减压。

（2）专科治疗：清创、缝合开放性伤口，留置胸膜腔闭式引流，恢复胸腔内正常的压力。必要时剖胸探查修补。给予氧气吸入，输血补液抗休克；预防感染并发症，应用抗生素。

3. 张力性气胸的治疗

（1）急救：立即排气减压。

（2）专科治疗：持续胸膜腔闭式引流术，恢复胸腔内正常的压力。剖胸探查缝合破裂的气管和肺组织。应用抗生素预防感染。

【护理措施】

1. 密切观察病情　严重的气胸常引起休克危及生命，气胸发生时常需紧急处理，合并胸内器官损伤需急诊手术治疗。必须密切观察呼吸、血压、心率、意识等情况的变化。

2. 急救　开放性气胸、张力性气胸发生时，要予以现场急救。对于开放性气胸要迅速地用纱布等物品覆盖胸壁伤口，同时加压包扎；对于张力性气胸用粗针头经伤侧锁骨中线第 2 肋间刺入胸膜腔，抽气减压。为保证安全可在针尾缚一橡皮指套，末端剪开 1cm 的小口使气体只能排出不能进入胸膜腔，并用血管钳将针头固定于胸壁（图 14-9）；同时给予镇痛制剂、输液，防止休克发生，迅速转运。

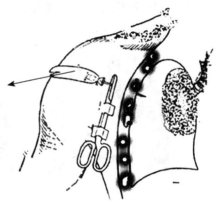

3. 维持呼吸功能　为保持呼吸道通畅，及时清除口腔和呼吸道内的血液、呕吐物、异物、给予氧气吸入。超声雾化吸入稀释痰液，鼓励病人咳嗽和深呼吸，协助排痰，对咳嗽无力不能有效排痰者可行吸痰术。必要时做气管切开术，维持呼吸功能。

图 14-9　张力性气胸急救排气

4. 协助医师专科治疗　协助做胸腔穿刺抽气或胸腔闭式引流术。保持胸腔闭式引流的通畅，观察引流的效果（详见胸腔闭式引流的护理）。

5. 病人体位　病人血压平稳后，可采取半卧位，增加心排血量，促进肺扩张。

【健康教育】

1. 向病人讲明深呼吸、咳嗽排痰的重要性。讲清采取半卧位对呼吸循环恢复的意义。

2. 教会病人如何做有效咳嗽。

3. 增加营养，合理膳食，少食刺激性食物，保持适量的水分摄入。

4. 预防感染，避免受凉，重点防止呼吸道感染。

5. 早期活动，适当加强体育锻炼，提高肺活量。

三、损伤性血胸

胸部损伤常引起胸膜腔积血称损伤性血胸。出血的来源常为肋骨骨折断端出血、经壁层胸膜上的破口流入胸膜腔及肺破裂或裂伤出血。来自肋间动脉和胸廓内血管的出血，如果累及压力较高的动脉，常呈持续性大出血，不易自然停止，往往需要开胸手术止血。心脏或大血管及其分支的出血，量多而猛，多在短时间引起病人死亡，仅少数得以送达医院。血胸一方面造成血容量减少，另一方面可迫使肺萎陷，并将纵隔推向健侧，因而严重影响呼吸和循环功能。

由于心、肺和膈肌的运动有去纤维蛋白作用,故胸膜腔内的积血不易凝固。积血机化后形成纤维组织,束缚肺和纵隔,影响呼吸功能。积血并发感染,可形成脓胸。

【护理评估】

1. 健康史　了解胸部损伤的经过情况,是否并发气胸,有无身体其他部位的损伤。

2. 身体状况　检查病人有无胸闷气短呼吸困难、出冷汗等症状,检查病人口唇有无发绀、气管移位、呼吸音减弱或消失等。小量血胸指胸腔积血量在 500ml 以下,病人无明显症状和体征;中量血胸积血量 500~1000ml,病人可有内出血的症状,如面色苍白、呼吸困难、脉细而弱、血压下降等低容量性休克的表现,查体发现伤侧呼吸运动减弱,下胸部叩诊浊音,呼吸音明显减弱;大量血胸积血量在 1000ml 以上,病人表现有较严重的呼吸与循环功能障碍和休克症状,查体可见伤侧呼吸运动明显减弱、肋间隙饱满、气管移向对侧、叩诊为浊实音、呼吸音明显减弱以至消失。

3. 辅助检查　胸部 X 线片、血常规等有助于诊断。小量血胸胸片检查可见肋膈角变浅;中量血胸积血量胸片检查可见积血上缘达肩胛角平面;大量血胸积血量胸片检查可见胸腔积液超过肺门平面(图 14-10)。

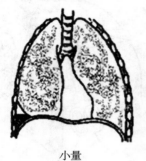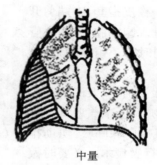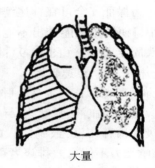

小量　　　　　　　　中量　　　　　　　　大量

图 14-10　损伤性血胸

【护理问题】

1. 气体交换受损　与血胸使肺组织萎陷有关。

2. 心排血量减少　与血胸使血容量减少有关。

3. 潜在的并发症　肺炎、肺不张、脓胸等,与胸部损伤有关。

【治疗原则】

小量血胸,不需特殊治疗,可自行吸收;中、大量血胸,输血输液抗休克,施行闭式胸膜腔引流术。凝固性血胸,应做开胸手术,取出血块;机化性血胸,应作纤维板剥脱术;血胸感染,则按脓胸处理。

【护理措施】

1. 密切观察病情　观察病人的生命体征及一般情况。有伤口者,观察有无渗血、气体进出伤口。合并肋骨骨折者,观察病人是否有反常呼吸、皮下气肿等。出现反常呼吸、开放性、张力性气胸、窒息、呼吸心搏骤停者要及时迅速予以急救。动态观察红细胞计数、血红蛋白和血细胞比容的化验指标。

2. 维持呼吸功能　给予吸氧,保持呼吸道通畅,必要时吸痰。

3. 维持循环功能　建立静脉通道,输血输液维持充足的血容量。

4. 协助医师治疗　做胸腔穿刺和胸腔闭式引流术，保持引流通畅，准确的记录出血量。

5. 术前准备工作　需开胸止血者，要做好术前准备工作(见胸外科常规护理内容)。

6. 预防感染　充分引流，合理使用抗生素。

【健康教育】

1. 讲明胸腔闭式引流的作用和目的。

2. 讲明深呼吸咳嗽排痰的重要性，教会病人如何做有效的咳嗽。

3. 预防呼吸道感染。

4. 恢复期要加强呼吸功能的训练。

第二节　脓胸病人的护理

> **案例分析**
>
> 病人，男性，50岁，农民。半个月前因右胸部刀扎伤入院，伤口清创缝合行闭式引流术，现闭式引流已拔出，连续发热3d，体温持续在37.9~39℃，主诉胸闷胸痛，查体右侧胸廓饱满，肋间隙增宽，呼吸音减弱。
>
> 请分析：该病人可能的情况？目前主要的护理措施？

致病菌侵入胸膜腔引起感染化脓，称脓胸。感染途径常为肺部病灶直接侵及胸膜或破溃至胸膜腔；邻近器官感染侵入胸膜腔；全身化脓感染，致病菌随血流侵入胸膜腔；胸部开放性损伤时病菌由胸部伤口直接侵入胸膜腔；胸部手术后引起的胸膜腔感染。致病菌常为金黄色葡萄球菌感染。脓液占满整个胸腔者，称全脓胸；如脓液局限于部分胸腔内，则称为局限性脓胸(包裹性脓胸)。

【护理评估】

1. 健康史　了解病人发病情况及诊治过程，既往有无肺部疾病和胸部损伤的病史。

2. 身体状况

(1)急性脓胸：表现为高热、胸痛、气促、咳嗽，伴支气管胸膜瘘者有体位性咳痰。体格检查：患侧胸部呼吸受限，胸廓饱满，气管移向对侧，肋间隙增宽，叩诊浊音或实音。脓气胸叩诊上部鼓音、下部浊音，听诊呼吸音减弱或消失。急性期重点评估病人中毒症状，胸腔积液对呼吸循环的影响，抗感染治疗、胸腔闭式引流的治疗效果等。

(2)慢性脓胸：表现反复发热，以低热为主。食欲缺乏、胸部隐痛，气促、咳嗽，伴支气管胸膜瘘者咳大量脓痰。体格检查：病人常呈现慢性消耗性病容、消瘦、贫血，患侧胸壁塌陷，气管向患侧移位，肋间隙变窄，呼吸运动受限，叩诊实音，呼吸音减弱或消失，脊柱侧弯，杵状指(趾)。对慢性脓胸病人重点评估营养状态，有无贫血及心肺功能状况、胸廓内陷程度，有无脊柱侧弯、上肢运动障碍等情况。术后了解手术方式、术中情况，观察有无血容量不足、呼吸功能障碍、胸壁反常呼吸运动等情况的发生。

3. 辅助检查　胸部X线检查、血常规检查、B型超声波、胸膜腔穿刺有助于诊断和治疗。

【护理问题】

1. 气体交换受损　与脓胸压迫肺组织引起通气和换气不足有关。

2. 营养失调：低于机体需要量　与胸腔感染有关。

3. 体温过高　与胸腔感染有关。

4. 疼痛　与胸腔感染有关。

【治疗原则】

根据脓液细菌培养及药物敏感性试验选用有效抗生素控制感染。排尽脓液促使肺早日扩张,加强支持治疗。必要时手术治疗方法消除致病原因,消灭脓腔和恢复肺功能。

【护理措施】

1. 改善呼吸功能

(1)胸腔闭式引流:保持胸腔闭式引流通畅,大量胸腔积脓时,引流应缓慢,同时注意观察呼吸和循环情况。

(2)体位:病人常取半卧位,有利于呼吸循环和引流。有支气管胸膜瘘的病人应根据脓腔部位采取体位,避免脓液流向健侧或发生窒息。

(3)呼吸功能的训练:术后鼓励病人有效咳嗽、排痰,采取深呼吸及吹气球等方法进行肺功能训练,以增强肺通气量。

(4)胸廓成形术后:要定时检查调整胸带,保证合适的松紧度以起到治疗作用。

2. 改善营养状况　合理调配饮食,给予病人高蛋白质、高热量和富含维生素的食物。配合治疗可间断输全血、血浆、人血白蛋白等制剂,纠正贫血和低蛋白血症。

3. 对症护理　高热的病人采取药物或物理降温,对于疼痛的病人指导病人做腹式呼吸以减少胸廓的活动,采取药物镇痛措施。

【健康教育】

1. 教会病人自我保健的知识和方法,如肺功能训练等。

2. 说明增加营养的重要性。

3. 告之病人胸腔闭式的引流重要性和注意事项。

第三节　胸外科病人的一般护理

> **案例分析**
>
> 病人,男性,68 岁。患慢性支气管哮喘 20 年,因发热咳嗽、咳痰,痰中带血 1 个月入院。经检查诊断为肺癌,做右肺上叶切除术,术后胸腔闭式引流,术后病人进食较少,因伤口疼痛不敢咳嗽,痰液极黏稠不易咳出。术后第 3 天晨病人主诉胸闷,护理体检:体温 37.8℃,脉搏 102/min,呼吸 26/min,听诊右侧呼吸音减弱,左肺可闻湿啰音。
>
> 请分析:病人目前主要的护理问题? 需采取哪些主要的护理措施?

【护理评估】

1. 健康史　重点了解吸烟史、饮食史、呼吸循环系统疾病病史和遗传史。

2. 身体状况　评估下列常见症状:咳嗽、咳痰、咯血、胸痛、发热、气促、呼吸困难、心律失常、休克等症状。检查胸部是否有开放性伤口、胸廓活动度减小、反常呼吸、皮下气肿、颈静脉怒张、呼吸音改变、气管移位等情况的发生。

3. 心理-社会状况　突然的创伤、进食的困难、胸痛、呼吸困难等症状,开胸术后生活自理能力下降,对恶性肿瘤的恐惧、较高的治疗费用均给病人造成极大的心理压力,使病人产生不良的情绪。

4. 辅助检查　充分评估病人的重要脏器的功能,以确保手术的顺利进行,常做以下检查。

(1)实验室检查:如血常规、血气分析、血电解质等。

(2)影像学检查:如胸部 X 线片、食管造影等。

【护理问题】

1. 焦虑、恐惧　与顾虑手术以及术后疼痛等因素有关。

2. 清理呼吸道无效　与胸部外伤、麻醉、伤口痛、痰液黏稠等因素有关。

3. 气体交换受损　与呼吸道阻塞、胸腔闭式引流无效有关。

4. 体液不足　与失血失液、呕吐、摄入不足有关。

5. 心排血量减少　与血容量不足或心功能受损有关。

6. 疼痛　与胸部损伤或手术创伤有关。

7. 有感染的危险　与胸部损伤或手术创伤有关。

8. 潜在的并发症　肺炎、肺不张、吻合口瘘、脓胸等。

【护理措施】

(一)手术前护理

1. 心理护理　加强与病人的沟通,耐心倾听病人诉说,减轻病人焦虑恐惧的情绪。

2. 向病人讲明手术的必要性　①用通俗易懂的语言向病人讲清手术的切口位置、麻醉的方法、术后经过等情况,向病人讲清术后安置各种管道的必要性和注意事项。②讲解术后可能出现的不适、并发症及应对方法。③动员家属给予病人心理和经济上的支持。④介绍成功病例,鼓励病人与其交谈。

3. 术前准备　病人手术前除常规检查外,还需重点做心肺功能等方面的检查。纠正病人营养不良、维持体液平衡,还应重点做好呼吸道准备。①加强口腔护理;②术前 2 周禁烟;③使用抗生素预防感染;④训练深呼吸、做有效的咳痰训练,练习床上排尿、排便;⑤对于有慢性咳嗽咳痰史的病人必要时行体位引流术,排痰困难者给予超声雾化吸入。

> **重点提示**
>
> 　　胸部手术前呼吸道准备的目的是预防手术后肺部并发症的发生。

(二)手术后护理

除做好手术后常规护理外,重点做好以下护理内容。

1. 密切观察病情　手术后 24h 内,注意病人的呼吸、脉搏、血压,每 30~60 分钟观察 1 次,同时注意病人的神志、面色、末梢循环情况,病情平稳后,可每 2 小时观察 1 次,术后第 2 天可改为每 4 小时 1 次。

2. 病人体位　麻醉作用未消失前给予病人平卧位。清醒后,给予半卧位以利于呼吸和胸膜腔引流。

3. 维持有效引流　保持胸腔引流管、胃肠减压管、导尿管等引流管通畅。

4. 维持呼吸功能　常规给病人鼻导管吸氧,氧流量 4~6L/min,直至呼吸、脉搏平稳。保持呼吸道通畅,鼓励协助病人咳嗽排痰,促进痰液排出的方法有:①每 2 小时鼓励协助病人坐起、轻拍背部,并用双手或软枕轻轻护住伤口,嘱病人深呼吸和有效咳嗽。②用一手示指和中指在胸骨上窝处刺激气管,诱发咳嗽排痰。③对于痰多而咳嗽无力的病人,及时给予吸痰。必要时行纤维支气管镜吸痰。

5. 减轻疼痛,增进舒适 ①倾听病人诉说,评估疼痛的程度和治疗效果。②非药物措施减轻疼痛。如听音乐分散注意力;使病人保持舒适的卧位等。③妥善固定引流管,减少刺激。④遵医嘱使用镇痛药。使用镇痛泵者注意观察效果及不良反应,观察呼吸、血压的变化。

6. 维持水、电解质平衡 严格掌握输液量和输液速度,准确记录出入量。输液速度一般每分钟 30~40 滴,婴幼儿、老年人或心肺功能不全者输液速度更应控制。

7. 预防和控制感染 合理使用抗生素。

重点提示

开胸手术后采取半卧位有利于病人呼吸循环的恢复,有利于胸部引流的通畅。

(三)胸腔闭式引流的护理

1. 原理 胸膜腔闭式引流是依靠水封瓶中的液体使胸膜腔与外界隔离,当胸膜腔因积气或积液形成高压时,胸膜腔内的气体或液体可排至引流瓶内;当胸膜腔内负压恢复时,水封瓶内的液体被吸至引流管下端形成负压水柱,阻止空气进入胸膜腔。

2. 目的及作用 ①排除胸膜腔内的液体及气体,并预防其反流。用于血胸、气胸、脓胸的治疗。②重建胸膜腔内负压,使肺复张。用于开胸手术后的病人。③平衡胸腔内的压力,预防纵隔移位。常用于全肺切除的病人。

3. 胸腔引流管的放置 依据治疗目的及作用的不同放置位置不同,见表 14-1。

表 14-1 胸腔引流的目的及插管位置

目的	部位
排液	腋中/后线第 6~8 肋间
排气	锁骨中线第 2 肋间
排脓	脓腔最低点

4. 胸腔闭式引流的装置 由胸膜腔引流管和水封瓶两部分组成(图 14-11、图 14-12)。

5. 护理及注意事项

(1)保持管道的密闭:使用前、使用过程中检查整个引流装置是否密闭,保持管道连接处衔接牢固。保持引流瓶直立,长管没入水中 3~4cm。胸壁伤口引流管周围用油纱布包盖严密。更换引流瓶或搬动病人时,需双钳夹闭引流管。妥善固定引流管,防止滑脱。引流管连接处滑脱或引流瓶损坏,应立即双钳夹闭胸壁引流管,并更换整个装置。若引流管从胸腔滑脱,立即用手捏闭伤口处皮肤,配合医师进一步处理。

(2)严格无菌操作防止逆行感染:引流装置应保持无菌。保持胸壁引流口处敷料清洁干燥。引流瓶低于胸壁引流伤口 60~100cm。水封瓶不可倒置,也不可高于胸部,以免液体逆流入胸腔。每日更换引流瓶和瓶内生理盐水 1 次,并测量、记录 24h 引流量。更换前必须用两把血管钳将引流管的近端夹闭,以防止空气进入胸膜腔;然后严格遵守无菌的原则,将新引流瓶

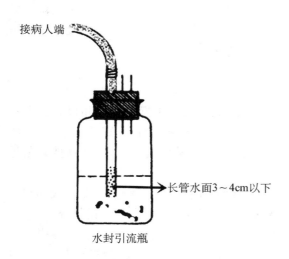

图 14-11　胸腔闭式引流装置

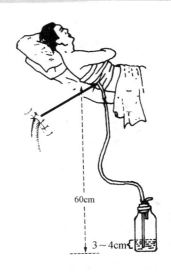

图 14-12　做胸腔闭式引流的病人

与引流管连接紧密,确保无误后,打开血管钳,恢复引流。

(3)保持引流管通畅:病人常采取半卧位,有利于引流。防止引流管阻塞、扭曲、受压,鼓励病人咳嗽、深呼吸及变换体位。定时挤压引流管,以免管腔被血凝块或脓块堵塞。

(4)观察和记录:注意观察水封瓶中长玻璃管的水柱波动情况,观察引流液的量、性状、颜色,并准确记录。正常情况下,胸腔闭式引流水封瓶中长玻璃管内水柱是随着呼吸上下波动的,表示引流通畅。当水封瓶中长玻璃管管内水柱不波动或波动不明显时,病人无不适症状常提示肺膨胀良好,为正常现象,可以考虑拔管。如果水封瓶中长管内水柱不波动,病人主诉胸闷,常提示引流不通畅,需要处理。通常情况开胸术后 8h 内有少量血性液流出,血性液逐渐变为淡红直至正常。但是如术后持续引流血性液体,每小时超过 200ml,说明胸腔内有活动性出血;若伴有越来越多的气泡溢出,表示肺裂伤或支气管裂伤的可能。

(5)妥善固定引流管:将足够的长度的引流管固定在床缘,以免因翻身、牵拉等发生引流口疼痛或引流管脱出。

(6)拔管处理:开胸术后胸膜腔闭式引流 48h 后,水封瓶中长管内水柱停止波动,没有气体液体排除,经 X 线检查肺膨胀良好,即可拔管。其他情况由病情而定。拔管时嘱病人深吸气屏气,迅速拔除。立即用凡士林纱布填塞引流口,并包扎固定。拔管后 24h 内应注意病人的呼吸情况有无异常。引流口局部有无渗液、出血、漏气、皮下气肿等情况发生。如有异常及时处理。

第四节　食管癌病人的护理

案例分析

病人,男性,50 岁,农民。进行性吞咽困难加重半年。入院检查面色苍白消瘦,左锁骨上窝有一个肿物,肿物直径约 2cm,质硬、不活动。食管造影检查显示食管中段有 3~5cm 长的狭窄。

请分析:该病人可能的初步诊断? 如需手术治疗,术前主要的护理措施是什么?

食管癌是我国常见的恶性肿瘤之一,据统计食管癌的病死率仅次于胃癌而居第二位。男性发病高于女性,发病年龄多在 40 岁以上。食管癌可以发生在任何部位,但以中段食管癌居多,肿瘤发生在食管的黏膜,多数为鳞状上皮癌,其次是腺癌。

【护理评估】

(一)术前评估

1. 健康史 食管癌的发病病因不明,可能与下列因素有关。①慢性刺激和口腔卫生不良:如大量饮酒、进食过快过热过硬,口腔不洁、龋齿等;②营养缺乏:食物中缺乏微量元素,如钼、铁、锌、氟、硒维生素、蛋白质等;③生物和化学因素:食物亚硝酸盐含量高,食物被真菌污染;④食管自身疾病:如食管白斑、瘢痕、慢性炎症等可发生癌变。

术前要重点了解病人的饮食习惯,如是否喜食粗硬热、腌制食物、进食过快,是否吸烟和饮酒,有无食管其他疾病如慢性食管炎等。了解家族病史。了解病人目前的进食的情况。

2. 身体状况 ①症状:早期症状不明显,当病人出现咽下食物的哽噎感、胸骨后疼痛及异物感常为肿瘤的早期表现。典型症状是进行性吞咽困难。初期进食干硬食物感到不畅或呃逆,继而进食软食或半流质也感不畅,以致发展到进食流质也感困难;最终可发展至滴水不进。病人逐渐消瘦、贫血、营养不良、恶病质。晚期癌侵及食管邻近器官出现声音嘶哑、呕血、持续胸痛背痛等症状,食管气管瘘进食时呛咳和肺部感染。②体格检查:注意病人左锁骨上淋巴结是否肿大,肝脏有无肿块,有无胸腔积液、腹水等征象。

3. 心理-社会状况 了解病人的心理反应,有无焦虑恐惧等情绪的变化;了解病人对食管癌的认知程度;了解家庭经济情况等。食管癌是一种恶性程度较高的肿瘤,主要症状是吞咽困难,影响病人进食,给病人造成极大的心理压力。病人常担心疾病治疗无效,预后不佳,不能忍受手术。

4. 辅助检查

(1)食管造影检查:早期病变常显示食管黏膜皱襞紊乱、粗糙、中断,小的充盈缺损,局限性管壁僵硬,蠕动中断、小龛影等。中晚期则有明显不规则狭窄和充盈缺损,管壁僵硬、大的龛影,病变上端食管扩张(图 14-13)。

(2)食管脱落细胞学检查:拉网检查是普查的方法,阳性率可高达 90%,是诊断早期食管癌的可靠方法之一。

(3)食管镜检查:直接观察食管肿瘤,明确肿瘤侵犯的部位和范围,并可取活体组织做病理学检查。

(4)其他:胸部 CT、腹部超声检查有助于了解肿瘤转移的情况和治疗方法的确定。

(二)术后评估

重点评估以下内容:①了解手术的方式,术中出血以及输血补液情况;②监测生命体征是否平稳,呼吸循环功能是否良好;③对术后禁食和饮食护理要求是否理解,病人进食情况等。

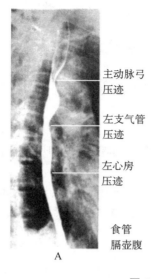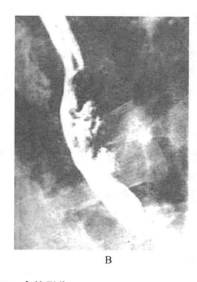

主动脉弓
压迹

左支气管
压迹

左心房
压迹

食管
膈壶腹

A

B

图 14-13　食管影像
A. 正常食管影像；B. 食管癌的影像（瘤体向腔内呈蘑菇样突
出呈现充盈缺损）

重点提示

进行性吞咽困难是食管癌典型的表现。

【护理问题】

1. 营养失调：低于机体的需要量　与进食少和肿瘤消耗有关。

2. 体液不足　与进食困难、摄入不足有关。

3. 焦虑　与疾病的进展、担忧术后能否正常进食有关。

4. 清理呼吸道无效　与手术麻醉有关、与手术创伤及并发症有关。

5. 潜在的并发症　水电解质紊乱、胸腔出血、脓胸、乳糜胸、吻合口瘘等。

【治疗原则】

1. 手术治疗　目前是食管癌主要的治疗方法。早、中期病人可手术切除距肿瘤上下各
5～8cm 的食管及所属区域的淋巴结，然后行胃代食管术或结肠、回肠代食管术；晚期病人，可
行胃、空肠或结肠与肿瘤上方食管吻合术等，以改善症状。

2. 放射治疗和化学治疗　常用于术前和术后的辅助治疗或晚期病人。

【护理措施】

除依照胸外科常规护理外，重点做好以下内容。

（一）术前护理

1. 心理护理　鼓励安慰病人，帮助病人树立战胜疾病的信心。

2. 营养支持　加强营养，能进食者给予高热量、高蛋白质、高维生素的饮食。进食困难者
给予输血输液支持疗法，必要时给予空肠造口灌食或胃肠外营养。

3. 保持口腔卫生 不能进食者,每天给予淡盐水或其他含漱液漱口。有口腔疾病的病人要及时治愈。预防术后吻合口瘘的发生。

4. 呼吸道准备 术前戒烟,对有慢性肺部疾病的病人应预防感染,注意改善肺功能。术前使病人学会有效的咳嗽,并进行腹式呼吸训练。

5. 消化道准备 重点做好以下内容,预防术后并发症的发生。

(1)术前 3d 开始口服肠道抑菌素。

(2)术前禁食 12h,禁水 6h,术前晚灌肠。

(3)对进食后有食物滞留或反流者,术前 1d 晚将甲硝唑 100ml、庆大霉素 16 万 U 加入生理盐水 100ml 内冲洗食管和胃。

(4)拟行结肠代食管手术病人,除术前 3d 开始口服肠道抑菌素;还需术前 3d 开始进食无渣流质,并需每晚清洁灌肠 1 次,术前晚清洁灌肠或全肠道灌洗后禁饮、禁食。

(5)术日晨常规留置胃管。

(二)术后护理

1. 保持胃肠减压管通畅 注意胃管连接准确,固定牢靠,防止脱出。保持通畅,定时冲洗。胃肠减压管一般应保留 3~5d,以减少吻合口张力,以利愈合。

2. 保持胸腔闭式引流通畅 密切观察引流量和性质。术后 24~48h 内胸腔可引流出少量血液,如引流出大量血液则提示胸腔内有活动性出血,应立即报告医师处理。如发现有浑浊液、食物残渣或乳糜液排出,提示出现食管吻合口瘘或乳糜胸,应采取相应措施。如无异常,术后 1~3d 拔除引流管。

3. 饮食与营养 食管缺乏浆膜层,故吻合口愈合较慢因此需严格控制饮食。术后应严格禁食、禁水 4~6d。禁食期间,每日由静脉补液,必要时予以 TPN 营养支持治疗。在手术第 2 天肠蠕动恢复后,安放十二指肠滴液管者,可经导管滴入营养液,可减少输液量。手术后第 7 天,如病情无特殊变化,可经口进食流质,如水、果汁、奶类。一般每 2 小时 1 次,每次 60~100ml,可逐日增量,如无不良反应,术后第 10~12 天改无渣半流质饮食,但应注意防止进食过快及过量。

4. 观察手术并发症 食管吻合口瘘是最常见的并发症,常表现在进食后出现高热、脉快、呼吸困难、胸部剧痛、不能忍受;患侧呼吸音低,叩诊浊音;白细胞升高,甚至发生休克。

重点提示

食管吻合口瘘是手术后最常见的并发症。手术后有效胃肠减压引流、严格饮食控制、积极营养支持治疗,是预防食管吻合口瘘的重要的护理措施。

【健康教育】

1. 加强营养 注意饮食的调配,保证每天的营养摄入量,以保持良好的营养状态,提高机体抵抗力。

2. 防止胃内容物反流到食管 术后进食要适当,术后食管反流症状严重者,睡眠前应用枕头垫高头部。

3. 观察进食情况 告诉病人手术后进食干硬食物时有可能出现哽噎症状,需要观察。如果吃半流食仍然咽下困难,应到医院就诊。

4. 其他　告之病人定期门诊者复查。

讨论与思考

1. 如何配合为胸部损伤的病人行胸腔闭式引流术？
2. 胸腔闭式引流的护理中,如何保持引流通畅？
3. 比较急性脓胸和慢性脓胸的临床表现。
4. 脓胸的常见病因有哪些？
5. 结合病例写出胸部损伤病人的主要护理问题和护理措施。
6. 如何观察胸部损伤病人的病情？
7. 如何做好食管癌手术前病人的呼吸道护理工作？
8. 食管癌病人手术后的饮食护理内容。

（李胜萍）

第15章
急性腹膜炎与腹部损伤病人的护理

第一节　急性腹膜炎病人的护理

➕　**案例分析**

病人,男性,49岁。3d前无明显诱因出现上腹部持续性疼痛,6h前进餐后腹痛突然加重,继而转为全腹痛。疼痛剧烈,难以忍受。病人既往有"胃病"史约10余年。查体:体温37℃,脉搏96/min,呼吸24/min,血压110/70mmHg。神志清楚,痛苦病容,蜷屈体位。全腹压痛、反跳痛及肌紧张,以剑突下最明显。肝浊音界消失,移动性浊音阳性,肠鸣音消失。

请分析:该病人最可能的诊断是什么?还需做何检查?如何护理?

急性腹膜炎是由细菌感染、化学刺激和物理损伤等引起的腹腔壁腹膜和脏腹膜的急性渗出性炎症。按发病机制可分为原发性与继发性两类;按病因可分为细菌性(化脓性)和非细菌性两类;按累及范围可分为弥漫性与局限性两类。临床上以继发性、化脓性、弥漫性腹膜炎最多见,其病情急、变化快,是一种常见的外科急腹症,临床所称急性腹膜炎多指此类。

腹膜是覆盖于腹腔壁、盆腔壁的内面和脏器外表的浆膜,具有修复和再生能力,还有渗出、吸收和防御的功能。腹膜受细菌、胃肠内容物、血液和尿液刺激后,立即发生充血、水肿等炎症反应,产生大量浆液性渗出液以稀释毒素及消化液,同时渗出大量吞噬细胞和中性粒细胞,加以坏死组织、细菌和凝固的纤维蛋白使渗出液逐渐浑浊而成为脓液。病变较重者,腹膜严重充血水肿并渗出大量液体,引起缺水及电解质、酸碱平衡紊乱;腹腔内器官浸泡在大量脓液中,肠管失去蠕动功能造成麻痹性肠梗阻,肠管扩张使膈肌抬高而影响心肺功能;肠腔内大量积液常引起血容量明显减少;同时大量的毒素吸收导致毒血症。病变较轻者,渗出物被腹膜吸收,炎症消散而痊愈;病灶被邻近肠管、大网膜包裹,形成局限性腹膜炎,如脓液积聚于膈下、盆腔、肠襻间可形成腹腔脓肿,粘连性肠硬阻等。

腹膜炎痊愈后,腹腔内常遗留不同程度的纤维性粘连,若部分肠管扭曲或受压,则形成粘连性肠梗阻。

【护理评估】

(一)健康史

1. 继发性腹膜炎　是急性化脓性腹膜炎中最常见的一种,常由腹内脏器穿孔或破裂、腹内脏器缺血或炎症扩散、腹部手术污染等引起,其中胃、十二指肠溃疡急性穿孔,腹部损伤引起内脏破裂是最常见的原因。致病菌以大肠埃希菌最多见,其次为厌氧杆菌和粪链球菌等,大多为混合感染,毒性较强。

2. 原发性腹膜炎　腹腔内无原发性病灶,细菌经血液循环、淋巴、泌尿道及女性生殖道等途径侵入腹腔并引起炎症,称为原发性腹膜炎。临床上较少见,致病菌多为溶血性链球菌、肺炎双球菌或大肠埃希菌。多见于儿童,特别是 10 岁以下女孩,多在上呼吸道感染后发病。成年人多因肝硬化腹水感染引起。

(二)身体状况

由于引起腹膜炎的原因不同,腹膜炎可以突然发生,如胃、十二指肠溃疡急性穿孔或空腔脏器破裂引起的腹膜炎;也可以先有原发病症状,再逐渐出现腹膜炎征象,如急性阑尾炎引起的腹膜炎。

1. 腹痛　是最主要症状,特点为持续性剧烈疼痛,难以忍受。深呼吸、咳嗽、改变体位可使疼痛加剧,因此,病人不愿变动体位。疼痛一般始于原发病灶部位,随炎症扩散可蔓延至全腹,但始终以原发病变部位最显著。

2. 恶心、呕吐　早期腹膜受刺激可引起反射性呕吐,呕吐物多为胃内容物;晚期发生麻痹性肠梗阻时为溢出性呕吐,可吐出黄绿色含胆汁液甚至棕褐色粪样肠内容物。呕吐频繁,可引起严重脱水和电解质紊乱。

3. 全身症状　病人多出现高热、脉快、呼吸浅快、大汗、口干,常伴缺水、电解质紊乱及代谢性酸中毒,严重者出现体温剧升或下降、表情淡漠、眼窝凹陷、皮肤冰冷干燥、呼吸急促、脉搏细速、血压下降,最终因呼吸循环衰竭、肝肾衰竭而死亡。老年衰弱的病人,体温不一定随病情加重而升高。如果脉搏增快而体温反而下降,多为病情恶化的征象,须及时采取有效措施处理。

4. 腹部体征　病人多呈急性病容,蜷曲卧位,腹部拒按。

(1)视诊:有明显腹胀,腹式呼吸减弱或消失。腹胀加重是病情恶化的标志之一。

(2)触诊:腹部压痛、反跳痛和腹肌紧张同时存在称为腹膜刺激征,是腹膜炎的标志性体征,通常遍及全腹,以原发病灶部位最为显著。腹肌紧张程度与病因及病人自身情况有关。胃肠或胆囊穿孔等原因引起的化学性腹膜炎,腹肌可呈“木板样”强直;脾破裂、宫外孕等原因引起的血性腹膜炎及幼儿、年老体弱、孕妇、肥胖的病人腹肌紧张多不明显。

(3)叩诊:腹部叩诊可因胃肠胀气而呈鼓音;胃肠穿孔时,肝浊音界缩小或消失;腹腔内渗液超过 1000ml 时可叩出移动性浊音。

（4）听诊：常有肠鸣音减弱或消失。

重点提示

　　腹痛是腹膜炎最主要症状；腹膜刺激征是腹膜炎标志性体征；脉搏增快而体温下降、腹胀加重常是病情恶化的标志。

　　5. 并发症　腹腔脓肿继发于急性腹膜炎或腹腔内手术后，常表现为腹膜炎病情好转后或手术后再次出现感染中毒症状并出现相应的局部表现，B超可帮助确诊。临床上分为3类。

　　（1）膈下脓肿：脓液聚积于膈肌以下、横结肠及其系膜以上的间隙内，称为膈下脓肿。病人全身中毒症状重，患侧上腹部持续性钝痛、叩击痛，下胸部呼吸音降低。严重时出现皮肤局部凹陷性水肿，皮温升高。脓液刺激膈肌可引起呃逆。X线检查可见患侧膈肌抬高，活动受限，肋膈角变钝。

　　（2）盆腔脓肿：最常见。全身中毒症状轻，表现为典型的直肠或膀胱刺激症状，如里急后重、排便次数增多、黏液便、尿频、排尿困难等。直肠指诊可触及直肠前壁饱满、触痛，有时有波动感。阴道后穹穿刺和B超有助于诊断。

　　（3）肠间脓肿：脓液聚积于肠管、肠系膜和大网膜之间。多有不同程度的腹胀、腹痛与肠梗阻症状，腹部可有压痛或扪及包块。

（三）心理-社会状况

　　了解病人有无焦虑、恐惧等心理反应；询问病人对疾病和手术的认知程度及心理承受能力；评估家属的态度、家庭经济状况及疾病对病人社会活动的影响。

（四）辅助检查

　　1. 实验室检查　血常规检查可见白细胞计数及中性粒细胞比例升高；血生化检查常有水、电解质及酸碱平衡紊乱的表现。

　　2. 影像学检查　腹部X线检查可见肠胀气、多个阶梯状液气平面等肠麻痹征象。胃肠穿孔时立位X线检查见膈下有游离气体。B超检查、CT检查可显示腹内渗液量，并能明确腹腔脓肿位置及大小。

　　3. 直肠指诊　若触及直肠前壁饱满隆起，有触痛，提示有盆腔感染或形成盆腔脓肿。

　　4. 诊断性腹腔穿刺　是准确率较高的辅助性诊断措施，可以重复进行。其操作方法是：让病人向穿刺侧侧卧5min，在脐与髂前上棘连线的中外1/3交界处或脐水平线与腋前线交界处穿刺。可根据抽出液的性状来判断原发病变，明确病因。如原发性腹膜炎时抽出液为脓性、白色、黄色或草绿色，无臭味；胃、十二指肠溃疡穿孔时，抽出液呈黄色浑浊状，无臭味，有时可有食物残渣；急性化脓性阑尾炎时，腹穿液呈稀脓性、浑浊、略臭；绞窄性肠梗阻可抽出血性液，臭味重；出血性坏死性胰腺炎时抽出液为血性渗出液，无臭味且淀粉酶含量高；腹腔内出血时可抽出不凝固血液；若抽出液为血液且迅速凝固，可能为误刺入脏器或血管。

重点提示

　　诊断性腹腔穿刺可以帮助鉴别腹膜炎的病因。

　　5. 腹腔灌洗　腹内液体少于100ml时腹腔穿刺往往抽不到液体，可往腹腔内注入500~

1000ml 生理盐水后再进行抽液检查。符合以下任何一项者为阳性：①灌洗液含有肉眼可见的血液、胆汁、胃肠内容物或尿液；②显微镜下红细胞计数超过 $100×10^9/L$ 或白细计数超过$0.5×10^9/L$；③淀粉酶超过 100 索氏单位；④灌洗液涂片发现细菌。

【护理问题】

1. 体液不足　与禁食、呕吐、腹腔及肠道液体积聚有关。

2. 体温过高　与腹腔感染、毒素吸收有关。

3. 急性疼痛　与腹膜受炎症刺激或手术创伤有关。

4. 焦虑　与疼痛、担心疾病预后等有关。

5. 潜在并发症　感染性休克，腹腔脓肿，粘连性肠梗阻等。

【治疗原则】

治疗原则是积极消除原发病病因，改善全身情况，清除腹腔脓液和渗出液，促使炎症尽快吸收、消散。

1. 非手术治疗　适用于原发性腹膜炎、继发性腹膜炎但病变比较局限或有局限化趋势且全身情况良好者，也可作为手术前的准备。具体措施包括半卧位、禁食、胃肠减压、补液、输血、合理应用抗生素、营养支持、对症处理等。若非手术治疗 6~8h（一般不超过 12h）无效或反而加重者，应行手术治疗。

2. 手术治疗　适用于腹腔原发病较严重者、弥漫性腹膜炎较重而无局限趋势者，病人一般情况差尤其是有休克者、非手术治疗无效者。手术原则为尽可能去除原发病灶、清理腹腔、吸尽渗液，必要时安置腹腔引流。

【护理措施】

(一)非手术治疗及手术前护理

1. 一般护理

(1)体位：无休克情况下，病人取半卧位。半卧位有利于减轻腹胀对呼吸和循环的影响，使脓性渗液局限于盆腔，减少毒素吸收，减轻中毒症状并有利于引流。休克者取平卧位或中凹卧位。

(2)禁食禁饮、胃肠减压：病人入院后暂禁饮食。对胃肠道穿孔或肠梗阻者，及时行胃肠减压，吸出胃肠道内容物和气体，可减轻腹胀和腹痛，改善胃肠壁血供，减少腹腔污染，有利于炎症局限。

(3)输液或输血：建立通畅的静脉输液通道，遵医嘱静脉输液，补充足够的水、电解质和营养，必要时输全血或血浆，以维持有效循环血量。

(4)抗感染：根据医嘱使用抗生素，注意给药途径及配伍禁忌等。

2. 病情观察　①定时监测生命体征；②记录 24h 液体出入量；③定时观察症状和腹部体征变化；④动态观察血常规及生化等有关检查结果。当病情突然加重或出现手术指征时，应立即报告医师并做好急诊手术前准备。

3. 症状护理　对已确诊、治疗方案已定和手术后病人，可给予镇痛药减轻疼痛；诊断不明或病情观察期间，禁用吗啡、哌替啶等镇痛药，以免掩盖病情。做好高热护理、口腔护理、生活护理等。

4. 心理护理　关心、体贴病人，向病人及家属讲解腹膜炎的相关知识，说明病情变化及治疗、护理措施的意义，稳定病人情绪，消除或减轻焦虑；帮助病人树立战胜疾病的信心，积极配合医疗和护理工作。

重点提示

原发性腹膜炎以非手术治疗为主;非手术治疗及手术前护理措施是腹膜炎病人的常规护理。

(二)手术后护理

术后护理措施原则上与非手术治疗的护理相同,但应注意以下几点。

1. 生活护理

(1)体位:术后病人血压平稳后取半卧位。

(2)饮食:术后继续禁饮食、胃肠减压,待肠蠕动恢复后拔除胃管,给予水和流质饮食,少量多餐,逐渐改为半流质饮食或普食。留置胃管期间做好口腔护理,防止口腔感染。

(3)补液和营养:合理补充水、电解质和维生素,必要时给予肠内或肠外营养,提高机体防御能力和组织修复能力。继续应用有效抗生素控制腹腔内感染。

(4)活动:病情允许时,鼓励病人多翻身,及早下床活动,以促进肠蠕动恢复,预防肠粘连及下肢静脉血栓形成。

2. 腹腔引流管的护理　妥善固定引流管,保持引流通畅,防止引流管受压或扭曲。观察并记录引流液的量、颜色和性状的变化。如每小时引流出新鲜血液超过100ml,应通知医师处理。当病人体温及白细胞计数恢复正常,腹部症状体征缓解,引流液量明显减少、色清,即可考虑拔管。

3. 伤口护理　切口敷料要妥善固定,有渗血或渗液应及时更换;观察切口愈合情况,及早发现切口感染征象。对腹胀明显的病人可加用腹带包扎,防止伤口裂开。

【健康教育】

1. 向病人说明禁食、胃肠减压、半卧位及术后早期活动的重要性,取得病人配合。

2. 讲解术后饮食知识,少食多餐,进食易消化食物,避免过凉、过硬及辛辣食物,以防止诱发肠梗阻。

3. 出院后定期复查,如有发热、腹痛、腹胀、恶心、呕吐,停止排气、排便等不适时,应及时去医院复诊。

第二节　腹部损伤病人的护理

案例分析

病人,男性,32 岁。病人被车撞伤后 4h,右上腹痛。检查:面色苍白,血压 80/60mmHg,脉搏 120/min,右季肋部见皮肤擦伤,右上腹压痛明显,全腹轻度肌紧张,移动性浊音阳性,肠鸣音弱,尿色正常。

请分析:该病人可能出现了腹内何种脏器损伤? 首选何种检查方法? 如何护理?

腹部损伤是指各种致伤因素作用于腹部,导致腹壁、腹腔内脏器和组织的损伤,是常见的外科急腹症。单纯腹壁损伤多较轻,对伤员生命威胁不大;而腹腔内脏器损伤病情多危重,可因大出血或严重的腹腔感染而危及生命。因此,腹部损伤的关键问题在于有无内脏器官的损伤。

腹腔内脏器可分为空腔脏器(胃、肠、胆道、膀胱等)和实质性脏器(脾、肝、胰等)两大类。

空腔脏器充盈状态比排空者更容易破裂,破裂后内容物溢出会导致急性腹膜炎,胃肠道破裂处常有气体逸出,引起气腹征;实质性脏器血管丰富、结构脆弱、位置固定,易损伤破裂,破裂后造成腹腔内出血,早期出现休克,如不及时手术止血往往危及生命。腹部损伤根据腹壁有无开放性伤口可分为闭合性腹部损伤和开放性腹部损伤两类,闭合性腹部损伤容易伤及的脏器依次是脾、肾、小肠、肝、肠系膜;开放性腹部损伤容易伤及的脏器依次是肝、小肠、胃、结肠、血管。

【护理评估】

（一）健康史

交通事故、工伤意外、打架斗殴等均可导致腹部损伤。开放性损伤多由锐器、火器引起;闭合性损伤常因摔伤、冲击、挤压、碰撞等钝性暴力所致。需了解病人受伤的时间、原因、致伤物的性质、暴力的大小和方向、受力部位、姿势等情况,这有助于腹部损伤病人伤情的判断。同时要了解受伤前是否进食和排尿,受伤后病情变化,现场急救处理措施等。

（二）身体状况

对腹部损伤病人必须判断有无腹腔内脏器损伤;是实质性脏器损伤,还是空腔脏器损伤;是哪个脏器损伤以及是否合并其他部位损伤。

1. 单纯腹壁损伤　表现为腹部局限性疼痛、压痛,局部有肿胀和瘀斑,全身症状轻,一般情况良好;症状及体征随着时间的推移逐渐减轻和缩小。实验室检查、影像学检查、腹腔穿刺等辅助检查无异常发现。

2. 腹腔内脏器损伤　腹部内脏损伤时,若仅为挫伤,可无明显临床表现;若为破裂或穿孔,临床表现往往非常明显。出现下列情况之一,即应考虑腹腔内脏器损伤:①早期出现休克;②持续性腹痛进行性加重;③有腹膜刺激征;④明显腹胀,肠蠕动减弱或消失;⑤有气腹征或移动性浊音;⑥有呕血、便血或血尿;⑦直肠指检、腹腔穿刺、腹腔灌洗等有阳性发现。

（1）实质性脏器损伤:主要表现为腹腔内出血。病人面色苍白,脉搏加快,血压不稳或下降,严重者可发生休克;出血量多时可有腹胀和移动性浊音。腹痛呈持续性,一般不剧烈,腹膜刺激征也不明显,但肝、胰破裂时,胆汁及胰液漏入腹腔,可出现明显的腹痛和腹膜刺激征。肝、脾被膜下破裂时,常无明显内出血表现,可有腹部包块,但数日或数周后,因血肿增大或继发感染使被膜破裂而突发急性大出血。

（2）空腔脏器损伤:主要表现为急性腹膜炎,早期为化学性腹膜炎,晚期由于细菌繁殖引起感染后转变为化脓性腹膜炎。病人出现持续性剧烈腹痛,伴恶心、呕吐,腹膜刺激征明显,肠鸣音减弱或消失。晚期由于细菌感染出现体温升高、脉快、呼吸急促、腹胀等全身中毒表现,严重者发生感染性休克。胃肠破裂穿孔可有肝浊音界缩小或消失。上消化道破裂时,漏出的消化液常立即引起剧烈腹痛、腹膜刺激征等典型的腹膜炎表现;下消化道破裂时腹膜炎出现较晚,程度较轻,但细菌污染严重。

如果实质性脏器和空腔脏器同时破裂,则腹腔出血和腹膜炎两种表现可同时出现。此外,腹部损伤往往是全身多发性损伤的一部分,应系统全面地观察病人有无合并颅脑、胸部或四肢等部位损伤。

重点提示

实质性脏器损伤以内出血、休克表现为主;空腔脏器损伤以急性腹膜炎表现为主。

(三)心理-社会状况

腹部损伤多由突发的意外情况造成,身体及精神的双重打击往往使病人出现紧张、恐惧、焦虑等心理状态,同时又对治疗及预后产生担忧。

(四)辅助检查

1. 实验室检查　实质性脏器破裂时,血常规检查红细胞计数、血红蛋白、血细胞比容进行性下降;空腔脏器破裂时,白细胞计数及中性粒细胞明显增高;胰腺损伤时,血、尿淀粉酶值增高;尿常规检查发现血尿,提示有泌尿系损伤。

2. 影像学检查　立位腹部 X 线片如见膈下新月形游离气体,提示胃肠道破裂。B 超检查对实质性脏器损伤诊断准确率较高,可发现脏器破裂、血肿,估计腹腔积液量,而且经济方便,无创,可重复动态观察,在腹部损伤中应用较广泛。CT 主要用于实质性脏器损伤的诊断,一般 B 超不能确诊时才进行 CT 检查。

3. 诊断性腹腔穿刺和腹腔灌洗　腹腔穿刺是安全、简便、诊断率较高的辅助诊断措施,阳性率可达 90% 左右。通过观察穿刺抽出液的性状、细胞计数、细菌涂片及培养、淀粉酶测定来分析有无脏器损伤和哪类脏器损伤。腹腔穿刺阴性者,不能排除内脏损伤的可能性,应继续严密观察,必要时可重复腹腔穿刺或改行腹腔灌洗术。

4. 腹腔镜检查　疑有内脏损伤,经以上检查不能确诊,在病人病情允许的情况下可行腹腔镜检查,以提高诊断准确率,避免不必要的剖腹探查。

重点提示

　　腹腔穿刺常为腹部损伤首选的检查方法;胃肠道破裂者肝浊音界消失,X 线检查可见膈下游离气体。

【护理问题】

1. 体液不足　与腹腔内出血、渗出及呕吐有关。
2. 急性疼痛　与腹部损伤及腹膜受消化液、血液刺激有关。
3. 恐惧、焦虑　与损伤刺激、出血及内脏脱出带来的视觉刺激、担心手术及预后有关。
4. 潜在并发症　失血性休克、急性腹膜炎、腹腔脓肿等。

【治疗原则】

单纯腹壁损伤的处理原则与一般软组织损伤相同,但应密切观察病情变化。开放性腹部损伤合并内脏损伤者,急诊行剖腹探查术。对闭合性腹部损伤,已确定有实质性脏器破裂大出血者,应抗休克治疗同时紧急手术止血;空腔脏器破裂者,如有休克,一般先纠正休克再行手术治疗;对高度怀疑腹腔内脏器损伤者,应做好紧急手术前准备,若病情许可应尽早剖腹探查,查明伤情并做针对性处理。剖腹探查时,原则上先探查肝、脾等实质性器官和膈肌,再从胃开始,逐段探查胃肠及其系膜,然后探查盆腔器官;处理时先处理出血性损伤,后处理穿破性损伤;对穿破性损伤,先处理污染重的,后处理污染轻的。

【护理措施】

1. 急救护理　腹部损伤常合并多发性损伤,在急救护理时应分清主次和轻重缓急。首先处理危及生命的情况,如心搏呼吸骤停、窒息、大出血、开放性或张力性气胸等。对已发生休克者应迅速建立通畅的静脉通路,及时补液,必要时输血。对开放性腹部损伤应及时止血、包扎伤口,如有肠管脱出,原则上不回纳腹腔,以免加重腹腔污染,可用清洁敷料包裹脱出肠管,并用碗、盆等加以保护后包扎;如有大量肠管脱出,应先还纳腹腔,暂行包扎,以免引起休克或肠管坏死。

2. 病情观察及术前护理

(1)一般护理:①绝对卧床休息,在病情许可的情况下取半卧位,不随意搬动病人。如需做特殊检查,应有专人护送,轻抬轻放。②禁饮食,腹胀或怀疑胃肠破裂者应进行胃肠减压,注意保持胃肠减压通畅,观察引流液的性质、量。③建立通畅的静脉通路,补液、输血,纠正水、电解质及酸碱平衡紊乱。记录 24h 液体出入量,必要时留置导尿。

(2)病情观察:对疑有内脏损伤的病人,应严密观察病情变化,以免延误诊断和治疗。①每15~30分钟测呼吸、脉搏和血压各1次,并观察意识变化。②动态检测红细胞计数、血细胞比容和血红蛋白值。③每30分钟观察腹部症状、体征的变化以判断病情进展情况。注意有无失血性休克、急性腹膜炎等并发症的发生。④观察期间禁止使用吗啡、哌替啶等镇痛药;禁止灌肠、禁服泻药。

如经观察不能排除腹腔内脏器破裂,或全身情况有恶化趋势,应终止观察,进行手术。注意及时做好术前准备。

重点提示

腹部开放性损伤急救时,脱出的肠管原则上不还纳腹腔;闭合性腹部损伤观察期间不随意搬动病人、禁饮禁食、禁用镇痛药、禁止灌肠、禁服泻药。

(3)治疗配合:遵医嘱给予输液和使用足量抗生素;一旦决定手术,应及时完成各项术前准备,紧急配血,留置胃管、尿管等。

(4)其他护理与急性腹膜炎非手术疗法护理措施相同。

3. 术后护理　腹部损伤病人手术后护理措施与急性腹膜炎手术后护理相同。术后可能发生腹腔脓肿、吻合口瘘、肠粘连等并发症,应注意观察,及时发现并处理。

【健康教育】

加强安全教育,避免意外损伤;普及各种急救知识;出院后要适当休息,加强锻炼,增加营养,促进康复。若有腹痛、腹胀等不适,应及时到医院复诊。

附:胃肠减压病人的护理

胃肠减压术是通过置入胃内或肠腔内的引流管,利用负压吸引原理将胃肠道内积聚的内容物吸出,以降低胃肠道内压力的治疗方法,主要用于消化道及腹部手术病人。

【适应证及作用】

1. 术前准备。减轻胃肠胀气,有利于手术操作、防止麻醉后呕吐误吸。

2. 术后处理。可改善肠壁的血液供应,促进胃肠蠕动恢复,减轻吻合口张力,有利于吻合口愈合;通过对胃肠减压吸出物的观察,可了解并发症发生和病情变化。

3. 疾病治疗。胃肠减压是治疗外科急腹症的重要手段之一,常用于肠梗阻、胃肠穿孔、急性胰腺炎、急性腹膜炎、急性胃扩张等疾病。胃肠减压可减少胃肠道穿孔或破裂病人的胃肠道内容物漏入腹腔,减缓病程进展;减轻腹胀、降低肠腔压力,减少肠腔内的细菌和毒素,改善肠壁血供;减少胰泌素和胆囊收缩素-促胰酶素的分泌,减少胰腺外分泌,并减轻胃潴留和腹胀。此外,对禁饮、禁食的病人,还可通过胃肠减压管向胃肠道灌注药物。

【胃肠减压装置】

1. 吸引导管。①胃管:长125cm橡胶管或硅胶管,头端有5~6个侧孔。使用时,将其头端通过病人鼻腔插入胃腔内,吸出胃内液体和气体。②米-阿管:为管长300cm双腔胶管,可置入小肠直接吸出肠内积气积液,主要用于肠梗阻。

2. 负压装置。目前临床上常用一次性负压吸引器及电动负压吸引器,体积较小,使用方便,兼有液体收集作用。

【护理要点】

1. 向病人解释胃肠减压的目的及配合方法,取得合作。

2. 正确安装胃肠减压装置,检查各部位是否通畅、有无漏气。

3. 胃肠减压期间,病人禁食、禁饮,停用口服药物。如需从胃管内注药时,应注药后夹管并暂停减压1h。

4. 妥善固定胃肠减压管,避免移位或脱出。一旦胃管脱出,应及时报告医师,切勿再盲目插入,以免戳破吻合口。

5. 保持胃肠减压通畅和持续有效的负压吸引,经常挤压胃管,防止阻塞。每日用生理盐水30~40ml冲洗胃管1次,引流瓶(袋)及引流接管应每日更换。

6. 观察并记录引流液的量和性状,一般胃肠手术后24h内,胃液多呈暗红色,2~3d后逐渐减少。如有鲜红色液体吸出,说明有出血,应停止胃肠减压,及时报告医师。

7. 加强口腔护理,预防口腔感染和呼吸道感染,必要时给予蒸汽雾化吸入以保持呼吸道湿润,保护黏膜。

8. 拔管

(1)指征:术后48~72h,肠蠕动恢复、肛门排气后即可停止胃肠减压。

(2)方法:拔管时先将胃管与吸引装置分离,捏紧胃管,嘱病人吸气后屏气,先缓慢往外拉出,当胃管头端接近咽喉部时,迅速拔出胃管,以防止病人误吸。清洁病人鼻孔及周围,整理用物,妥善处理胃肠减压装置。

讨论与思考

1. 原发性腹膜炎与继发性腹膜炎有何区别?

2. 为什么说禁食禁饮、胃肠减压是腹部损伤病人最重要的护理措施?

3. 结肠破裂与小肠破裂哪一个更严重? 为什么?

4. 腹部哪些实质性脏器损伤引起的腹膜炎较轻,哪些实质性脏器损伤引起的腹膜炎较重? 为什么?

(张继新)

第 *16* 章

腹外疝病人的护理

学习要点

1. 腹外疝的概念、结构及分类。
2. 腹外疝病人的身体状况评估。
3. 腹外疝的治疗原则。
4. 腹外疝护理措施及健康教育内容。

➕ **案例分析**

　　病人,男性,60岁。10年前右侧腹股沟区出现可复性肿块,常在站立、行走、咳嗽时出现,可降入阴囊,伴局部酸胀和腹部胀痛,平卧或用手推送可消失。2h前劳动时肿块再次突出,不能还纳,伴腹部阵发性绞痛,恶心呕吐,急诊入院。查体:一般情况可,心肺正常,腹平坦,右下腹压痛、肌紧张,无反跳痛,腹部无移动性浊音,肠鸣音活跃。右侧阴囊触及12cm×8cm×7cm肿块,质略硬,压痛明显,透光试验(−)。

　　请分析:该病人为何种疾病?存在哪些主要护理问题?护理的重点是什么?

　　腹腔内脏器或组织连同腹膜壁层通过腹壁或盆壁的缺损或薄弱处,向体表突出而形成包块,称为腹外疝。包括腹股沟疝、股疝、脐疝、白线疝、切口疝等,是腹部外科最常见的疾病之一,其中以腹股沟疝发生率最高,包括腹股沟斜疝和腹股沟直疝。

　　典型腹外疝由以下4个部分组成(图16-1)。

　　1. 疝环　是腹壁的薄弱或缺损处,腹外疝常以疝环所在的部位命名。

　　2. 疝囊　是壁层腹膜经疝环向外突出所形成的囊袋状结构,分疝囊颈、疝囊体和疝囊底三部分。

　　3. 疝内容物　是突入疝囊内的腹腔内脏器或组织,最常见的是小肠,其次为大网膜。

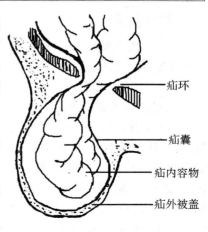

疝环

疝囊

疝内容物

疝外被盖

图 16-1　腹外疝结构

4. 疝外被盖 指覆盖在疝囊外的腹壁各层组织。

【护理评估】

（一）病因

1. 腹壁强度降低 是腹外疝发病的基础,有先天性因素和后天性因素。前者主要是腹内组织穿过腹壁的部位,如腹股沟管、股管、脐环等,还有腹白线发育不全。后者包括年老、久病或肥胖所致的肌肉萎缩、手术切口愈合不良、外伤、感染、腹壁神经损伤等。

2. 腹内压力增高 是促使疝形成和产生临床症状的重要诱因。如慢性便秘、慢性咳嗽、排尿困难、腹水、妊娠、重体力劳动、婴儿经常啼哭等。

（二）身体状况

1. 临床类型

(1)易复性疝:凡疝内容物很容易还纳入腹腔的,称为易复性疝。早期病人多无自觉症状,仅在站立、奔跑、咳嗽等腹内压骤然增高时出现局部包块,平卧或用手推压送即可还纳腹腔。随着疾病的发展,包块可逐渐增大。如疝内容物是肠管,听诊可闻及肠鸣音;还纳疝块后,局部可触及腹壁缺损处,嘱病人咳嗽,指尖有冲击感。

(2)难复性疝:疝内容不能还纳或不能完全还纳入腹腔,且不引起严重症状者称难复性疝。主要因疝内容物(多数为大网膜)反复突出,与疝囊颈摩擦损伤,产生粘连所致;有些病程长、腹壁缺损大的巨大疝也常难以还纳。此外,滑动性疝也属难复性疝的一种,是腹膜后位脏器随后腹膜牵拉下降,滑出疝环,构成疝囊的一部分而不能还纳。难复性疝病人可有坠胀、隐痛不适,疝块不能完全还纳。局部可触及咳嗽冲击感,但不能触及腹壁缺损。

(3)嵌顿性疝:疝环较小而腹内压突然增高时,疝内容物可强行通过疝囊颈进入疝囊,随后疝环收缩,将内容物卡住而不能还纳腹腔,称为嵌顿性疝。病人常在腹内压骤升时疝块突然出现或增大,伴剧烈疼痛;包块紧张发硬,有明显触痛,不能还纳,咳嗽时疝块无冲击感。如嵌顿的是肠管,可有机械性肠梗阻的症状。

(4)绞窄性疝:嵌顿若未能及时解除,疝内容物发生血液循环障碍甚至坏死,即为绞窄性疝。病人病情较重,可有疝块局部软组织感染表现和急性腹膜炎表现,严重者并发感染性休克。但当肠襻坏死穿孔时,疝内压力骤降,疼痛可有所缓解。

重点提示

嵌顿性疝和绞窄性疝实际上是一个病理过程的两个连续阶段,不能截然分开;疝块突然增大伴明显疼痛、疝块硬实有压痛、出现急性肠梗阻症状是疝嵌顿的三大主要症状。

2. 临床常见的腹外疝

(1)腹股沟斜疝:是最常见的腹外疝,腹内脏器从腹壁下动脉外侧的深环突出,经腹股沟管,再由腹股沟外环穿出,可进入阴囊,多见于儿童和青少年,右侧多于左侧,嵌顿机会较多。病人起初症状不明显,仅在站立、行走或剧烈咳嗽等腹内压力增高时出现腹股沟区肿胀和轻微疼痛,以后在腹股沟区或阴囊内出现包块,平卧或用手推压后肿块消失。回纳后按住内环口,嘱病人咳嗽以增加腹压,包块不再出现。

(2)腹股沟直疝:腹股沟三角是由腹壁下动脉、腹直肌外侧缘和腹股沟韧带内侧半围成的三角形区域,该处腹壁缺乏完整的腹肌覆盖,是腹股沟部的最薄弱区。腹股沟直疝是腹内脏器从腹壁下动脉内侧的直疝三角直接由后向前突出,不经过内环,不进入阴囊,多见于老年人,极少嵌顿。主要表现为病人站立时在腹股沟内侧端、耻骨结节外上方出现一半球形肿块。

(3)股疝:是最容易嵌顿的腹外疝,腹内脏器经股环、股管向股部卵圆窝突出,常见于已婚妇女。疝块一般不大,症状轻微,站立或腹压增加时,在卵圆窝处有半球状肿块,极易发生嵌顿和绞窄,若内容物为肠管,嵌顿后易引起肠梗阻、肠坏死,应及早手术治疗(表 16-1)。

表 16-1　腹股沟斜疝、直疝和股疝的临床特点

鉴别要点	腹股沟斜疝	腹股沟直疝	股疝
发病年龄	多见于儿童和青壮年	多见于老年	多见于中年女性
突出途径	腹股沟管,可进入阴囊	直疝三角,不进入阴囊	经股管于卵圆窝突出
疝块外形	椭圆或梨形	半球形,基底宽大	半球形,基底较小
压迫深环	疝块不再出现	疝块仍可突出	疝块仍可突出
嵌顿机会	较多	极少	极多

(4)脐疝:疝囊经脐环向体表突出,多与婴儿脐带处理不良、啼哭和便秘有关。

(5)切口疝:常发生于手术切口部位,与切口感染、切口裂开有关,切口一期愈合者发生率较少。

重点提示

　　最常见的腹外疝是腹股沟斜疝;最容易嵌顿的腹外疝是股疝;疝块还纳后压迫深环,咳嗽时疝块是否出现,是鉴别斜疝和直疝最有价值的方法。

(三)心理-社会状况

了解病人对疾病的认识程度,有无因担心手术及预后而产生的焦虑、恐惧等不良的心理状态及其程度,家庭社会对病人病情的影响等。

(四)辅助检查

1. 透光试验　腹股沟斜疝透光试验(-),鞘膜积液为(+)。
2. 实验室检查　继发感染时白细胞计数和中性粒细胞比例升高。
3. X 线检查　嵌顿疝和绞窄性疝可见肠梗阻征象。

【护理问题】

1. 急性疼痛　与腹外疝嵌顿、绞窄及手术创伤有关。
2. 体液不足　与嵌顿、绞窄疝引起的机械性肠梗阻有关。
3. 知识缺乏　缺乏预防腹内压升高及术后康复的有关知识。
4. 焦虑、恐惧　与疼痛、担心手术与预后有关。
5. 潜在并发症　肠绞窄坏死、急性腹膜炎、阴囊血肿、切口感染等。

【治疗原则】

(一)非手术治疗

1. 1 岁以内婴幼儿的腹股沟疝可暂不手术,用棉线束带或绷带压迫腹股沟管深环,防止疝块突出,部分患儿随生长发育腹肌逐渐强壮,疝有自愈的可能。

2. 年老体弱或伴有严重器质性疾病不能耐受手术者,可在回纳疝块后,用疝带压迫深环,阻止疝块突出。

3. 小儿脐疝可采用胶布固定法治疗。

(二)手术治疗

腹外疝原则上均应手术治疗,手术方式包括单纯疝囊高位结扎术和疝修补术。

1. 单纯疝囊高位结扎术　仅适用于婴幼儿及绞窄性斜疝致肠坏死、局部严重感染、暂不宜行疝修补术者。

2. 疝修补术

(1)传统方法常用的有:加强腹股沟前壁的方法有 Ferguson 法;修补或加强腹股沟后壁的方法有 Bassini 法、Halsted 法、McVay 法和 Shouldice 法 4 种。股疝常用 McVay 法。

(2)无张力疝修补术:利用人工合成网片材料,在无张力的情况下进行疝修补术。其优点是创伤小、术后下床早、恢复快;缺点是排异和感染的危险。

(3)经腹腔镜疝修补术:利用腹腔镜从腹腔内部用合成纤维网片加强腹壁缺损处,或用钉(缝线)使内环缩小。该法虽然有创伤小、痛苦少、恢复快、美观等优点,并可同时发现和处理并发疝、双侧疝,但对设备和技术要求较高,目前临床上开展较少。

3. 嵌顿性和绞窄性疝的处理　嵌顿性疝原则上须紧急手术治疗,以防疝内容物坏死,并解除肠梗阻。绞窄性疝的内容物已坏死,更须紧急手术。

下列两种情况可先试行手法复位:①嵌顿时间在 3~4h,局部压痛不明显,也无腹膜刺激征者;②年老体弱或伴有其他较严重疾病而估计肠襻尚未绞窄坏死者。复位方法是让病人取头低足高卧位,注射吗啡或哌替啶,予以镇痛和镇静,而且松弛腹肌,用一手托起阴囊,持续缓慢地将疝块推向腹腔,同时另一手轻轻按摩浅环以协助疝内容物回纳。手法复位后,必须严密观察腹部体征,一旦出现腹膜炎或肠梗阻的表现,应尽早手术探查。

【护理措施】

(一)术前护理

1. 病情观察　密切观察病人局部包块和腹部情况,若发现疝嵌顿、绞窄、肠梗阻、腹膜炎的表现,应及时通知医师;嵌顿疝手法复位后应注意观察有无腹膜炎、肠梗阻表现。

2. 消除腹内压增高的因素　吸烟者应戒烟;积极治疗咳嗽、便秘、排尿困难等引起腹压升高的因素;疝块较大者减少活动,多卧床休息;离床活动时使用疝带压住疝环口,避免腹腔内容物脱出而造成疝嵌顿。

3. 术前准备　除手术前常规准备外,应注意以下几点。①术前严格备皮,尤其对会阴部、阴囊皮肤更应仔细,不可剃破皮肤,防止切口感染,术前嘱病人沐浴更衣;②术前 1d 给予流质饮食,术前晚灌肠,清除肠内积粪,防止术后腹胀及排便困难;③送病人进手术室前,嘱其排空膀胱或留置尿管,以防术中误伤膀胱。

4. 嵌顿性或绞窄性疝的护理　除一般护理外,应给予禁食、胃肠减压、静脉输液、抗感染,纠正水、电解质及酸碱平衡失调,并验血、配血,做好紧急手术的准备。

5. 心理护理　向病人讲解腹外疝的原因、治疗方法及手术治疗的必要性,减轻病人紧张、恐惧心理。对使用棉线束带或疝带的病人,应说明佩戴的意义,教会病人和家属正确佩戴的方法。

重点提示

术前严格备皮、预防切口感染、消除引起腹内压增高的因素是预防腹外疝复发的重要措施。

(二)术后护理

1. 病情观察　密切监测病人生命体征的变化。观察伤口渗血情况,及时更换浸湿的敷料,估计并记录出血量。

2. 生活护理

(1)卧位:术后取平卧位,膝下垫一软枕,髋、膝关节微屈,以降低切口的张力、减轻疼痛,利于切口愈合。

(2)饮食:一般术后 6~12h 若无恶心、呕吐可进水及流食,次日可进半流食、软食或普食。行肠切除吻合术者术后应禁食,待肠道功能恢复后方可进食。饮食上注意少吃易引起便秘及腹内胀气的食物,如红薯、花生、豆类、碳酸饮料等,宜多吃谷物、水果、蔬菜等富含纤维素的食物,多饮水以防便秘。保持有规律的饮食习惯,讲究饮食卫生。

(3)活动:传统疝修补术后应卧床 4~7d,术后次日可适当进行床上活动,1 周后下床活动;采用无张力疝修补术的病人术后 24~48h 即可离床活动。年老体弱、复发性疝、巨大疝、绞窄性疝病人应延长卧床时间。

3. 防治腹内压增高　注意保暖,以防受凉、咳嗽,如有咳嗽应及时治疗;病人在咳嗽时用手掌按压伤口,减少对伤口愈合的影响;注意保持排尿、排便通畅,避免用力排便。

4. 防治并发症

(1)预防阴囊血肿:可用丁字带将阴囊托起,以减少渗血、渗液积聚,防止阴囊血肿。用 0.5kg 沙袋压迫切口部位 24h,密切观察切口渗血、渗液及阴囊是否肿大,出现异常及时通知医师。

(2)预防切口感染:切口感染是疝复发的主要原因之一。术后合理应用抗菌药物,注意保持敷料清洁、干燥,避免粪尿污染;敷料污染或脱落应及时更换。留置胃肠减压管或其他引流管者,应注意保持引流通畅。注意观察病人体温和脉搏的变化及切口有无红肿、疼痛,一旦发现切口感染,应尽早处理。

(3)尿潴留的处理:手术后因麻醉或手术刺激引起尿潴留者,可肌内注射卡巴胆碱或针灸,以促进膀胱平滑肌的收缩,必要时留置导尿。

重点提示

腹外疝术后体位是平卧位,膝下垫软枕,髋、膝略屈;不宜过早下床活动。

【健康教育】

1. 适当休息。应逐渐增加活动量,3 个月内应避免重体力劳动或剧烈运动。

2. 避免腹内压升高。积极治疗引起腹内压增高的疾病;注意保暖,防止受凉、咳嗽;调节饮食,保持排便通畅,避免用力排便。

3. 定期复查。

讨论与思考

1. 斜疝男性比女性多,右侧比左侧多;股疝多见于中年女性。为什么?
2. 腹外疝术后取平卧位,髋、膝关节微屈,不宜过早下床活动,为什么?
3. 为什么股疝最容易嵌顿?
4. 如何预防腹外疝复发?
5. 腹股沟直疝和斜疝如何鉴别?

（张继新）

第17章

胃肠疾病病人的护理

第一节 胃、十二指肠溃疡外科治疗病人的护理

学习要点
1. 胃、十二指肠溃疡的病因和身体状况。
2. 胃、十二指肠溃疡病人的护理措施。

✚ **案例分析**

病人,男性,32岁。上腹部间歇性疼痛2年,疼痛呈灼烧样,多于进餐后30min左右发作,持续约1h缓解,劳累时易发作。2h前因饮酒出现上腹部剧烈疼痛,面色苍白,出冷汗,伴有恶心、呕吐,并呕血一次,量约1000ml。查体:腹部压痛、肌紧张、肝浊音界缩小,脉搏126/min,血压80/50mmHg,尿量减少,X线检查可见膈下游离气体。

请分析:该病人存在哪些主要护理问题?护理的重点是什么?

胃、十二指肠溃疡又称消化性溃疡(简称溃疡病),是极为常见的疾病,多见于男性青壮年。包括胃溃疡(GU)、十二指肠溃疡(DU)及复合性溃疡,十二指肠溃疡与胃溃疡的比例为(3~4):1。

【护理评估】

(一)病因及病理生理

1. 病因 胃酸分泌过多、幽门螺杆菌(Hp)感染、非甾体抗炎药(NSAID)、肾上腺皮质激素、胆汁酸盐、乙醇等均为重要致病因素。其他如持续强烈的精神紧张、忧虑、过度脑力劳动都与溃疡发病有一定关系。

2. 病理生理 该病发病机制至今未完全明确,但胃酸分泌过多与胃黏膜屏障受损及幽门螺杆菌感染导致胃黏膜炎症反应、释放促胃液素的反馈抑制机制发生障碍,并且抑制生长抑素释放,促进胃酸分泌,激活了胃蛋白酶,使胃、十二指肠黏膜发生"自家消化"已得到公认。本病属于慢性溃疡,多为单发,表现为位于胃十二指肠壁的局限性圆形或椭圆形缺损,直径通常小于2cm,可深达肌层,较难愈合。若溃疡向深层侵蚀,可引起出血或穿孔,幽门处较大溃疡愈

合后形成瘢痕可导致幽门狭窄。约 5% 胃溃疡可发生癌变,十二指肠溃疡很少癌变。

重点提示

溃疡病穿孔首先引起化学刺激性腹膜炎,感染后引起化脓性腹膜炎;溃疡病大出血可导致低血容量性休克;幽门梗阻频繁呕吐可引起低氯、低钾、代谢性碱中毒。

(二)身体状况

1. **症状** 有典型的节律性、周期性上腹部疼痛。①胃溃疡表现为上腹部饥饿痛,进餐后缓解,疼痛性质为烧灼痛或钝痛,且具有周期性发作的特点;②十二指肠溃疡表现为进餐后上腹痛,进餐后疼痛不能缓解,甚至加重,容易引起大出血、急性穿孔等并发症。

2. **体征** 十二指肠溃疡体检在脐部偏右上方有压痛;胃溃疡压痛点常位于剑突与脐间的正中线或略偏左。

3. **胃、十二指肠溃疡并发症**

(1)急性穿孔:是其最严重的并发症,约占溃疡病住院病人的 10%。多发生在胃小弯或十二指肠球部前壁,多单发。可因饮食过量、精神过度紧张或劳累等因素诱发。穿孔后,具有强烈刺激性的胃液、十二指肠液及食物进入腹腔,引起化学性腹膜炎;数小时后细菌繁殖逐渐发展为细菌性腹膜炎。表现为突发持续性上腹刀割样剧痛,很快扩散至全腹,常伴恶心、呕吐,面色苍白,出冷汗,四肢湿冷。检查:腹式呼吸减弱或消失,全腹有腹膜刺激征,腹肌紧张,呈"板状腹",肝浊音界缩小或消失;肠鸣音减弱或消失。腹膜大量液体渗出,腹腔积液超过 1000ml 以上时,可叩出移动性浊音。全身可出现发热、脉快,甚至肠麻痹、感染性休克。X 线检查多数有膈下游离气体。腹腔穿刺抽出黄色浑浊液体,无臭味,有时有食物残渣。

(2)大出血:主要为柏油样便与急性呕血。多数发病突然,出血多不伴有腹痛,病人大多先感觉恶心、眩晕及上腹部不适,随即可有呕血和(或)柏油样便。当失血量达 400ml 时,出现休克代偿期表现,如面色苍白、口渴、脉搏快速有力、血压正常或稍高;当失血达 800ml 以上时,可出现明显休克现象,如出冷汗、脉搏细快、呼吸浅促、血压下降等。纤维胃镜检查可明确出血的原因和部位。实验室检查血红细胞计数、血红蛋白、血细胞比容进行性下降(早期由于血液浓缩,下降可不明显,需短期内反复测定)。溃疡侵蚀基底血管并致破裂出血后,因血压降低、血凝块形成等原因,出血多能自行停止;部分病例可发生再次出血。

(3)瘢痕性幽门梗阻:幽门附近的溃疡反复发作形成瘢痕狭窄,造成幽门梗阻。表现为进食后上腹不适、饱胀感及阵发性胃收缩痛,随之出现食欲减退、恶心、嗳气,嗳气带有酸臭味。呕吐是最为突出的症状,常发生在下午或晚间。呕吐物为宿食,呕吐量大,不含胆汁,有腐败酸臭味。呕吐后自觉胃部舒适,因此病人常自己诱发呕吐,以缓解症状。体检可见上腹部膨隆、扩大的胃型及自左向右的胃蠕动波,可闻及振水音。梗阻严重者,有营养不良性消瘦、脱水、低钾、低氯和代谢性碱中毒症状。X 线钡剂造影显示胃高度扩张、蠕动减弱、大量空腹潴留液,钡剂下沉出现气、液、钡三层现象;血气分析可见 Cl^- 和 K^+ 降低、HCO_3^- 增加。胃镜检查可见胃内潴留大量胃液和食物残渣。

(4)胃癌:详见本章第二节胃癌病人的护理。

重点提示

胃十二指肠溃疡最严重的并发症是急性穿孔,主要引起腹膜炎。胃、十二指肠溃疡并发大出血当失血量达 400ml 时,出现休克代偿期表现;当失血达 800ml 以上时,可出现明显休克现象。

(三)心理-社会状况

了解病人对疾病的认识程度,有无不良的心理状态及其程度,家庭社会对病人病情的影响等。溃疡病好发于青壮年,病程长,常反复发作,经久不愈,可直接影响病人的学习和工作,因而病人往往产生焦虑、急躁的情绪。年龄大的病人往往惧怕癌变,产生恐惧、担忧的心理。急性严重并发症病人由于发病突然,病情危重而急需手术,产生焦虑、恐惧、紧张心理。长期的慢性病程还会影响病人的家庭生活及经济状况。

(四)辅助检查

X 线钡剂造影检查可见病变部位出现周围光滑、整齐的龛影。胃镜检查可明确溃疡部位和形态,并可经活检做病理及幽门螺杆菌检查。十二指肠溃疡病人做迷走神经切断术前、后测定胃酸,以评估迷走神经切断是否完整。

【护理问题】

1. 急性疼痛 与病变部位黏膜受侵蚀、并发症、手术创伤有关。

2. 营养失调:低于机体需要量 与摄入不足、消化吸收障碍及消耗增加有关。

3. 有体液不足的危险 与急性穿孔后禁食、腹腔大量渗出、幽门梗阻病人呕吐导致水和电解质丢失有关。

4. 焦虑 与病情迁延不愈、反复发作、有恶变可能及担心手术安全和效果等有关。

5. 潜在并发症 出血、感染、吻合口瘘、消化道梗阻和倾倒综合征等。

【治疗原则】

胃、十二指肠溃疡大部分病人经内科治疗可以痊愈,仅少数病人需外科治疗。外科治疗适应证有内科治疗无效的顽固性溃疡;胃、十二指肠溃疡导致的急性穿孔、大出血、瘢痕性幽门梗阻;胃溃疡恶变者。

1. 胃大部切除术 是我国治疗溃疡病常用手术方法。传统胃大部切除范围是胃远侧的 2/3~3/4,包括胃体大部、整个胃窦部、幽门及十二指肠球部,目前认为胃切除不少于 60% 即可,手术方式如下。①毕罗(Billroth)Ⅰ式:是在胃大部切除后将胃的剩余部分与十二指肠断端吻合(图 17-1),此术式多用于胃溃疡;②毕罗(Billroth)Ⅱ式:在胃大部切除后,将十二指断端闭合,而将胃的剩余部分与空肠上段吻合(图 17-2),此法适用于各种情况的胃、十二指肠溃疡,特别适用于十二指肠溃疡。

2. 胃迷走神经切断术 主要用于十二指肠溃疡病的治疗。切断迷走神经既消除了神经性胃酸分泌,又消除了迷走神经引起的胃泌素分泌,从而也减少了体液性胃酸分泌。手术方式有三种类型(图 17-3):①迷走神经干切断术;②选择性迷走神经切断术;③高选择性胃迷走神经切断术。

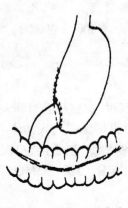

图 17-1 毕罗 I 式术式

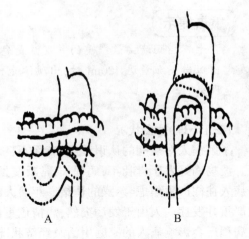

图 17-2 毕罗 II 式术式
A. 结肠后胃-空肠吻合；B. 结肠前胃-空肠吻合

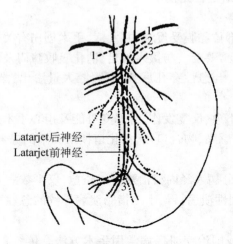

图 17-3 迷走神经切断术示意图
1. 迷走神经干切断术；2. 选择性迷走神经切断术；3. 高选择性迷走神经切断术

重点提示

　　毕罗I式胃大部切除术多适用于治疗胃溃疡；毕罗II式胃大部切除术适用于各种胃、十二指肠溃疡，特别是十二指肠溃疡。胃迷走神经切断术主要用于十二指肠溃疡病的治疗。

【护理措施】

(一) 术前护理

1. 心理护理　医护人员态度要和蔼,避免自身的忧虑引起病人焦虑。向病人或家属解释说明手术方式及其有关注意事项,宽慰病人,增强其对手术的了解和信心。

2. 饮食和营养　择期手术病人应给予高蛋白质、高热量、富含维生素、易消化、无刺激的食物,定时进餐,少量多餐。必要时通过静脉补充营养。

3. 用药护理　手术前继续遵医嘱给予药物治疗,以缓解疼痛,稳定病情。

4. 严重并发症病人的护理

(1) 急性穿孔:手术前按急性腹膜炎护理,并做好急症手术准备。

(2) 大出血:①密切观察血压、脉搏、呕血、便血及意识情况,并记录每小时尿量;②病人取平卧位,吸氧;③暂禁食,补液、输血,保持输液通畅,使用止血药物,静脉滴注西咪替丁;④冷生理盐水洗胃;⑤配合医师进行内镜下注射肾上腺素、激光凝固等止血治疗。经输血休克倾向不见好转,或虽一度好转,但输血停止或速度减慢后又迅速恶化,表明出血仍在继续,应迅速手术。

(3) 瘢痕性幽门梗阻:积极纠正水、电解质和酸碱平衡紊乱;改善营养,纠正低蛋白血症,适时采用胃肠外营养,提高机体对手术的耐受力。非完全性梗阻者可进无渣半流食;完全性梗阻病人应禁食,持续胃肠减压。手术前 3d 每日用温等渗盐水洗胃,以减轻胃组织水肿和炎症,避免影响术后吻合口愈合。

5. 其他　迷走神经切断术前、后应做好胃液标本的采集,测定 12h 泌酸量、基础排酸量 (BAO) 和最大排酸量 (MAO),以对比判断手术的效果。做好手术前常规护理。

重点提示

①穿孔病人应严密观察病人生命体征、腹痛、腹膜刺激征、肠鸣音变化等,并禁食、禁饮、胃肠减压、输液,应用抗生素,做好急症手术准备;②出血病人应输液、输血,维持血压稍低于正常;③幽门梗阻病人术前 3d 每日温等渗盐水洗胃。

(二) 术后护理

1. 一般护理

(1) 病情观察:定时观察生命体征、意识、肤色、切口敷料、腹部体征以及胃肠减压和引流管吸出液的量和性状。

(2) 生活护理:麻醉清醒、血压平稳后取半卧位。禁食、胃肠减压、输液及应用抗生素,手术后放置胃管 3~4d。肠蠕动恢复、肛门排气后拔除胃管,拔管当日可少量饮水或米汤,若无呕吐、腹胀等不适,次日可进流质饮食,约 50ml/h,并逐渐增加流质量,减少进食次数,应避免易产气食物,如牛奶、甜食等。第 4~5 天,可进半流质;第 10~14 天可进软食,无不良反应,可渐进普食。注意选用软烂易消化食物,忌生冷、油炸、浓茶、酒等刺激性食品。鼓励病人术后早期活动,预防肠粘连。

(3) 对症护理:疼痛明显者给予镇痛药;烦躁不安者可应用镇静药等。

2. 胃大部切除术后并发症护理

(1) 吻合口出血:一般在手术后 24h 内,可从胃管引流出少量暗红色或咖啡色血性内容物,不超过 300ml,多是术中残留胃内的血液或胃肠吻合创面渗液。如果短期内自胃管引流出较大量的血液,尤其是鲜血,甚至呕血、黑粪,严重者出现休克,则提示发生了吻合口出血。多通过应用禁食、止血药物、输新鲜血液等措施,可自愈;如有休克,应立即再次手术探查止血。

(2)十二指肠残端破裂:是毕罗Ⅱ式手术后最严重的并发症,病死率 10% ~ 15%。多发生在手术后 3~6d。表现为右上腹突发剧痛和局部明显压痛、腹肌紧张等急性弥漫性腹膜炎症状。应立即手术处理,在十二指肠残端处放置双腔套管持续负压吸引,同时引流残端周围腹腔。手术后应做好各种引流管的护理,保护伤口周围皮肤以防消化液的腐蚀。同时,通过静脉或空肠造瘘补充营养,维持水、电解质平衡和营养需求;应用抗生素防治感染。

(3)胃肠吻合口破裂或瘘:多出现在术后 5~7d,少见。早期吻合口破裂可引起严重的腹膜炎,应即刻行手术处理。后期发生者,可形成局限性脓肿或向外穿破而发生腹外瘘,则需行局部引流、胃肠减压和积极的支持治疗,一般在数周后吻合口瘘常能自行愈合。若经久不愈者,则应考虑再次行胃切除手术。

(4)胃排空延迟:发生机制未明,发生在术后 7 ~ 10d,多为进食流食数日、情况良好的病人,在改进半流食或不易消化的食物后突然发生上腹饱胀、钝痛,继而呕吐带有食物的胃液和胆汁。多数病人经禁食、胃肠减压,肠外营养支持,纠正低蛋白,维持水、电解质和酸碱平衡,应用促胃动力药物后可好转。

(5)术后梗阻:根据梗阻部位分为输入段梗阻、吻合口梗阻和输出段梗阻。

输入段梗阻:多见于毕罗Ⅱ式胃大部切除术后,可分为两类。急性完全性输入段梗阻,属闭襻性肠梗阻。典型症状是:病人突然发生上腹部剧痛、频繁呕吐,量少,不含胆汁,呕吐后症状不缓解。上腹偏右有压痛,可触及包块。血清淀粉酶升高,有时出现黄疸,可有休克表现,应紧急手术治疗。慢性不完全性梗阻,进食后消化液分泌明显增加,积累到一定量时,潴留液克服梗阻,涌入残胃而致呕吐。临床表现为进食后 15~30min,上腹突然胀痛或绞痛,并喷射状呕吐大量含胆汁液体,呕吐后病人感觉症状减轻而舒适。若症状在数周或数月内不能缓解,需手术治疗。

吻合口梗阻:常由于吻合口过小,或毕罗Ⅱ式胃切除胃空肠吻合术后输出段逆行套叠堵塞吻合口等引起。病人表现为进食后上腹胀痛,呕吐;呕吐物为食物,不含胆汁。吻合口黏膜炎症水肿造成的梗阻,经过适当的非手术治疗症状可自行消失,具体措施包括暂时禁食,胃肠减压,静脉输液,保持水、电解质平衡和营养供给。经 2 周非手术治疗未愈者,应手术治疗。

输出段梗阻:多因粘连、大网膜水肿,或炎性肿块压迫等所致,表现为上腹饱胀,呕吐食物和胆汁。多数经适当的非手术治疗数周后症状逐渐减轻而自愈,少数症状严重持续不减轻者,需手术治疗。

(6)倾倒综合征:是较常见的并发症,毕罗Ⅱ式术后发生机会更多。

早期倾倒综合征:多发生在餐后 10~30min,由于胃容积减少及失去对胃排空的控制,大量高渗食物快速进入十二指肠或空肠,高渗环境使大量液体转移至肠腔,循环血量骤然减少而引起。表现为上腹胀闷、恶心呕吐、腹泻、肠鸣频繁,可有绞痛;伴有全身无力、头晕、晕厥、面色潮红或苍白、大汗淋漓、心悸、脉搏加速、血压稍高等。症状持续 60~90min 自行缓解。多数病人经调节饮食,包括避免过甜、过咸、过浓、过热流食,宜进低糖、高蛋白质食物,暂时限制饮水,少食多餐,进食后立即平卧 10~20min 等,症状半年到 1 年内多逐渐消失。

晚期倾倒综合征:又称低血糖综合征,因高渗食物迅速进入小肠后快速吸收,产生较多葡萄糖,使血糖过度增高,胰岛素大量释放,继而发生反应性低血糖。表现为餐后 2~4h 病人出现心慌、无力、眩晕、出汗、手颤、嗜睡,也可导致虚脱。出现症状时稍进饮食,尤其是糖类即可缓解。日常饮食中减少糖类含量,增加蛋白质比例,少量多餐可防止其发生。

3. 迷走神经切断术后并发症

(1)胃潴留:多在术后 3~4d 发生。上腹饱胀不适,呕吐所进食物或带有胆汁。可见上腹部明显饱满及隆起。通过禁食,持续胃肠减压,温高渗盐水一日多次洗胃,保持水、电解质平衡和营养补充,一般 10~14d 症状消失。

(2)腹泻:较常见,但多不严重。表现为进食后肠蠕动亢进、肠鸣、腹痛、腹泻,排出水样便而自行缓解。迷走神经干切断术及选择性迷走神经切断术未加胃引流术者,腹泻发生率较高。应保持水、电解质平衡,注意饮食调节,服用助消化药物等可有效地改善症状。

(3)胃小弯坏死穿孔:少见,但非常严重,多见于高选择性迷走神经切断术后。表现为突然上腹部疼痛及急性腹膜炎症状。一旦发生,应立即手术修补。

重点提示

①餐后平卧 10~20min 可预防早期倾倒综合征。②完全性输入段梗阻呕吐物不含胆汁;不完全性输入段梗阻呕吐物主要是胆汁;吻合口梗阻呕吐食物,不含胆汁;输出段梗阻呕吐食物和胆汁。③术后胃出血表现为胃管引流出大量血液。④吻合口破裂和十二指肠残端破裂均出现腹膜炎体征。

(三)心理护理

了解病人及家属的情绪变化和担忧,做好心理疏导、稳定其情绪。向病人或家属说明病情变化及有关治疗方法,消除焦虑、恐惧心理,使其较好地配合治疗与护理。

【健康教育】

1. 保持心情舒畅,注意劳逸结合,3 个月内避免重体力劳动。采取适当放松技巧,缓解生活和工作的压力。

2. 强调喝酒、抽烟对其疾病的危害性。

3. 胃大部切除术后 1 年内胃容量受限,宜少量多餐,进食营养丰富的饮食,以后逐步过渡至均衡饮食。饮食宜定时定量,食物应易消化、软烂,不宜选择生、冷、硬、辣等刺激性食物。选择高营养并富含铁、钙及维生素的食物,必要时补充铁剂和维生素 B_{12}。

4. 发现症状复发或异常症状者,应及时到医院就诊。

讨论与思考

1. 哪些胃、十二指肠溃疡病病人需要接受外科治疗?

2. 如何根据病人呕吐状态和内容物判定胃、十二指肠溃疡病病人胃大部切除术术后梗阻部位?

3. 胃大部切除术后通过观察胃管引流物可发现哪项并发症?

4. 为何胃、十二指肠溃疡病病人胃大部切除术后短期内需少量多餐和进食后立即平卧 10~20min?

第二节 胃癌病人的护理

学习要点
1. 胃癌常见的护理问题。
2. 胃癌病人的身体状况。
3. 胃癌的治疗原则及护理措施。

案例分析

病人,男性,62岁。胃溃疡病史10余年,近期原有溃疡症状加重,应用抗酸药治疗效果不好,近3个月腹胀,食欲减退,体重下降3kg,面色苍白,脉搏90/min,血压140/90mmHg,粪隐血阳性。

请分析:该病人存在哪些主要护理问题? 护理的重点是什么?

胃癌是最常见的消化道肿瘤,在我国各种恶性肿瘤中居首位,好发年龄多在50岁以上,男性发病率高于女性1倍左右。

【护理评估】

1. 病因 病因尚未完全清楚,目前认为与下列因素有关:①胃溃疡、萎缩性胃炎、胃息肉恶变等癌前病变;②长期幽门螺杆菌感染;③不良饮食和生活习惯,如长期食用高盐、熏烤、腌制、霉变食物,进食快、饮食不规律、吸烟等;④遗传因素;⑤生活环境:居住生活在我国西北地区和东南沿海诸省的人群胃癌多发。

2. 病理生理 胃癌好发于胃窦部,约占50%,其次是胃底贲门部约占1/3,胃体较少。胃癌的大体类型分为早期胃癌和进展期胃癌。早期胃癌是指癌组织浸润仅限于黏膜或黏膜下层,不论肿瘤大小,有无淋巴结转移,分隆起型、浅表型和凹陷型;进展期胃癌是癌组织已浸润肌层、浆膜层或浆膜层外组织,分为结节型、溃疡局限型、溃疡浸润型和弥漫浸润型。按组织学可分为乳头状腺癌、管状腺癌、低分化腺癌、黏液腺癌、印戒细胞癌、未分化癌、特殊类型癌,其中腺癌占绝大多数。胃癌的转移途径有直接浸润、淋巴转移、血行转移及腹腔种植转移。淋巴转移是主要转移途径,发生较早,晚期最常见的是肝转移,其他如肺、脑、肾、骨等处。

3. 身体状况

(1)症状:早期无明显症状,可有上腹不适、隐痛、食欲减退、嗳气、反酸等,类似消化性溃疡或慢性胃炎的症状。病情加重,逐渐出现贫血、消瘦,体重进行性减轻。当胃窦梗阻时有恶心、呕吐宿食,贲门部癌可有进食梗阻感。晚期病人出现恶病质。

(2)体征:早期无明显体征,或仅有上腹部深压痛;晚期病人可扪及上腹部肿块。肝转移可出现肝大或黄疸;腹膜转移可有腹水;远处淋巴转移有左锁骨上窝淋巴结肿大;直肠前凹种植转移时,直肠指检可触及肿块。

重点提示

①胃癌好发于胃窦部,其次是胃底贲门部;腺癌最多见。②上腹不适和隐痛、食欲减退、贫血、体重进行性减轻是胃癌最常见的临床症状。

4. 心理-社会状况 病人得知患癌症后,会有恐惧、绝望,或悲哀、沮丧、忧郁等心理变化;有些病人对治疗缺乏信心,甚至放弃治疗;有些病人缺乏手术治疗、化疗及有关康复的知识,并担心家庭经济承受能力。

5. 辅助检查 中、晚期病人血红细胞计数、血红蛋白值均下降。X 线气钡双重对比检查可发现较小而表浅的病变。纤维胃镜是诊断早期胃癌的有效方法,可直接观察病变部位,并做活检确定诊断。胃液细胞学检查,可查找癌细胞。超声胃镜能观察到胃黏膜以下各层次和胃周围邻近脏器的图像。粪便隐血试验呈持续阳性。

重点提示

纤维胃镜是诊断早期胃癌的有效方法。

【护理问题】
1. 焦虑或恐惧 与病人对胃癌确诊、手术危险性、并发症及预后的担忧有关。
2. 营养失调:低于机体需要量 与肿瘤消耗、食欲减退、消化吸收不良等有关。
3. 知识缺乏 与缺乏疾病的防治、手术和有关康复的知识有关。
4. 潜在并发症 胃癌穿孔、出血、幽门梗阻;手术后有关并发症及化疗不良反应。
【治疗原则】
早期发现、早期诊断和早期治疗是提高胃癌疗效的关键。手术是首选的方法,根治性手术是整块切除胃的全部或大部,大、小网膜和区域淋巴结,并重建消化道。近年来胃镜下的胃黏膜病灶切除和腹腔镜下的胃楔形切除、胃部分切除甚至是全胃切除术已日趋成熟。晚期癌肿浸润并广泛转移者,行姑息性切除术、胃空肠吻合术可以解除症状。术后辅以化疗、放疗及免疫治疗等。
【护理措施】
(一)术前护理
1. 心理护理 消除病人顾虑、悲观的消极态度,使病人焦虑、恐惧感减轻,治疗信心增强,积极配合医疗护理计划的实施。
2. 饮食和营养 饮食应少量多餐,给予高蛋白质、高热量、富含维生素、易消化、无刺激的食物,尤其注意纠正贫血和低蛋白血症,以提高手术耐受力。
3. 用药护理 按时应用减少胃酸分泌、解痉及抗酸的药物,观察药物疗效。
4. 手术前常规护理 可参照胃、十二指肠溃疡行胃大部切除术的手术前护理。
(二)术后护理
胃癌根治性或姑息性手术后,原则上参照胃大部分切除术后病人的护理。
1. 病情观察 观察生命体征、腹部体征以及胃肠减压和引流管吸出液的量和性状。
2. 肠内营养支持 术后早期经喂养管实施肠内营养支持。妥善固定和保持喂养管通畅,防止营养液沉积堵塞导管,每次输注营养液前后用 20~30ml 生理盐水或温开水冲管;输入营养液温度以接近体温为宜,妥善控制输注浓度和速度,以防引起倾倒综合征。

3. 生活护理　血压平稳后取低半卧位,禁食、胃肠减压、输液及应用抗生素。肠蠕动恢复后,拔除胃管当日可少量饮水或米汤,第 2 天进半流质饮食,每日 5~6 餐,逐渐恢复正常饮食。鼓励病人术后早期活动,预防肠粘连。

4. 放射治疗的护理　①做好照射野护理,保持局部皮肤清洁和干燥,防止破损;②局部皮肤反应禁止用肥皂擦洗或热水浸浴,禁用碘酊和乙醇等刺激性消毒剂,避免日光直射,禁用化妆品涂搽,照射区皮肤禁止注射。

5. 化学治疗的护理　①注意保护静脉,避免反复在同部位穿刺,必要时可采用深静脉置管,以减少血管损伤;②药物外漏立即停药,不拔针,接注射器抽吸溢出的药液和注射解毒剂后再拔针,疼痛可局部注射普鲁卡因;③静脉炎可局部热敷、理疗;④化疗期间病人消化吸收功能受限,应适当减少脂肪、蛋白质含量多的食物,多食绿色蔬菜与水果;⑤当病人白细胞计数<$3×10^9$/L,血小板计数<$80×10^9$/L 时,暂停化学治疗,予以保护性隔离。

6. 对症护理

(1)严重胃肠道反应可遵医嘱给予镇静止吐药。

(2)三阶梯镇痛方法:①疼痛较轻的,给予阿司匹林等解热消炎镇痛药;②中度持续性疼痛者,可用可待因等弱阿片类药物;③疼痛严重者,改用吗啡和哌替啶等强阿片类药物。另外近年常用病人自控镇痛术。

7. 心理护理　及时了解病人及家属的心理状态,做好疏导工作、稳定其情绪。向病人或家属说明病情变化以及有关治疗方法,消除焦虑、恐惧心理,使其配合治疗与护理。

【健康教育】

1. 对有胃癌家族史或原有胃病史的人群应定期检查。

2. 给病人及家属讲解胃癌相关的防治知识,以增强病人和家属治疗疾病的信心。

3. 嘱病人出院后定期复查,并接受医护人员的康复指导。

讨论与思考

1. 为何胃癌早期不易发现?

2. 胃癌病人化疗过程中出现药物外漏为何不能立即拔针?

第三节　急性阑尾炎病人的护理

学习要点

1. 急性阑尾炎发病原因及主要身体状况。

2. 急性阑尾炎的治疗原则及主要护理措施。

🏥　**案例分析**

病人，男性，28 岁。诉突发脐周疼痛 4h，后转移至右下腹，来医院就诊。病人入院时查体：体温 37.8℃；腹部检查：右下腹腹肌紧张，有压痛、反跳痛；实验室检查：血白细胞计数 $16.0×10^9$/L，中性粒细胞 0.82。

请分析：该病人主要的护理问题有哪些？护理的重点是什么？

急性阑尾炎（acute appendicitis）是最常见的外科急腹症，发病率约为 1‰。以青年最为多见，男性发病率/女发病比率约为（2~3）∶1。

阑尾一般位于右下腹，是一条蚯蚓状盲管，长 6~8cm，直径 0.6~0.8cm，起自盲肠根部。其体表投影约在脐与右髂前上棘连线的中外 1/3 交界处，称为麦克伯尼（McBurney）点，是选择阑尾手术切口的标记点。阑尾的位置常随盲肠位置移动而变动，其尖端有 6 种不同指向（图 17-4）。

阑尾的血供来自阑尾动脉，为肠系膜上动脉所属回结肠动脉的分支，是一个无侧支的终末动脉，当血供障碍时易致阑尾坏死。阑尾静脉与动脉伴行，最终回流入门静脉。阑尾的淋巴管与系膜内的血管伴行，引流至回结肠淋巴结。阑尾的神经由交感神经纤维经腹腔丛和内脏小神经传入，其传入的脊髓节段在第 10、11 胸节，故阑尾炎发病开始时，常表现为脐周围的牵涉痛。

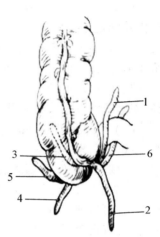

图 17-4　阑尾位置
1. 回肠前位；2. 盆位；3. 盲肠后位；4. 盲肠下位；5. 盲肠外侧位；6. 回肠后位

【护理评估】

（一）病因病理

1. 病因　①阑尾管腔梗阻与感染：梗阻是发病最常见的基本因素。多由淋巴滤泡明显增生使管腔狭窄而梗阻；另有粪石、食物中的残渣、寄生虫的虫体和虫卵等其他异物阻塞或压迫引起梗阻；腹腔内先天性因素或炎症性粘连使阑尾发生扭曲、折叠或阑尾开口附近盲肠壁的炎症、肿瘤及阑尾本身息肉、套叠等，均可导致阑尾腔阻塞。阑尾管腔发生阻塞后，大量黏液在腔内潴留，细菌迅速繁殖，发生大肠埃希菌、肠球菌、类杆菌等革兰染色阴性的需氧菌和厌氧菌的混合感染而致病。②胃肠道疾病影响：阑尾是胃肠的一个组成部分。当胃肠道发生功能紊乱时，如腹泻、便秘、饮食不洁、精神刺激等可通过神经反射可引起阑尾环形肌的痉挛性收缩，造成或加重阑尾腔的阻塞以及阑尾壁的缺血，细菌侵入阑尾而发生急性炎症。

2. 病理类型和病情转归　根据急性阑尾炎的临床过程和病理解剖学变化，可分为急性单纯性阑尾炎、急性化脓性阑尾炎、急性坏疽穿孔性阑尾炎和阑尾周围脓肿 4 种病理类型。急性阑尾炎的转归有以下几种：①炎症消退。炎症可完全消退，不遗留病理改变；亦可形成瘢痕愈合，形成阑尾腔狭窄，与周围组织粘连，易复发。②炎症局限化。化脓性和坏疽性阑尾炎被大网膜包裹，粘连形成炎症包块或阑尾周围脓肿。③炎症扩散。病变在尚未被大网膜包裹之前发生穿孔，可引起弥漫性腹膜炎；细菌栓子也可随血流进入门静脉，引起化脓性门静脉炎或形成细菌性肝脓肿，严重者导致感染性休克，危及生命。随着病人抵抗力的变化，或受治疗护理方法的影响，以上 3 种结局可以相互转化。

重点提示

①阑尾动脉是一个无侧支的终末动脉,当血供障碍时易致阑尾坏死。阑尾静脉回流入门静脉,因此感染可引起化脓性门静脉炎。②梗阻是急性阑尾炎发病最常见的基本因素,梗阻后细菌侵入导致炎症发生。

(二)身体状况

1. 症状

(1)腹痛:多为首发症状,常突然发生,多始于脐周围或上腹部,呈持续性,数小时后逐渐转移并固定于右下腹部,并逐渐加重。70%~80%的病人具有这种典型的转移性右下腹痛的表现,具有重要诊断意义。腹痛情况和阑尾炎的病理类型相关,如单纯性阑尾炎腹痛较轻;化脓性阑尾炎呈阵发性剧痛或胀痛;坏疽性阑尾炎呈持续性剧痛;阑尾炎穿孔后可因阑尾腔内压力骤减,腹痛反而暂时减轻,但出现腹膜炎后,腹痛又加剧。有的病人因粪石、异物被排入盲肠,阑尾腔的梗阻突然解除,腔内压迅速减轻,疼痛随即缓解,表示病情好转。

(2)胃肠道症状:恶心、呕吐最常见。呕吐与发病前有无进食有关,空腹发病时,往往仅有恶心;饱食后发生者多有呕吐,当阑尾感染扩散至全腹时,恶心、呕吐可加重。其他胃肠道症状如食欲减退、便秘、腹泻等也偶可出现。盆腔位阑尾炎或积脓刺激直肠可引起里急后重感。

(3)全身反应:全身症状多不重,可有低热和乏力等;当阑尾化脓坏疽并有扩散性腹腔内感染时,可有寒战、高热、反应迟钝或烦躁不安;当弥漫性腹膜炎时,可有血容量不足、脓毒症及器官功能不全表现。如有寒战、高热、黄疸,应考虑化脓性门静脉炎。

2. 体征　取决于阑尾炎病理变化情况和阑尾部位的深浅。

(1)腹部体征:右下腹阑尾点有固定而明显的压痛,通常在麦克伯尼点及周围,是急性阑尾炎最常见和最重要的体征(图17-5)。自发病起压痛就固定在右下腹,这在诊断上具有重要意义。炎症扩散至壁腹膜时,可出现腹壁肌紧张、压痛和反跳痛等腹膜刺激征,其严重程度和范围大小是区别各型阑尾的重要依据。肠鸣音减弱或消失。阑尾周围脓肿较大时,可在右下腹触到境界不太清楚,不能活动,伴有压痛和反跳痛的包块。

(2)其他参考体征:以下试验或检查有临床诊断意义。①结肠充气试验(Rovsing征):病人仰卧位,检查者先用一手按

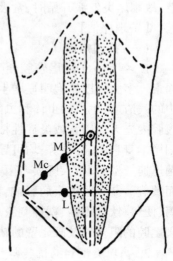

图17-5　阑尾炎压痛点

压左下腹部,再用另一手压迫近侧结肠,结肠积气可传至盲肠和阑尾根部,若引起右下腹疼痛即为阳性。②腰大肌试验:病人左侧卧位,检查者将病人右下肢向后过伸,如出现右下腹疼痛即为阳性,提示阑尾可能位于盲肠后或腹膜后靠近腰大肌处。③闭孔内肌试验:病人仰卧位,右髋及右膝均屈曲90°,将右股内旋,若右下腹疼痛即为阳性,表示阑尾位置靠近闭孔内肌。④直肠指检:盆腔位急性阑尾炎,直肠右侧壁有明显触痛,甚至可触到炎性包块。

（三）心理-社会状况

病人发病突然,均有腹部疼痛的症状,病人及家属常可产生紧张与焦虑情绪,由于要手术治疗,担心手术效果及术后并发症,病人会有烦躁不安、恐惧心理。

（四）辅助检查

1. 实验室检查　血白细胞计数升高,中性粒细胞比例增多,可有核左移。当阑尾炎直接刺激到输尿管或膀胱时,尿中可出现少量红细胞和白细胞。

2. 腹部 X 线片　可见盲肠扩张和气液平面,B 型超声检查可发现肿大的阑尾或脓肿。

重点提示

转移性右下腹痛和固定性右下腹压痛是急性阑尾炎重要临床表现。

【护理问题】

1. 急性疼痛　与阑尾炎症刺激及手术创伤有关。

2. 体温过高　与阑尾炎症有关。

3. 体液不足　与呕吐、禁食、腹膜炎等有关。

4. 焦虑　与发病突然,正常的生活、工作秩序受影响,缺乏手术相关知识有关。

5. 潜在并发症　化脓性门静脉炎,局限性或弥漫性腹膜炎;术后腹腔内出血、切口感染、腹腔脓肿、粘连性肠梗阻、粪瘘等。

【治疗原则】

1. 非手术疗法　仅适用于单纯性阑尾炎及急性阑尾炎的早期阶段,或客观条件不允许或病人伴有其他严重器质性疾病有手术禁忌证者。治疗措施包括半卧位、静脉输液、禁食或进流食、使用抗生素、对症处理等。

2. 手术疗法　适用于各种类型阑尾炎,主要手术方式为阑尾切除术。术后并发症多见急性腹腔内出血、切口感染、腹腔脓肿、粘连性肠梗阻等。

【护理措施】

（一）非手术治疗病人的护理

1. 观察病情　关注病人的生命体征、神志和腹部体征及实验室检查结果的变化。一旦病情加重,及时通知医师。

2. 生活护理　卧床休息,宜取半卧位。急性单纯性阑尾炎且肠蠕动良好者可进流质,病情重者或有手术可能者应禁食。禁食期间静脉补液,维持能量需要及水、电解质平衡。

3. 控制感染　遵医嘱应用有效抗菌药物,注意观察疗效。

4. 对症护理　高热者应采用物理降温;疼痛明显者适当应用解痉药缓解症状,但禁用吗啡或哌替啶,以免掩盖病情,对已确定手术时间者,可给适量的镇痛药;必要时遵医嘱行胃肠减压,以减轻腹胀和腹痛;便秘者可用开塞露,禁忌灌肠和使用泻药,以免炎症扩散或阑尾穿孔。

（二）手术治疗病人的护理

1. 术前护理　①心理护理:了解病人及家属的心理反应,做好解释工作,讲解有关急性阑尾炎的知识,说明手术的重要性和必要性,使其积极配合治疗和护理。②术前常规准备:按照腹部手术常规做好各项准备。

2. 术后护理

(1)密切观察病情:定时测量和记录体温、脉搏、呼吸和血压;注意倾听病人的主诉,观察其腹部体征的变化,及早发现各种术后并发症。

(2)生活护理:病人回病房血压平稳后采用半卧位,以减轻腹壁张力,缓解切口疼痛,且有利于呼吸和引流。术后禁饮食,待肠蠕动恢复、肛门排气后,根据恢复情况经口进食,勿进食过多甜食、豆制品和牛奶,以免引起腹胀。1 周内禁忌灌肠和使用泻药。应鼓励病人早期下床活动,以促进肠蠕动恢复,防止发生肠粘连。

(3)用药护理:遵医嘱应用足量有效抗生素控制感染。诊断明确的剧烈疼痛,可遵医嘱给予解痉镇痛药。

(4)并发症的预防和护理:①切口感染,是术后最常见的并发症。多发生在术后 4~7d,主要表现为切口处搏动性疼痛,局部红肿伴压痛,体温再度上升。可行穿刺抽脓或拆除缝线排出脓液,并放置引流管,定期更换切口敷料。②粘连性肠梗阻,一旦发生,应按肠梗阻进行处理。③腹腔脓肿:取半坐卧位,有利于腹腔内渗液积聚于盆腔或引流;经常挤压引流管,确保有效引流;遵医嘱应用足量、有效的抗生素;腹腔脓肿一旦形成,可给予穿刺抽脓、冲洗或置管引流,必要时手术切开引流。④腹腔内出血:由于阑尾动脉结扎线松脱引起,主要表现为腹痛、腹胀、休克和贫血等。一旦出现,应立即补液、输血,做好急诊手术前的准备。对已继发感染形成脓肿者,应手术引流,换药处理。

【健康教育】

1. 注意饮食卫生,避免暴饮暴食、生活不规律、过度疲劳和腹部受凉等因素,发生急性胃肠炎等疾病应及时治疗,避免慢性阑尾炎急性发作或粘连性肠梗阻的发生。

2. 出院后随诊。告知阑尾周围脓肿病人,出院 3 个月后入院行阑尾切除术。

附:几种特殊类型阑尾炎

1. 小儿急性阑尾炎:小儿大网膜发育不全且盲肠位置较高,难以通过大网膜移动达到包裹炎症阑尾的作用,其临床特点如下。①病情重且发展快,早期可出现高热、呕吐等。易造成脱水、酸中毒,手术前应予以纠正。②右下腹压痛广而肌紧张轻微。③穿孔后炎症不容易局限,容易形成弥漫性腹膜炎,穿孔率、并发症发生率和病死率较高。

处理原则:早期手术,并辅以输液、纠正脱水,应用广谱抗生素等。

2. 妊娠期急性阑尾炎:较常见,多发生于妊娠期前 6 个月。妊娠期间迅速增大的子宫将盲肠和阑尾推向右上腹,其临床特点为:①压痛点上移;②腹壁被抬高,炎症刺激不到壁腹膜,因此腹肌紧张、压痛、反跳痛均不明显;③大网膜难以包裹炎症阑尾,腹膜炎不易被局限;④由于静脉回流受阻、盆腔充血,阑尾坏死,穿孔率较高;⑤炎症刺激子宫,可引起流产或早产。

处理原则:以早期手术切除阑尾为主,手术切口应偏高,尽量不用腹腔引流,术后应用广谱抗生素,围术期应加用黄体酮进行保胎。妊娠期早期和已接近临产者的急性单纯性阑尾炎可试行非手术疗法,如不见好转,即应手术治疗。

3. 老年人急性阑尾炎:少见,但病情严重。因老年人反应性差,临床表现隐蔽,其临床特点有:①临床表现轻,主诉不强烈,可仅有下腹隐痛不适、低热、腹胀、右下腹稍有压痛,容易延误诊断和治疗;②病理改变重,老年人多伴有动脉硬化,易使阑尾缺血、坏死或穿孔。③老年人常合并心脑血管疾病、糖尿病等,致病情更趋复杂及严重。

处理原则:一旦诊断明确,应及时手术治疗。老年人对手术的耐受性较差,手术前后应做好各项准备与治疗护理工作。

4. 慢性阑尾炎:慢性阑尾炎可分为原发性慢性阑尾炎和继发性慢性阑尾炎,后者多见。临床表现为:①有急性阑尾炎发作病史,经常有右下腹疼痛,多于剧烈活动或不洁饮食后急性发作;②阑尾部位常有局限性压痛,位置较固定,重压时才能出现,无肌紧张和反跳痛。

处理原则:手术治疗是唯一有效的方法。

讨论与思考

1. 急性阑尾炎病人早期为何常见脐周围腹痛?

2. 急性阑尾炎病人阑尾切除术术后第 5 天,出现切口处搏动性疼痛,局部红肿伴压痛,体温 38.5℃,说明发生了什么情况?

第四节　肠梗阻病人的护理

学习要点

1. 肠梗阻的概念及分类。

2. 肠梗阻病人的主要身体状况。

3. 肠梗阻病人的护理措施。

案例分析

病人,男性,63 岁。近 2d 来一直腹痛,饭后呕吐、腹胀,排便次数及量明显减少,来医院就诊。入院查体:腹中部膨隆,叩诊呈鼓音,肠鸣音亢进。实验室检查血白细胞计数 12.0×10^9/L,中性粒细胞 0.85。

请分析:病人的主要护理问题是什么? 应如何护理?

肠内容物不能正常运行、顺利通过肠道,称为肠梗阻,是外科常见急腹症。肠梗阻不但可引起肠管本身解剖与功能的改变,并易导致全身性生理紊乱,其病情复杂多变,发展迅速,若处理不及时常危及病人的生命。

【护理评估】

(一)病因和分类

1. 根据梗阻发生的基本原因分类

(1)机械性肠梗阻:临床上最常见,由于各种原因引起肠腔狭小,肠内容通过发生障碍所致。常见原因有:①肠腔堵塞,如粪石、异物、大胆石阻塞等;②肠管受压,如粘连带压迫、肠管扭转、嵌顿疝或肿瘤压迫等;③肠壁病变,如肿瘤、炎症性狭窄、先天性肠道闭锁等。

(2)动力性肠梗阻:由于神经反射或毒素刺激引起肠壁肌功能紊乱,使肠蠕动丧失或肠管痉挛,导致肠内容物运行障碍,但无器质性肠腔狭窄。如急性弥漫性腹膜炎、腹部大手术、腹膜后血肿或感染引起的麻痹性肠梗阻;肠道功能紊乱和慢性铅中毒等所致的肠痉挛。

(3)血运性肠梗阻:因肠系膜血管栓塞或血栓形成,引起肠管血供障碍,继而发生肠麻痹,使肠内容物不能正常运行。

2. 根据肠壁有无血供障碍分类　分为单纯性和绞窄性肠梗阻两类。只是肠内容物通过受阻,而无肠管血供障碍,称为单纯性肠梗阻;梗阻并伴有肠壁血供障碍者称为绞窄性肠梗阻。

3. 其他分类　按梗阻的部位分为高位肠梗阻(如空肠上段)和低位肠梗阻(如回肠末段和结肠);按梗阻的程度分为完全性和不完全性肠梗阻;按肠梗阻发生的病程分为急性和慢性肠梗阻。在不断变化的病理过程中,各种类型的肠梗阻在一定条件下可以互相转化。

重点提示

绞窄性肠梗阻因肠壁血供障碍易导致肠管坏死。

(二)病理生理

肠梗阻发生后,肠管局部和机体全身将出现一系列复杂的病理生理变化。

1. 局部变化　急性肠梗阻梗阻部位上方的肠管蠕动频率和强度增加;肠腔积气、积液使肠管膨胀,梗阻部位愈低、时间愈长,肠管膨胀愈严重。随着肠腔内压力不断地升高并压迫肠管,肠壁血供发生障碍,早期为静脉回流受阻,肠壁淤血、水肿、增厚,呈暗红色,可有血性渗出液渗入肠腔和腹腔;如肠腔内压力继续增高,动脉血供受阻,肠壁因缺血而失去活力,肠管呈紫黑色,最终引起肠管坏死而溃破穿孔。

2. 全身改变　肠管膨胀使腹压增高、膈肌上升、腹式呼吸减弱,影响肺通气换气功能和下腔静脉血液回流,致循环、呼吸功能障碍。由于病人不能正常进食且频繁呕吐,造成大量消化液丢失;大量血浆渗出至肠腔和腹腔内,造成严重水、电解质及酸碱平衡紊乱。梗阻以上肠内容物淤积,细菌大量繁殖,产生多种强烈的毒素,由于肠壁通透性增大,肠内细菌和毒素进入腹腔及血液,引起严重的腹膜炎及全身感染中毒症状。这些变化可引起低血容量性休克和感染性休克,最终因多器官功能障碍综合征(MODS)而使病人发生生命危险。

重点提示

急性肠梗阻除局部引起肠管血供障碍致坏死,还会引起呼吸循环障碍、体液丢失、电解质紊乱和严重感染,甚至 MODS。

(三)身体状况

1. 症状　急性肠梗阻共同表现是腹痛、呕吐、腹胀及肛门停止排气排便4大症状。

(1)腹痛:机械性单纯性肠梗阻为阵发性腹部绞痛。若腹痛间歇期不断缩短,或出现剧烈的持续性腹痛,则有发生绞窄性肠梗阻的可能。麻痹性肠梗阻为持续性胀痛。

(2)呕吐:梗阻早期呈反射性呕吐,呕吐物为胃内容物。一般高位肠梗阻,呕吐出现早而频繁,吐出物主要为胃及十二指肠内容物;低位肠梗阻时,呕吐出现较晚而次数较少,吐出物可为浑浊的肠内容物,可有粪样物质。绞窄性肠梗阻时呕吐物呈咖啡样或血性。麻痹性肠梗阻时,呕吐多为溢出性。

（3）腹胀：高位肠梗阻腹胀不明显,可见胃型。低位梗阻及麻痹性肠梗阻腹胀显著,可见肠型。结肠梗阻时,若回盲瓣关闭良好,可形成闭襻性肠梗阻,腹周膨胀显著。绞窄性肠梗阻表现为不均匀或不对称性腹部隆起。

（4）肛门停止排气、排便：完全性肠梗阻病人肛门排气、排便停止。但梗阻早期、高位梗阻时,梗阻部位以下肠腔内残存的粪便和气体仍可自行排出或经灌肠后排出,所以不能因此而否定肠梗阻的存在。不完全性梗阻可有肛门排气、排便。血性便或果酱样便见于绞窄性肠梗阻、肠套叠、肠系膜血管栓塞等。

2. 体征

（1）腹部体征：单纯机械性肠梗阻可见腹胀、肠型和肠蠕动波,听诊肠鸣音亢进,可有高调的肠鸣音(气过水音或金属音),腹部压痛较轻,无腹膜刺激征。绞窄性肠梗阻腹部有固定性压痛和腹膜刺激征,腹腔内有渗液,可有移动性浊音。麻痹性肠梗阻时腹胀均匀,肠鸣音减弱或消失。

（2）全身变化：早期多无明显改变,晚期可出现明显的脱水表现或出现感染中毒和休克的征象。

（3）直肠指检：如触及肿块,可能为直肠肿瘤、极度发展的肠套叠的头部或低位肠腔外肿瘤,指套染血时要考虑肠绞窄的发生。

临床常见的机械性肠梗阻有粘连性肠梗阻、肠扭转、肠套叠、蛔虫团肠堵塞等(图 17-6),它们除有肠梗阻的共同表现外,又有各自的临床特征(表 17-1)。

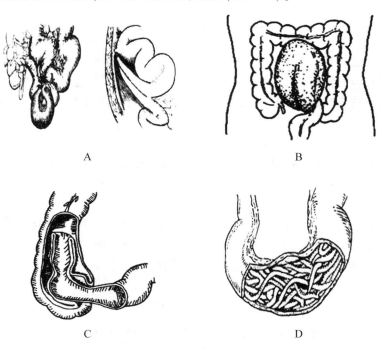

图 17-6　临床上常见的机械性肠梗阻
A. 粘连性肠梗阻；B. 肠扭转；C. 肠套叠；D. 肠道蛔虫

表 17-1　常见机械性肠梗阻的临床特点

肠梗阻种类	临床特点
粘连性肠梗阻	①最常见;②多有腹腔手术、创伤、感染史,以腹腔手术导致者最多;③机械性肠梗阻的表现;④多为不全性肠梗阻
肠套叠	①原发性肠套叠常见于 2 岁以下小儿,4~10 个月婴儿最多见,与肠功能紊乱有关,以回结肠型最为多见。其典型表现为阵发性腹痛(哭闹)伴呕吐、果酱样黏液血便、腊肠形腹部肿块,空气或钡剂灌肠 X 线检查在受阻端可见"杯口"状或"弹簧"状阴影。②继发性肠套叠多见于成年人,多因肠息肉、肿瘤、憩室等引起,多为不全性梗阻,少有血便
肠扭转	①小肠扭转多见于男性青壮年,多有饱餐后剧烈活动史。脐周腹部持续性剧烈绞痛,阵发性加剧,常牵涉到腰背部,病人往往不敢平仰卧。呕吐频繁,腹胀不显著或不对称,严重者有明显腹膜刺激征,移动性浊音阳性,可无肠鸣音亢进。X 线检查符合绞窄性肠梗阻的表现,还可见空肠、回肠换位,或排列成多种形态的小跨度蜷曲肠襻等特有征象。②乙状结肠扭转多见于男性老年人,常有习惯性便秘史。除腹部绞痛外,腹胀较重,而呕吐不明显。低压灌肠灌入量不到 500ml 即受阻;钡剂灌肠 X 线检查见扭转部位呈"锥形"或"鸟嘴"形阴影
肠堵塞	肠蛔虫堵塞多见于农村地区和卫生习惯不良的儿童,有便虫、吐虫史,多为不完全性肠梗阻,表现为脐周围阵发性腹痛、呕吐,腹部常扪及可变形、变位的条索状团块,肠鸣音可亢进或正常,X 线片有时可见成团蛔虫阴影。肠粪块堵塞多见于老年人,多有便秘史,左下腹可扪及块状物

(四)心理-社会状态

因起病急骤,病情较重,病人常有焦虑或恐惧表现,如烦躁易怒、忧郁、哭泣等;对手术及预后的顾虑,特别是粘连性肠梗阻反复发作,或需多次手术,常使病人情绪消沉、悲观失望,甚至不配合治疗与护理。

(五)辅助检查

1. 实验室检查　肠梗阻后期血红蛋白值及血细胞比容升高;尿密度增高。绞窄性肠梗阻白细胞计数及中性粒细胞比例增加。电解质及酸碱失衡时可有血气分析数值和血清 Na^+、K^+、Cl^-、尿素氮、肌酐浓度的变化。

2. X 线检查　一般在梗阻 4~6h 后,X 线片可见胀气肠襻及阶梯状排列的气-液平面。空肠梗阻,胀气可见"鱼肋骨刺"状的环形黏膜纹。绞窄性肠梗阻可见孤立、突出、胀大的肠襻。当怀疑肠套叠、乙状结肠扭转或结肠肿瘤时,可做钡剂灌肠检查。

重点提示

肠梗阻病人的主要表现为腹痛、呕吐、腹胀、排气排便停止。

【治疗原则】

肠梗阻的治疗原则是矫正全身生理紊乱和解除梗阻。

1. 基础疗法　包括禁食、胃肠减压,纠正体液失衡,防治感染与中毒等。

2. 解除梗阻

(1)非手术疗法:适用于单纯性粘连性肠梗阻、麻痹性或痉挛性肠梗阻、蛔虫性或粪块肠堵塞、肠结核等炎症引起的不完全性肠梗阻及肠套叠早期等。肠套叠早期采用低压空气或氧气、钡剂灌肠复位法;乙状结肠扭转早期可采用乙状结肠镜直视下插管法排气复位等。

(2)手术疗法:适用于各种类型的绞窄性肠梗阻、肿瘤及先天性肠道畸形引起的肠梗阻,以及非手术治疗 6~8h 无效的病人。肠梗阻的手术方式根据肠梗阻的类型、性质、程度及病人的全身情况而定,如粘连松解术、肠切除肠吻合术、短路手术、肠造口或肠外置术等。

【护理问题】

1. 舒适的改变　与肠内容物不能正常运行、手术创伤等因素有关。

2. 体液不足　与大量呕吐、肠腔或体腔积液、禁食、胃肠减压等因素有关。

3. 低效性呼吸型态　与肠管膨胀致膈肌抬高有关。

4. 潜在并发症　急性腹膜炎、低血容量性或感染性休克、多器官功能障碍综合征、术后切口感染或裂开、腹腔脓肿、肠瘘、粘连性肠梗阻等。

【护理措施】

(一)非手术治疗的护理

1. 体位　生命体征稳定者取半卧位,以改善呼吸循环功能,并预防腹腔脓肿发生。

2. 饮食　应禁食,若梗阻缓解,恢复排气、排便、腹痛、腹胀消失后可进流质饮食,忌食产气的甜食和牛奶等。

3. 胃肠减压　观察和记录引流液的颜色、性状和量,发现有血性液,应考虑有绞窄性肠梗阻的可能。

4. 对症护理　呕吐病人应嘱其坐起或头侧向一边,避免误吸引起吸入性肺炎或窒息,及时清除口腔内呕吐物、漱口,保持口腔清洁。对腹部绞痛明显的肠梗阻病人,若无肠绞窄,可用阿托品类抗胆碱药物解除胃肠痉挛,缓解腹痛,但慎用吗啡类镇痛药,以免掩盖病情;还可采用热敷腹部、针刺双侧足三里穴等措施;同时多给予病人心理关怀和安慰;正确使用有效抗生素,注意观察用药效果及药物的毒性反应。

5. 记录出入液量　合理补液,观察和记录呕吐量、胃肠减压引流量和尿量等。

6. 严密观察病情　严密观察病人的精神状态、生命体征及呕吐、腹痛、腹胀、腹膜刺激征等,如发生下列情况,应考虑绞窄性肠梗阻:①腹痛发作急骤,开始即为持续性剧烈疼痛,或在阵发性加重期间仍有持续性疼痛,有时可出现腰背部牵涉痛,呕吐出现早、剧烈而频繁;②病情发展迅速,早期出现休克,抗休克治疗后症状改善不显著;③有明显腹膜刺激征,体温升高,脉率增快,血白细胞计数和中性粒细胞比例增高;④不对称性腹胀,腹部有局部隆起或触及有压痛的肿块;⑤呕吐物、胃肠减压抽出液、肛门排出物为血性,或腹腔穿刺抽出血性液体。可有腹部移动性浊音;⑥经积极非手术治疗后症状体征无明显改善;⑦腹部 X 线检查显示孤立、突出胀大的肠襻,不因时间而改变位置,或有假肿瘤阴影等征象。此类病人因病情危重,多处于休克状态,需紧急手术治疗,应积极做好术前准备。

7. 其他　①通过胃管灌注药物,每次不能超过 100ml,避免大量灌注后引起呕吐。灌药后须夹管 1~2h。②对无肠绞窄的粘连性肠梗阻病人,可从胃管内注入液状石蜡,每次 20~30ml;也可用 50% 硫酸镁溶液或生理盐水溶液低压灌肠,刺激排便排气的恢复。③小儿原发性肠套叠行空气灌肠检查、治疗时,应先遵医嘱肌内注射苯巴比妥钠、阿托品,使病儿入睡,避免在检查治疗时躁动,并解除肠痉挛。复位后注意观察病儿有无腹膜刺激征及全身情况的变化。④粪块或蛔虫性肠堵塞时可经胃管注入液状石蜡或豆油 100ml,也可采用生理盐水溶液灌肠,促进粪块或蛔虫排出;肠蛔虫堵塞在梗阻缓解后,应遵医嘱给予驱蛔治疗。

重点提示

急性肠梗阻非手术期间禁食、胃肠减压、半卧位、病情观察是重要护理内容。

(二)手术治疗病人的护理

1. 术前准备　除常规手术前准备外,其他护理措施同非手术治疗的护理。

2. 术后护理

(1)病情观察:观察病人的生命体征、精神状态、腹部情况(如呕吐、腹痛、腹胀的改善程度,肛门排气、排便情况等)。

(2)体位与活动:血压平稳后给予半卧位。病情允许,鼓励病人早期下床活动,促进肠蠕动恢复,防止肠粘连。

(3)饮食与输液:禁食期间给予补液。待肠蠕动恢复并有肛门排气后可进少量流食,若无不适,逐步过渡至半流质及普食。

(4)胃肠减压及腹腔引流的护理:妥善固定引流管,保持引流通畅,避免受压扭曲。观察和记录引流液的颜色、性状及量,若有异常应及时向医师报告。胃管一般在肛门排气、肠蠕动恢复后即可拔除。

(5)并发症的观察与护理。①感染:绞窄性肠梗阻手术后常规使用抗生素。若病人出现腹部胀痛、持续发热、血白细胞计数增高,腹壁切口红肿,或腹腔引流管周围流出较多带有粪臭味的液体时,应警惕腹腔内或切口感染及肠瘘的可能,应及时与医师联系。②切口裂开:一般发生于手术后 1 周左右,故对年老体弱、营养不良、低蛋白血症及缝合时腹壁张力过高者,术后应加强支持,腹带加压包扎,及时处理各种可导致腹压增高的因素,预防切口感染。如怀疑病人有切口裂开时,应加强安慰和心理护理,使其保持镇静。若有内脏脱出,切勿在病床旁还纳内脏,可用生理盐水溶液纱布覆盖切口,扣换药碗保护并腹带包扎,及时报告医师并协助处理。

【健康教育】

1. 应嘱病人注意饮食卫生,避免吃不洁食物、暴饮暴食等。

2. 出院后应进易消化食物,少食刺激性食物,避免腹部受凉和饭后剧烈活动。

3. 保持大便通畅,老年便秘者应及时服用缓泻药。

4. 出院后,若有腹痛、腹胀、停止排气排便等不适,及时就诊。

讨论与思考

1. 病人仍有排便排气是否能排除急性肠梗阻的存在?

2. 如何根据腹痛性质判断肠梗阻的类型?

3. 急性肠梗阻病人手术治疗后切口裂开肠管外露为何不能床旁立即还纳腹腔?

第五节　结、直肠癌病人的护理

学习要点

1. 结直肠癌病人的发病原因及主要身体状况。
2. 结直肠癌病人的护理措施。

案例分析

病人,男性,58 岁。近 2 个月来,因反复腹泻和便秘,有黏液血便,脐周及下腹部隐痛不适,来院就诊。体检:腹平软,无压痛及肿块。纤维结肠镜检查:诊断为左侧结肠癌。

请分析:病人的主要护理问题是什么? 应如何治疗和护理?

结直肠癌是胃肠道肿瘤中常见的恶性肿瘤。好发于 40~60 岁,男女发病比例为(1~2):1。在我国的大肠癌发病中,以直肠癌为第 1 位,其次为乙状结肠、盲肠、升结肠、降结肠和横结肠癌。但我国近 20 年来,尤其在大城市,结肠癌的发病率明显上升。

【护理评估】

(一)病因

目前尚未完全清楚,一般认为与下列因素有关。①饮食因素:高脂肪、高蛋白质饮食能使粪便中甲基胆蒽增多,其有诱发癌变作用;少纤维素食品使粪便通过肠道的速度减慢,致癌物质与肠黏膜接触时间延长,增加致癌作用。②癌前病变:如结肠腺瘤、家族性肠息肉病、直肠腺瘤等。③慢性炎症的刺激:如溃疡性结肠炎、血吸虫性肉芽肿等使肠黏膜处于反复破坏和修复状态而癌变。④遗传因素:大肠癌与遗传因素关系密切,抑癌基因突变和遗传不稳定性使其成为大肠癌的易感人群。

(二)病理

1. 根据肿瘤的大体形态分类

(1)结肠癌:可分为下列几种。①肿块型:肿瘤向肠腔内生长,易发生溃疡出血、感染和坏死。生长速度较慢,转移晚,恶性程度低,预后好。好发于右侧结肠,特别是盲肠。②浸润型:肿瘤沿肠壁浸润生长,容易引起肠腔狭窄和肠梗阻。转移较早,预后差,多发生于左侧结肠。③溃疡型:肿瘤沿肠壁深层生长并向周围浸润,早期可有溃疡,易出血、感染和穿孔,转移较早,恶性程度高,是结肠癌常见类型。

(2)直肠癌:可分为下列几种。①肿块型:肿瘤呈结节或菜花状向肠腔生长,四周浸润少,预后较好;②溃疡型:多见,占 50% 以上。肿瘤呈圆形或卵圆形,中心凹陷,边缘隆起,并向四周浸润,易出血、感染或穿孔,分化程度较低,转移较早;③浸润型:肿瘤沿肠壁呈环状浸润,易致肠壁增厚僵硬、肠腔狭窄或梗阻,分化程度低,转移早而预后差。

2. 组织学分类

(1)结肠癌:较常见的如下。①腺癌:占大多数;②黏液癌:预后较腺癌差;③未分化癌:易侵入小血管和淋巴管,预后最差。

(2)直肠癌:组织学分类如下。①腺癌:占 75% ~ 85%;②黏液腺癌:占 10% ~ 20%;③未分化癌:易侵入小血管和淋巴管,预后最差;④其他:有印戒细胞癌、鳞癌、恶性黑色素瘤等,少见。

3. 临床病理分期　目前多采用我国提出的 Dukes 改良分期方法,分期如下。①A 期,癌肿仅限于肠壁内;②B 期,癌肿穿透肠壁但无淋巴转移;③C 期,癌肿侵及肠壁全层,伴有淋巴转移;④D 期,有远处转移或腹腔转移,或广泛侵及邻近脏器不能切除者。

4. 癌变的转移和扩散　①直接浸润。②淋巴转移,是主要转移方式。③血行转移,可转移至肝脏、肺及其他器官。④种植转移,结肠癌也可直接浸润到邻近器官,如膀胱、输尿管、胃和十二指肠等。脱落的癌细胞可形成腹膜种植转移。上段直肠癌偶有种植转移发生,机会较小。

(三)身体状况

1. 结肠癌　早期常无特殊症状或症状轻微,易被忽视,随病程发展可有下列症状。

(1)排便习惯与粪便性状的改变:常为最早出现的症状。表现为排便次数增加、腹泻、便秘,粪便中带血、脓或黏液。

(2)腹痛:也是早期症状之一,多为持续性隐痛,定位不确切或仅为腹部胀感不适,出现肠梗阻时则腹痛加重或为阵发性绞痛。

(3)腹部肿块:肿块大多坚硬,呈结节状,为瘤体本身。有时也可能为梗阻近侧肠腔内的积粪。横结肠癌和乙状结肠癌可有一定活动度。当癌肿穿孔并发感染时,肿块固定,且有明显压痛。

(4)肠梗阻:属晚期症状,主要表现为腹胀、便秘等慢性低位不完全性肠梗阻症状。当发生完全性梗阻时,症状加剧。左侧结肠癌有时以急性完全性肠梗阻为首先出现的症状。

(5)全身症状:可出现贫血、消瘦、乏力、低热等。晚期可出现肝大、黄疸、腹水、恶病质等。

2. 直肠癌　早期的临床特征主要是排便习惯改变和便血,随着病程的进展,癌肿增大、破溃形成溃疡或感染时可出现下列症状。

(1)直肠刺激症状:排便次数增多,便中带血,有肛门下坠、里急后重、排便不尽感,晚期可有腹胀、下腹痛等。

(2)肠腔狭窄症状:癌肿浸润生长致肠腔狭窄,初期可表现为粪便变形、变细。癌肿造成肠管部分梗阻后,可出现腹痛、腹胀、肠鸣音亢进、排便困难等不完全性肠梗阻表现。

(3)癌肿破溃感染症状:粪便表面带血及黏液,合并感染时可出现脓血便。

(4)其他症状:肿瘤侵犯前列腺、膀胱,可出现尿频、尿痛、排尿困难。侵犯骶神经丛可出现骶尾部持续性剧烈疼痛。晚期可出现肝大、黄疸、腹水、消瘦、贫血、恶病质等。

(四)心理-社会状况

结直肠癌病人除具有恶性肿瘤病人的一般心理反应外,治疗方式常使病人产生严重的精神困扰或焦虑,术后生理机能改变及存在异味而造成自我形象受损,使病人有自卑、不愿与他人交往、焦虑等心理反应,对生活、工作失去信心。有些病人甚至拒绝手术。

(五)辅助检查

1. X 线检查　钡剂灌肠或气钡双重造影检查可确定结肠病变的部位和范围,气钡双重对比造影检查可发现较小病变、排除结直肠多发癌和息肉病,但肠腔狭窄时慎用。

2. 内镜检查　纤维结肠镜、乙状结肠镜、直肠镜等检查,是诊断结直肠病变最有效、最可靠的检查方法。可在直视下观察病变的部位和大小,同时取活组织做病理检查以确定病变的性质。

3. B 超和 CT 检查　了解腹部肿块与邻近脏器的关系,有无肝转移及淋巴结肿大情况。

4. 血清癌胚抗原(CEA)测定　病人 CEA 值可增高,但特异性不高,主要用于预测结直肠癌的预后和监测复发。

5. 粪隐血试验　结肠癌早期可有少量出血,粪隐血试验多呈阳性。

6. 直肠指检　是诊断直肠癌最重要的方法。因直肠癌大多数位于直肠的中下段,约 80%的直肠癌都能在指检时触及。

> **重点提示**
>
> ①结肠癌病人早期主要表现为排便习惯的改变和腹痛,纤维结肠镜检查是最有效和可靠的检查方法。②结肠癌由于癌肿所在部位不同,临床表现也有区别。右侧结肠癌以全身症状、贫血、腹部肿块为主要表现,左侧结肠癌则以肠梗阻、便秘、腹泻、便血等症状为主要表现。③直肠癌早期的临床特征主要是排便习惯改变和便血,直肠指检是诊断直肠癌最重要的方法。

【治疗原则】

结、直肠癌主要治疗方法是以手术切除为主,配合放射治疗和化学治疗等辅助治疗措施的综合治疗。

1. 结肠癌

(1)结肠癌的根治性手术:切除范围包括癌肿所在的肠襻及其系膜和区域淋巴结。根据肿瘤所在的部位不同,手术方式包括右半结肠切除术、横结肠切除术、左半结肠切除术和乙状结肠切除术(图 17-7)。

(2)结肠癌并发急性肠梗阻的手术:在行胃肠减压,纠正水、电解质和酸碱平衡紊乱后,早期施行手术。右侧结肠癌梗阻可做一期癌肿切除肠吻合术。如病人情况不佳时,可先行肠道造口解除梗阻,待病情稳定后,再行二期手术根治性切除。如肿瘤不能切除或发生梗阻者,可做梗阻近端肠管与远端肠管端侧或侧-侧吻合术,或梗阻近端做结肠造口术。

(3)化学药物治疗:常采用以 5-FU 为基础的联合化学治疗方案。

2. 直肠癌

(1)直肠癌根治术:对无远处淋巴结转移或脏器转移的病人,又无其他禁忌者,应尽早施行直肠癌根治术。切除的范围应包括癌肿、足够的两端肠段、已侵犯的邻近器官的部分或全部、四周可能被浸润的组织及全直肠系膜和淋巴结。在直肠癌根治手术清扫过程中,有损伤膀胱、输尿管的危险;手术后因膀胱后倾或骶前神经损伤,可引起尿潴留。具体的手术方法如下。①经腹会阴联合直肠癌根治术(Miles 手术):适用于腹膜反折以下的直肠癌。手术切除清扫范围较彻底,但需于左下腹行永久性乙状结肠单腔造口(人工肛门)。②经腹直肠癌切除术(Dixon 手术):适用于癌肿距肛缘 5cm 以上的直肠癌,是目前应用最多的直肠癌根治术。要求远端切缘距癌肿下缘 3cm 以上。手术切除肿瘤后,做直肠和乙状结肠端-端吻合,保留正常肛门。但由于吻合口位于齿状线附近,在手术后一段时期内病人可出现便次增多,排便控制功能较差等缺点。③经腹直肠癌切除、人工肛门、远端封闭手术(Hartmann 手术):适用于年老、体弱等各种原因不能耐受 Miles 手术或一期切除吻合者(图 17-8)。

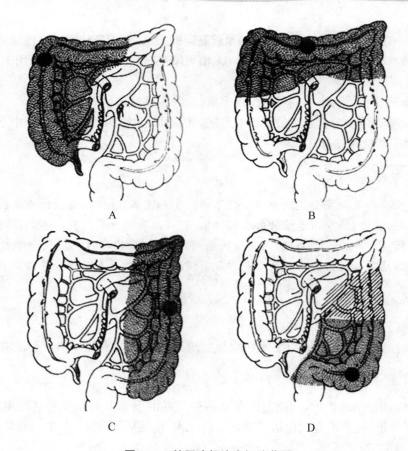

图 17-7　结肠癌根治术切除范围
A. 右半结肠癌切除范围；B. 横结肠癌切除范围；C. 左半结肠癌切
除范围；D. 乙状结肠切除范围

（2）姑息性手术：晚期直肠癌出现排便困难或发生肠梗阻时，可行乙状结肠双腔造口术，以缓解症状，减轻病人痛苦。

（3）局部切除术：适用于肿瘤较小、局限于黏膜或黏膜下层、组织分化程度高的早期直肠癌，可经肛门或骶后径路局部切除。

（4）化疗：以氟尿嘧啶为基础用药，配合丝裂霉素、铂类等药物联合化学治疗。

（5）放疗：手术前放疗可以提高手术切除率，降低病人的手术后复发率。手术后放疗适用于晚期直肠癌病人、手术未达到根治或手术后局部复发的病人。

（6）其他治疗：可采用生物治疗、免疫治疗、基因治疗及中药治疗等。

【护理问题】

1. 焦虑　与恐惧癌症、手术及担心术后生活、工作受到影响等有关。

2. 疼痛　与癌肿浸润、肠梗阻、手术创伤有关。

3. 营养失调：低于机体需要量　与食欲下降、腹泻、肿瘤慢性消耗、手术创伤、饮食控制等有关。

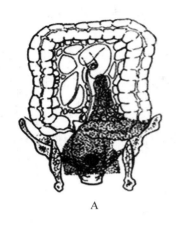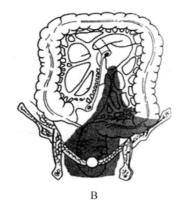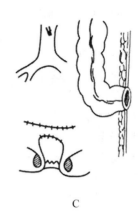

|A|B|C|

图 17-8　直肠癌根治术

A. Dixon 手术；B. Miles 手术；C. Hartmenn 手术；

4. 有皮肤完整性受损的危险　与粪便刺激造瘘口周围皮肤有关。

5. 自我形象紊乱　与结肠造口、排便方式改变有关。

6. 知识缺乏　缺乏有关手术前肠道准备及结肠造口的护理知识等。

7. 潜在并发症　出血、感染、造口缺血坏死或狭窄、尿潴留、排便失禁等。

【护理措施】

（一）术前护理

1. 心理护理　术前应了解病人对疾病的认识，根据病情做好安慰解释工作，告知手术治疗的必要性、手术方式以及肠造口术的知识，解释治疗过程和术后恢复情况，使病人更好地配合手术治疗和护理，增强战胜疾病的信心。寻求社会支持，帮助病人增强治疗信心。

2. 一般护理　病人伴有高血压、冠心病、糖尿病等应及时处理后方可手术。给予病人高蛋白质、高热量、富含维生素及易消化的少渣饮食。对贫血、低蛋白血症，水、电解质及酸碱平衡紊乱的病人，应给予及时纠正，以提高机体对手术的耐受力。

3. 肠道准备　手术前清洁肠道使肠道内的粪便排空，减少肠道内细菌数量，避免术中污染、术后腹胀和切口感染等，有利于吻合口愈合，是结直肠癌手术前护理的重点。胃肠道准备包括控制饮食、清洁肠道和药物使用 3 个方面。

（1）控制饮食：术前 3d 进流质饮食，有肠梗阻症状者，应禁食、补液。术前 12h 禁食、4h 禁饮。

（2）清洁肠道：术前 2~3d 给予口服缓泻药，如液状石蜡、番泻叶或硫酸镁等。术前 1 日晚及术日晨清洁灌肠，宜用细的橡胶肛管，轻柔低压灌肠。为免除灌肠造成癌细胞扩散的可能，可选用全肠道灌洗法、口服甘露醇肠道准备法。全肠道灌洗法、口服甘露醇肠道准备法对年老体弱，心、肾等重要器官功能障碍和肠梗阻的病人不宜选用。

（3）药物使用：术前 3d 口服肠道不易吸收的抗生素，如卡那霉素、甲硝唑、庆大霉素等，抑制肠道细菌，以防术后感染。因服用肠道杀菌药，抑制了大肠埃希菌的生长，使维生素 K 的合成及吸收减少，故病人术前应补充维生素 K。

4. 其他准备　直肠癌病人手术前 2d 每晚用 0.02% 高锰酸钾溶液坐浴；女性直肠癌病人

于手术前 3d 每晚冲洗阴道,以备手术中切除子宫及阴道。手术前常规放置胃管和尿管。

重点提示

控制饮食、清洁肠道和使用药物是结、直肠癌病人术前肠道准备护理的重要内容。

(二)术后护理

1. 严密观察病情　每 30 分钟观察并记录病人的意识和生命体征 1 次。病情稳定后,酌情延长间隔时间。

2. 一般护理

(1)体位:术后病情平稳者取半卧位,以利于呼吸和腹腔引流。

(2)饮食:术后应禁食水、胃肠减压,由静脉补充水和电解质。至肛门排气或结肠造口开放后拔除胃肠减压管,进流质饮食,1 周后改为半流质饮食,2 周左右可进普食。选择高热量、高蛋白质、丰富维生素、易消化少渣饮食。

3. 引流管和导尿管的护理　保持腹腔及骶前引流通畅,妥善固定,避免扭曲、受压、堵塞及脱落。观察记录引流液的颜色、性状和量;引流管周围敷料渗湿时及时更换。直肠癌术后应留置导尿管约 2 周,做好导尿管护理:每日冲洗膀胱 1 次,尿道口护理 2 次,防止泌尿系感染;拔管前先试行夹管,每 3~4 小时或病人有尿意时开放 1 次,以训练膀胱舒缩功能,防止排尿功能障碍。

4. 会阴部切口的护理　Miles 手术范围大,术后渗血、渗液多,应注意保持会阴部引流通畅及切口敷料清洁干燥,如被渗湿,及时更换。骶前引流管拔除后,会阴部可用 0.02% 高锰酸钾溶液温水坐浴,每天 1 次。适当限制下肢外展,以免造成会阴部切口裂开。

5. 排便护理　直肠癌手术后尤其是 Dixon 手术后病人,可出现排便次数增多或排便失禁,应指导病人调整饮食;进行肛门括约肌舒缩练习;便后清洁肛门,并在肛周皮肤涂抹氧化锌软膏以保护肛周皮肤。

6. 结肠造口的护理

(1)观察造口有无异常:造口开放前应外敷凡士林或生理盐水纱布,外层敷料渗湿后应及时更换,防止感染。应注意观察有无造口肠段回缩、出血、坏死等情况,若发现造口肠管黏膜颜色变暗、发紫等,及时通知医师进行处理。手术后 1 周或造口处切口愈合后,每日扩张造瘘口 1 次,防止造口狭窄。注意病人有无恶心、呕吐、腹痛、腹胀、停止排气排便等肠梗阻症状,若病人进食后 3~4d 未排便,可用液状石蜡或肥皂水经结肠造口做低压灌肠,注意橡胶肛管插入造口不超过 10cm,压力不能过大,以防肠道穿孔。

(2)保护腹部切口和肠造口周围皮肤:造口一般于术后 2~3d 肠蠕动恢复后开放,早期粪便稀薄、次数多,为防止造口流出物污染腹部切口敷料,可让病人采取造口侧卧位,并用塑料薄膜将造口与腹壁切口隔开。造口周围皮肤涂以复方氧化锌软膏,可防止造口流出物引起的皮肤红肿、糜烂。

(3)饮食护理:注意饮食卫生,避免食物中毒等原因引起腹泻,避免食用产气性食物、有刺激性食物或易引起便秘的食物,鼓励病人多吃新鲜蔬菜、水果。

(4)排便指导:每次排便后应用中性皂液或 0.5% 氯己定(洗必泰)溶液彻底清洗和消毒造口周围皮肤,并以凡士林纱布覆盖外翻的肠黏膜。注意进食后排便的时间,逐渐养成定时排便的习惯。

（5）正确使用人工造口袋:病人起床活动时,协助病人佩戴造口袋。应选择袋口合适的造口袋,袋口对准造口并与皮肤贴紧,袋囊朝下,用有弹性的腰带固定造口袋。当造口袋的 1/3 容量被排泄物充满时,须及时更换,每次更换新袋前先用中性皂液或 0.5% 氯己定溶液清洁造口周围皮肤,再涂上氧化锌软膏,同时注意造口周围皮肤有无红、肿、破溃等现象。病人可备 3~4 个造口袋用于更换,使用过的造口袋可用中性洗涤剂和清水洗净,用 0.5% 氯己定溶液浸泡 30min,擦干、晾干备用,也可使用一次性造口袋。

（6）造口术后心理护理:帮助病人正确认识并参与造口的自我护理,使其逐渐适应造口并恢复正常生活,参加适量的运动和社交活动。

7. 吻合口瘘的护理　结肠癌切除术后或直肠癌 Dixon 手术后可能发生吻合口瘘,常发生于手术后 1 周左右。应注意观察病人有无腹膜炎、腹腔内脓肿的表现,有无从切口渗出或引流管引流出稀粪样肠内容物等。对有大肠吻合口的手术后病人,手术后 7~10d 严禁灌肠,以免影响吻合口的愈合。若发生瘘,应保持充分、有效的引流,若引流不畅,必要时可手术重新安置引流管;使用有效抗生素控制感染;给予 TPN 以加强营养支持。严重者须再次手术。

【健康教育】

1. 对患有结肠息肉、腺瘤及溃疡性结肠炎等癌前病变者,定期随诊;对疑有结、直肠癌的病人应进行诊断性检查以及时确诊。

2. 合理安排饮食,改变高脂肪、高蛋白质、低纤维素的饮食习惯,注意均衡饮食,应摄入产气少、易消化的少渣食物,忌生冷、辛辣等刺激性食物,避免饮用碳酸饮料;饮食必须清洁卫生,积极预防腹泻或便秘。腹泻时可用收敛性药物,便秘时可行扩肛或灌肠。

3. 指导病人出院后每 1~2 周扩张造口 1 次,持续 2~3 个月,发现造口狭窄、排便困难应及时就诊;会阴部创面未愈合者,指导其每日坚持坐浴直至愈合。

4. 教会病人人工肛门的护理,指导病人用适量温水（500~1000ml）经导管灌入造口内,定时结肠造口灌洗以训练有规律的肠道蠕动,从而养成类似于正常人的排便习惯。当病人的粪便成形或养成排便规律后,可不戴造口袋,用清洁敷料覆盖结肠造口即可。

5. 参加适量活动,保持心情舒畅。

6. 一般出院后每 3~6 个月复诊 1 次。使用化学药物治疗者,定期进行定期检查血常规,尤其是白细胞和血小板计数。

讨论与思考

1. 哪些人群应警惕结直肠癌的发生?

2. 某结肠癌病人,男性,70 岁,心功能 3 级,对其如何进行术前肠道清理?

3. 为何结直肠癌病人结肠造口术后早期让病人采取造口侧卧位?

第六节　直肠肛管疾病病人的护理

学习要点

1. 痔的分类、主要的身体状况及护理措施。
2. 肛裂的主要表现及护理措施。
3. 直肠肛管周围脓肿病人的表现及护理措施。
4. 肛瘘的身体状况及护理要点。

案例分析

　　病人,男性,18岁,近2个月食欲减退、全身乏力,肛周左侧皮肤反复溃破、流脓2个月,里急后重。入院体检:体温38℃,肛周皮肤红肿、压痛,局部有明显跳痛,距肛门左侧约3cm处有一乳突状突起,挤压时有脓液排出。直肠指检患侧有深压痛、可扪及局限隆起或波动感,直肠穿刺抽出脓液。

　　请分析:病人存在哪些疾病状况? 应该如何进行护理?

　　痔、肛裂、直肠肛管周围脓肿、肛瘘等是直肠肛管部位的常见疾病。

一、痔

　　痔是指直肠下端黏膜下和肛管皮肤下的静脉丛扩张、纤曲、淤血所形成的曲张静脉团块,为肛肠科常见病。该病随年龄增长,发病率增高。痔分为内痔、外痔和混合痔三类,以内痔最为常见。直肠肛管静脉丛有2个:直肠上静脉丛位于齿状线以上,经肠系膜下静脉回流至门静脉;直肠下静脉丛位于齿状线以下,回流至下腔静脉。内痔位于齿状线上方,由直肠上静脉丛扩张、纤曲而成,表面覆盖直肠黏膜,好发于截石位3、7、11点钟处。外痔位于齿状线下方,由直肠下静脉丛扩张、纤曲而成,表面覆盖肛管皮肤。混合痔则为同一部位的直肠上、下静脉丛扩张、纤曲、融合而形成的痔(图17-9)。

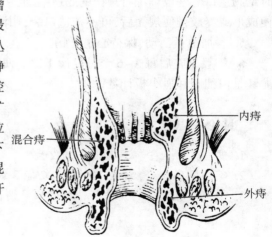

图17-9　痔的分类

【护理评估】

1. 病因　痔的病因尚未完全清楚,主要与下列因素有关。

　　(1)解剖结构:直肠上静脉丛属门静脉系,无静脉瓣、壁薄、位置浅而低,周围组织松弛,对静脉丛支持不力,当静脉内压力增高时,易致静脉丛扩大、曲张形成痔。

（2）腹内压增高：如久坐久立或便秘、前列腺增生、腹水和妊娠、盆腔肿瘤等，使静脉回流受阻，导致直肠静脉丛纡曲扩张。

（3）感染因素：病人常有肛门瘙痒、疼痛、有分泌物等肛窦、肛腺慢性感染的病史，肛窦、肛腺慢性感染易导致直肠下部黏膜下静脉丛周围炎，静脉壁失去弹性而扩张。

（4）饮食因素：长期饮酒、好食辛辣等刺激性食物，导致直肠下端静脉丛扩张充血。

2. 身体状况

（1）内痔：主要表现是无痛性间歇性便血和痔核脱出。单纯性内痔无疼痛，当内痔嵌顿，出现水肿、感染或坏死时，局部疼痛剧烈。痔脱出时常伴有黏液分泌物流出，刺激肛门周围皮肤引起瘙痒或湿疹。肛门镜则可见曲张的静脉团。临床上按病情轻重可分为 4 期（表 17-2）。

表 17-2　各期内痔表现特点

内痔分期	身体状况
Ⅰ 期	只有便时出血或便后滴血，痔核不脱出肛门
Ⅱ 期	排便时出血（量大甚至喷射而出）、痔核脱出；便后痔核自行回纳
Ⅲ 期	出血量可能减少，腹内压增高时痔核即可脱出，不能自行回纳，须用手托回；继发感染和痔核嵌顿于肛门外时疼痛，如不及时复位，常可引起痔核坏死
Ⅳ 期	无便血，痔块长期脱出，不能回纳或回纳后又立即复发

（2）外痔：表现为肛管皮下的局限性隆起，肛门不适、潮湿，可伴局部瘙痒。当用力排便、咳嗽时导致皮下静脉丛破裂，肛门处突然发生剧痛；检查可见触痛明显、边界清楚的暗紫色肿块，称为血栓性外痔。

（3）混合痔：兼有内痔和外痔的表现。严重时呈环状脱出肛门，呈梅花状，称环状痔。

重点提示

无痛性间歇性便血，是内痔早期最常见的症状。

3. 辅助检查　直肠指检和肛镜检查可了解痔块大小、数目和部位。

【治疗原则】

无症状的痔无须治疗。有症状的痔重在减轻或消除症状，而非根治，以非手术治疗为主，常用治疗方式如下。①一般治疗：内痔通过调节饮食，保持排便通畅，热水坐浴，肛管直肠内用栓剂，体育锻炼等措施可使其稳定于某一阶段较长时间；如痔核脱出应及时手法复位。血栓性外痔通过热敷、外敷消炎镇痛药等多可缓解疼痛。②注射疗法：适用于Ⅰ～Ⅱ期内痔，将硬化剂注射于痔基底部的黏膜下层，产生无菌性炎症反应，黏膜下组织纤维化，致使痔块萎缩。③红外线凝固疗法：适应证和作用原理同注射疗法，但复发率高，目前临床已很少应用。④胶圈套扎疗法：适用于Ⅰ～Ⅲ期内痔，用特制的胶圈套在痔的根部，阻断痔的血供，使痔缺血、坏死、脱落而达到治疗目的。⑤手术治疗：包括痔单纯切除术、吻合器痔固定术和血栓性外痔剥离术。

二、肛 裂

肛裂是肛管皮肤全层裂开并发感染后形成的小溃疡。多见于青壮年,好发于肛管的后正中线。

【护理评估】

1. 病因 多见于便秘病人,干硬的粪便通过肛管时用力过度造成肛管皮肤裂伤发生肛裂。肛管外括约肌浅部在肛管后方形成的肛尾韧带伸缩性差,较坚硬,肛管与直肠成角相连接,用力排便时,肛管后壁承受压力最大,因此,后正中线处最易受损伤。肛门内括约肌痉挛是病情加重的主要原因。

2. 病理 新鲜肛裂边缘整齐、底浅、色红而有弹性。陈旧性肛裂由于反复损伤和感染而无法愈合,其基底部纤维化后变硬,肉芽呈灰白色。因炎症水肿及静脉、淋巴回流受阻,裂口上端可有肥大的肛乳头,下端肛门缘皮肤形成外痔样的袋状皮垂,称为"前哨痔"。肛裂、"前哨痔"、肥大肛乳头常同时存在,称为肛裂"三联征"(图 17-10)。

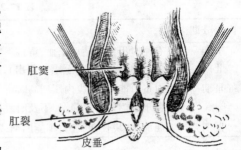

图 17-10　肛裂"三联征"

3. 身体状况 肛裂病人的典型症状是疼痛、便秘和出血。

(1)疼痛:两阶段周期性肛门剧烈疼痛是肛裂的主要症状。排便时由于粪便冲击和扩张肛管产生剧烈的疼痛,如烧灼感或刀割样;排便后疼痛可暂时缓解或消失,数分钟后由于肛门括约肌痉挛性收缩,再度出现持续约 30min 到数小时的剧痛。

(2)便秘:病人因疼痛而惧怕排便,使便秘加重,进而又使肛裂加重,形成恶性循环。

(3)便血:排便时常在粪便表面或便纸上见到少量血迹,或便后滴血。

(4)肛裂三联征:稍微分开肛门即可见。为避免引起疼痛,禁做直肠指检和镜检。

> **重点提示**
>
> 肛裂疼痛具有排便时和排便后两次高峰的特点。便秘是其发病的主要原因。

【治疗原则】

1. 急性或初发的肛裂多采用非手术治疗,主要是解除肛门括约肌痉挛、镇痛、帮助排便,中断恶性循环,促进裂口愈合。具体措施包括:①口服缓泻药、增加饮水和多食富含纤维素食物等,以保持排便通畅;②排便后用 1∶5000 高锰酸钾溶液温水坐浴;③局部麻醉或骶管麻醉下扩肛治疗。

2. 陈旧性肛裂需采用手术治疗。方法有:①肛裂切除术;②肛管内括约肌切断术。

三、直肠肛管周围脓肿

直肠肛管周围脓肿是指直肠肛管周围软组织内或其周围间隙发生的急性化脓性感染,并形成脓肿。

【护理评估】

1. **病因**　绝大部分直肠肛管周围脓肿由肛窦炎、肛腺感染引起,也可继发于肛周的软组织感染、损伤、内痔、肛裂、药物注射等。

2. **病理**　肛腺开口于肛窦,因肛窦开口向上,便秘、腹泻时易引发肛窦炎,由于直肠肛管周围间隙为疏松的脂肪结缔组织,感染容易蔓延和扩散。感染向下导致肛门周围脓肿,是最常见的脓肿,向上可形成骨盆直肠间隙脓肿;向外则形成坐骨肛管间隙脓肿(图 17-11)。

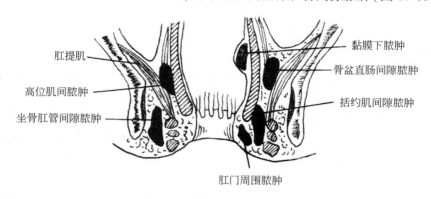

图 17-11　直肠肛管周围脓肿

直肠肛管周围脓肿破溃或切开后易形成肛瘘,脓肿形成是直肠肛管周围炎症的急性阶段,而肛瘘则是慢性期。

3. **身体状况**　直肠肛管周围脓肿发生部位的不同,病情程度有异,身体状况改变亦轻重不同。

(1)肛门周围脓肿:以肛门周围皮下脓肿最常见。表现为肛周持续性跳痛,行动不便,坐卧不安。初起时局部红肿、硬结、压痛,脓肿形成可有波动感,穿刺时可抽出脓液。全身症状不明显。

(2)坐骨肛管间隙脓肿:较常见。初期局部体征不明显,以后出现肛周皮肤红肿、压痛,局部持续性胀痛逐渐转为明显跳痛,可有排尿困难和里急后重。直肠指检患侧有深压痛、可扪及局限隆起或波动感,直肠穿刺可抽出脓液。因其间隙较大形成的脓肿亦较大、较深,所以寒战、高热、食欲缺乏、全身乏力等感染中毒症状明显。

(3)骨盆直肠间隙脓肿:较少见。由于位置深,间隙大,全身感染中毒症状明显而局部症状轻。急性炎症期有不同程度的全身表现,如发热、头痛、乏力、食欲缺乏等;重症可有寒战、高热,甚至出现感染性休克。常有直肠和膀胱刺激症状,有明显排便疼痛和排尿困难。严重者可有寒战、高热,甚至发生感染性休克。直肠指检可触及痛性包块,有波动感。穿刺可抽到脓液。

重点提示

肛门周围脓肿最常见,局部表现突出,全身症状不明显。坐骨肛管间隙脓肿和骨盆直肠间隙脓肿初期局部体征往往不明显,但有不同程度的全身表现,如发热、头痛、乏力、食欲缺乏等,穿刺抽到脓液可确诊。

【治疗原则】

直肠肛管周围脓肿炎症期给予全身支持、防治休克、控制感染、温水坐浴、局部理疗、软化大便等非手术治疗。脓肿形成后应及时切开引流。肛周脓肿以波动感最明显处为中心,做放射状切口,切口应够大;坐骨直肠间隙脓肿在距肛门3~5cm处做弧形切口,以免损伤括约肌,切口要够长。

四、肛　瘘

肛瘘是指直肠下段或肛管与肛周皮肤间形成的慢性感染性管道。青壮年男性多见。

【护理评估】

1. 病因　常由直肠肛管周围脓肿自行溃破或切开引流后形成,少数是结核分枝杆菌感染或由损伤引起。

2. 病理　典型的肛瘘由内口、瘘管、外口三部分组成,其内口多位于齿状线附近,外口位于肛周皮肤。脓肿破溃或切开引流处形成内、外口,脓腔逐渐缩小,脓腔周围肉芽组织和纤维组织增生形成瘘管。由于瘘管纡曲、引流不畅,加之外口皮肤生长较快,常导致假性愈合,使脓肿反复发作破溃,可形成多个瘘管和外口。

（1）根据瘘管位置高低分为:①低位肛瘘,瘘管位于肛门外括约肌深部以下;②高位肛瘘,瘘管位于肛门外括约肌深部以上(图17-12)。

（2）根据瘘管数目可分为:①单纯性瘘,仅有1个内口、1个外口和1个瘘管;②复杂性瘘,1个内口、多个外口和多个瘘管。

（3）根据瘘管与括约肌的关系分为:肛门括约肌间瘘、经肛门括约肌瘘、肛门括约肌上瘘、肛门括约肌外瘘等。

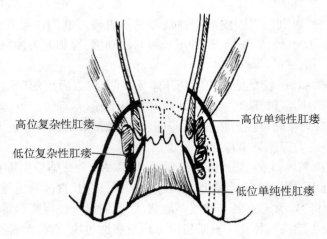

高位复杂性肛瘘　　　高位单纯性肛瘘
低位复杂性肛瘘　　　低位单纯性肛瘘

图17-12　肛瘘示意图

3. 身体状况

（1）疼痛:多为隐痛不适。急性感染时有较剧烈的疼痛。

（2）瘘口排出物:瘘口经常有脓液排出,在脓液排出后,外口可以暂时闭合;当脓液积聚后可再次冲破外口排脓,如此反复发作。高位肛瘘有时可有粪便或气体从外口溢出。

（3）肛周瘙痒：瘘口排出的脓液刺激肛周皮肤，使肛门部潮湿、瘙痒，久之形成湿疹。

（4）发热：肛瘘引流不畅时，脓液积聚，毒素吸收可引起发热、头痛、乏力等表现。

（5）肛门检查：可见肛周皮肤有突起或凹陷的外口，挤压时有少许脓液排出。

4. 辅助检查

（1）直肠指检：内口处轻压痛，瘘管浅表者可触及条索状瘘管。

（2）肛门镜检查：可发现内口。可用软质探针探查，或自外口注入亚甲蓝溶液，以判断内口位置。

（3）影像学检查：进行碘油瘘管造影以明确瘘管分布与内口位置。

【治疗原则】

肛瘘必须手术治疗，才能愈合。常用术式有：①瘘管切开术或瘘管切除术，适用于低位肛瘘；②挂线疗法，适用于高位单纯性肛瘘，或作为复杂肛瘘切开、切除的辅助治疗。该方法可以防止发生肛门失禁（图 17-13）。

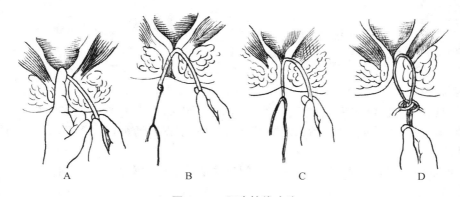

图 17-13　肛瘘挂线疗法

五、护　　理

【护理问题】

1. 疼痛　　与疾病的类型、感染、手术创伤有关。

2. 便秘　　与疼痛惧怕排便有关。

3. 知识缺乏　　缺少有关疾病的治疗和术后康复知识。

4. 潜在并发症　　急性尿潴留、出血、感染、肛瘘、肛门失禁等。

【护理措施】

1. 非手术治疗护理

（1）预防便秘：多吃富含纤维素的蔬菜、水果，多饮水，避免辛辣刺激性食物；养成良好排便习惯；习惯性便秘者，轻症可每日服用适量蜂蜜，重症可用缓泻药。粪便过于干结有排便困难者，可考虑灌肠通便。

（2）肛门坐浴：肛门坐浴能增进局部血供以促进炎症吸收，缓解括约肌痉挛以减轻疼痛，并能清除分泌物而起到良好的清洁消炎作用。用 40～45℃ 的温水或 1∶5000 高锰酸钾溶液，将盆具放在离地面约 20cm 的矮凳上，然后嘱病人下蹲使整个肛门会阴部浸泡在热水中，每次维持 15~20min。对年老体弱病人要挽扶其坐下或起身,以免跌倒。

(3)保健活动:减少久坐久立,坚持做保健操和肛门括约肌的舒缩活动,以促进盆腔静脉回流,促进肠蠕动和肛门括约肌功能。急性炎症期应卧床休息。

(4)缓解疼痛:对有剧烈疼痛的病人,可于肛管内注入有消炎镇痛的药膏或栓剂,肛门周围冷敷,以缓解疼痛。

(5)痔复位:内痔脱出者先用温水洗净,涂润滑油后再用手轻轻还纳入肛管。水肿明显者,可用 50% 硫酸镁湿敷后再还纳。

(6)控制感染:适量应用抗生素控制感染。

(7)预防并发症:痔长期出血会致贫血,要观察病人便血的量、颜色和持续时间,应防止病人排便时晕倒受伤。指导病人正确使用肛门栓剂,遵医嘱用止血药,严重贫血时需输血,平时注意饮食营养。

> **重点提示**
>
> 用 40~45℃ 的温水或 1:5000 高锰酸钾溶液进行肛门坐浴,每次维持 15~20min,对肛肠疾病的治疗有着重要作用。

2. 术前护理

(1)饮食:手术前 3d 进少渣饮食,手术前 1d 进流质饮食,手术当天早晨禁食、禁饮。

(2)肠道准备:手术前 3d 开始服用肠道抗菌药物,根据病情可口服缓泻药排空粪便,必要时清洁灌肠。

(3)其他准备:做好手术野备皮,保持肛门皮肤清洁。已婚女性病人术前应冲洗阴道。

3. 术后护理

(1)病情观察:加强巡视,定时监测生命体征、面色变化,观察切口敷料有无渗血,警惕继发性内出血。根据病情备好消毒凡士林纱布,以填塞直肠肛管,达到压迫止血作用,同时做好输血准备。

(2)卧位:平卧位或侧卧位,臀部垫气圈,防止切口受压引起疼痛。

(3)饮食:术后一般不严格限制饮食,术后第 1 天进流质饮食,2~3d 进少渣饮食。

(4)减轻疼痛:肛门对痛觉非常敏感,加上有止血纱条的压迫,术后病人常有明显疼痛,应遵医嘱及时给予镇痛药。

(5)排便的护理:告诉病人有便意时尽快排便。根据需要可口服缓泻药,防止便秘。直肠肛管手术后一般 7~10d 不灌肠。痔手术后 2~3d 可服阿片酊,以适当减少肠蠕动、控制排便,以保证手术切口良好愈合。手术后 5~10d 行扩肛治疗,以防止肛门狭窄。

(6)换药与坐浴:术后应保持局部清洁,肛门切口要每天更换敷料,可安排在排便后即用 0.02% 高锰酸钾溶液坐浴,每次 20~30min,检查切口引流情况,坐浴后再更换敷料。脓肿切开后要保持引流通畅,观察引流液的性状和量,及时更换敷料,使创面由内向外愈合,避免因皮肤早期愈合而形成肛瘘。肛瘘挂线疗法应每隔 3~5 天检查一次结扎线松紧度,松弛者应再次拉紧、结扎。

(7)并发症护理。①急性尿潴留:手术后 24h 因麻醉、创伤、疼痛和肛管内填塞物等原因可致尿潴留,可适当使用镇痛药、局部热敷(有出血时禁用)、拔除肛内填塞的敷料、诱导排尿、针刺或导尿等方法处理。②肛门失禁：手术如切断肛管直肠环可使病人肛门失禁。粪便和分泌物刺激肛周可引起局部皮肤潮湿、糜烂,应保持肛周皮肤清洁、干燥,可在局部皮肤涂氧化锌软膏以减少刺激。

【健康教育】

1. 保持排便通畅 养成每天定时排便的习惯,在排便时避免读书看报,避免延长蹲坐的时间;鼓励病人多饮水,多吃蔬菜、水果等含粗纤维食物,避免辛辣、刺激性食物;不宜饮烈性酒。粪便干结时宜口服缓泻药,可服用适量植物油、蜂蜜,或行腹部按摩,促进肠蠕动,以防止便秘发生。

2. 适当运动 避免久站久坐,适时活动,坚持做保健体操、肛门括约肌收缩舒张运动。

3. 局部清洁 保持会阴部清洁,勤换内裤,常进行肛门坐浴。

讨论与思考

1. 说出为何内痔早期只有出血而不疼痛?

2. 为何肛裂病人排便会出现两阶段疼痛?

3. 简述肛门坐浴的方法和对肛肠疾病的作用。

4. 肛肠疾病术后如何安排排便、坐浴、更换敷料的顺序?

(杨 峰)

第 18 章

肝胆胰疾病病人的护理

学习要点

1. 门静脉高压病人护理评估和护理措施。
2. 胆道疾病病人护理评估和护理措施。
3. T 形管引流病人的护理。

第一节　肝脓肿病人的护理

> ✚ **案例分析**
>
> 　　病人,男性,55 岁。主诉:高热,伴恶心、食欲缺乏 2d。2d 前无明显诱因出现右上腹隐痛,伴发热(体温高达 39℃ 以上)、恶心、食欲缺乏,自服抗生素无效,为进一步诊治入院。病人急性病容,腹软,未见肠型及蠕动波;肝区叩击痛,肝右肋缘下 3cm 处可触及边缘,质地软,有触痛,脾未触及。体温 39.4℃,脉搏 98/min,血压 110/70mmHg,呼吸频率 23/min。查血常规示:白细胞计数 $15.6×10^9/L$,中性粒细胞 0.795,血小板计数 $96×10^9/L$;血生化检查:血糖 8.9mmol/L,丙氨酸转氨酶 167U/L,天冬氨酸转氨酶 94U/L。
>
> 　　请分析:该病人存在哪些护理问题,如何护理?

　　肝脏感染后形成的脓肿,称为肝脓肿,可分为细菌性肝脓肿和阿米巴性肝脓肿。两者均可表现为发热、肝区疼痛和肝大等,但病因、病程、临床表现及治疗上有各自特点,临床上细菌性肝脓肿较阿米巴性肝脓肿多见。

一、细菌性肝脓肿

【护理评估】

　　1. 病因　常继发于某种感染性先驱性疾病,如全身细菌性感染,细菌经肝动脉入侵而在肝内形成多发性脓肿;腹腔内感染时,细菌经门静脉系统入侵肝,如病人抵抗力弱,可发生肝脓肿;开放性肝损伤时细菌可直接经伤口进入肝,引起感染形成脓肿;肝脏邻近组织、器官发生化脓性感染时,细菌可经淋巴系统侵入肝;而胆道梗阻伴感染时细菌经胆道上行感染肝,是细菌性肝脓肿最常见原因。

2. 病理生理 致病菌多为大肠埃希菌、金黄色葡萄球菌、厌氧菌等。细菌经胆道、肝动脉、门静脉、淋巴管等途径入侵肝后可在肝内形成多个小脓肿,治疗及时小脓肿多能吸收机化;如果治疗不及时或机体抵抗力低下,使得感染加重和肝组织的破坏,肝内形成多发脓肿,或小脓肿互相融合成较大脓肿,机体表现为严重的脓毒血症。

3. 身体状况 起病急,主要症状是寒战、高热、肝区疼痛和肝大。体温可达 39~40℃,多为弛张热,伴多汗、恶心、呕吐,脉率增快。肝区持续性胀痛或钝痛,可伴右肩牵涉痛,右下胸及肝区叩击痛。若脓肿位于肝前下缘比较浅表的位置,可伴有右上腹肌紧张和局部触痛。巨大的肝脓肿可使右季肋部呈饱满状态,甚至局限性隆起,局部皮肤呈凹陷性水肿;严重者可出现黄疸;病程较长者,常有贫血。

脓肿可自发性向腹腔穿破,引起腹膜炎。向上穿破可形成膈下脓肿,也可向右胸穿破。肝左叶脓肿偶尔可穿破心包。

4. 心理-社会状况 由于突然发病或病程较长,忍受较重的痛苦,担忧预后或经济拮据等原因,病人常有焦虑、悲伤或恐惧反应,发生严重并发症时反应更加明显。

5. 辅助检查 血常规检查可见白细胞计数增高,明显核左移现象。X 线检查可见肝阴影增大,右膈肌抬高和活动受限。B 超能分辨肝内直径 2cm 以上的脓肿病灶,并能明确其部位和大小;CT 检查阳性率也在 90% 以上。必要时可在肝区压痛最剧烈处穿刺,或在超声探测引导下穿刺,抽出脓液即可证实;同时可行脓液细菌培养和药物敏感试验。

重点提示

细菌经胆道上行感染是细菌性肝脓肿的主要病因。细菌性肝脓肿常见的致病菌为大肠埃希菌、厌氧菌。

【护理问题】
1. 体温过高 与毒素作用于体温调节中枢有关。
2. 疼痛 与炎性介质刺激有关。
3. 营养失调:低于机体需要量 与进食减少、感染引起分解代谢增加有关。
4. 潜在并发症 腹膜炎、膈下脓肿、胸腔内感染、休克。

【治疗原则】
细菌性肝脓肿是一种严重疾病,应尽早诊断,积极治疗。治疗时加强全身支持疗法,用足量、有效抗生素控制感染,积极处理原发病灶。脓肿形成后,可在 B 超引导下穿刺抽脓或置管引流,如疗效不佳应手术切开脓肿引流。

【护理措施】
1. 一般护理 降温、镇痛;加强营养给予高热量、高蛋白质、高维生素饮食;必要时少量多次输血。
2. 病情观察 加强对生命体征和腹部情况的观察,注意脓肿有否破溃引起腹膜炎、膈下脓肿等严重并发症。
3. 治疗配合 按医嘱给予足量、有效抗生素;做好引流护理,协助病人取半卧位,妥善固定引流管,防止意外脱落;每日用无菌生理盐水冲洗脓腔,注意观察引流液的颜色量和性状;及时更换引流瓶;当每日脓液引流量少于 10ml 时,可拔出引流管,适时换药,直至脓腔闭合。

4. 心理护理　关心安慰病人,加强与病人的交流和沟通,减轻或消除其焦虑情绪,使其积极配合治疗和护理,以取得满意的效果。

【健康教育】

指导病人配合治疗与护理;解释引流管的意义和注意事项;嘱病人出院后加强营养;有寒战发热、肝区疼痛时及时就诊。

二、阿米巴性肝脓肿

阿米巴肝脓肿是肠道阿米巴感染的并发症。阿米巴原虫从结肠溃疡入侵门静脉所属分支进入肝内,脓肿绝大多数为单发,应和细菌性肝脓肿鉴别(表 18-1)。

表 18-1　细菌性肝脓肿与阿米巴性肝脓肿的鉴别

项目	细菌性肝脓肿	阿米巴性肝脓肿
病史	继发于胆道感染或其他化脓性疾病	继发于阿米巴痢疾
病程	病情急骤严重,全身脓毒血症明显	起病较缓慢,病程较长,症状较轻
血液化验	白细胞计数增加,中性粒细胞可高达 0.9,血液细菌培养可阳性	白细胞计数可增加,血液细菌培养阴性
粪便检查	无特殊发现	部分病人可找到阿米巴滋养体
脓肿穿刺	多为黄白色脓液,涂片和培养可发现细菌	大多为棕褐色脓液,镜检有时可找到阿米巴滋养体。若无混合感染,涂片和培养无细菌
诊断性治疗	抗阿米巴药物治疗无效	抗阿米巴药物治疗有好转

阿米巴肝脓肿首先应考虑非手术治疗,以抗阿米巴药物治疗和必要时反复穿刺抽脓以及支持疗法为主,大多数病人可获良好疗效。

重点提示

阿米巴性肝脓肿脓液呈棕褐色,以抗阿米巴治疗为主。

第二节　原发性肝癌病人的护理

➕ 案例分析

病人,男性,48 岁。患慢性肝炎 18 年,近 3 个月自觉肝区持续性钝痛,伴有乏力、食欲减退,体重减轻。体格检查:肝下缘于右肋下 3cm 触及,质地较硬,边缘不整齐,可触及大小不一的结节,有触痛。

请分析:首先考虑患何种疾病? 需要进行哪些辅助检查? 如何做好术前、术后护理?

原发性肝癌是指肝细胞和肝内胆管上皮细胞发生的癌肿,是我国常见的恶性肿瘤之一,东南沿海地区高发。肝癌可发生在任何年龄,以 40~50 岁最多见,男女患病比例为(2~3):1。

【护理评估】

1. 致病因素　原发性肝癌的病因和发病机制迄今尚未确定,可能与以下因素有关。① 肝硬化:肝癌合并肝硬化者占 50%~90%;② 病毒性肝炎:流行病学调查显示乙型肝炎病毒和肝癌高发有关,丙型肝炎病毒也和肝癌发病关系密切;③ 黄曲霉毒素:肝癌相对高发地区粮食被黄曲霉菌及其毒素污染的程度高于其他地区;④ 亚硝胺、饮酒、遗传等因素与肝癌亦有一定关系。

2. 病理类型　原发性肝癌按病理形态可分三型:结节型、巨块型和弥漫型。其中,结节型最为常见,且多伴有肝硬化。原发性肝癌按组织学类型可分为肝细胞型、胆管细胞型以及二者同时出现的混合型,我国绝大多数是肝细胞型(约占 91.5%)。

3. 身体状况　原发性肝癌早期缺乏典型症状,随着病情的发展,常见的表现有肝区疼痛、肝大,以及食欲缺乏、腹胀、乏力、消瘦等消化道和全身症状。

(1)肝区疼痛:有半数以上病人以此为首发症状,多为持续性钝痛或胀痛,可伴右肩背部放射痛。当肝癌结节发生坏死、破裂引起腹腔内出血时,可突然出现右上腹剧痛,并有压痛、反跳痛、腹肌紧张等腹膜刺激征的表现。

(2)肝大:是中、晚期病人最常见的主要体征。呈进行性肿大,质地坚硬,边缘不规则,肝表面凹凸不平呈大小结节或肿块,常有压痛。

(3)门静脉高压征象:合并肝硬化者可有肝掌、蜘蛛痣、脾肿大、腹水、门-腔静脉系吻合处静脉曲张等表现。

(4)全身性表现:早期不易引起重视,主要表现为乏力、消瘦、食欲缺乏、腹胀等。部分病人可伴有恶心、呕吐、发热、腹泻等症状。晚期则出现贫血、黄疸、腹水、下肢水肿、皮下出血及恶病质等表现。

(5)伴癌综合征:癌肿本身代谢异常或癌组织引起的内分泌或代谢方面的综合征,较少见。主要表现为自发性低血糖症、红细胞增多症,甚至出现高胆固醇血症及高钙血症。

4. 心理-社会状况　肝癌病人要经历否认、愤怒、抑郁、接受等几个心理阶段,心态复杂。大多数病人希望知道自己病情真相,想了解治疗方法和新的治疗手段,以便在绝望中看到一线光明。有的病人因病痛折磨,疗效不显著而万念俱灰,情绪低落。

5. 辅助检查

(1)血清甲胎蛋白(AFP):正常值<20μg/L。若 AFP≥400μg/L,排除活动性肝病、生殖腺胚胎性肿瘤、妊娠等,即可考虑肝癌。AFP 测定是原发性肝癌的普查、诊断、判断治疗效果及预测复发的重要方法。

(2)B 超:可显示肿瘤的大小、形态、部位以及肝静脉或门静脉有无癌栓等,诊断符合率可达 90%,能发现直径>1cm 的病灶,且方便易行、无创伤,是目前肝癌筛查的首选检查方法。

(3)CT、磁共振成像(MRI):能明确显示肿瘤的位置、数目、大小及其与周围脏器、重要血管的关系等。在血管瘤的鉴别方面 MRI 优于 CT。CT 可检出直径 1.0cm 左右的微小癌灶,是临床疑诊肝癌者和确诊为肝癌拟行手术治疗者的常规检查。

(4)血管造影:选择性肝动脉造影是肝癌诊断的重要补充手段,具有创伤性。适用于肝内占位性病变经非侵入性检查不能定性与明确定位者,对直径 1~2cm 小肝癌,血管造影往往能更精确地定位。

重点提示

原发性肝癌主要病因是病毒性肝炎后肝硬化;AFP 测定是原发性肝癌特异性指标,有助于诊断早期肝癌;B 超是首选的定位检查办法;直径<2cm 的肝癌,血管造影常能精确定位。

【护理问题】

1. 疼痛　与癌肿进行性增大、肝包膜张力增加或坏死物、血液流入腹腔有关。

2. 营养失调:低于机体需要量　与厌食、化疗的胃肠道不良反应及肿瘤消耗有关。

3. 恐惧　与担心麻醉、术中危险、器官功能丧失和生活方式改变、医疗费用、预后和死亡威胁等有关。

4. 潜在并发症　肝性脑病、肝癌破裂出血、上消化道大出血等。

【治疗原则】

早期诊断、早期治疗,是提高肝癌治愈的关键,早期肝癌应尽量采取手术切除。对不能手术切除的肝癌,可根据其分期、肝功能代偿情况,进行综合治疗。

1. 手术治疗　手术切除仍是目前根治原发性肝癌首选和最有效的方法。肿瘤越小,切除后 5 年生存率越高。肝部分切除术一般至少保留 30% 的正常肝组织,伴肝硬化的病人肝切除量不应超过 50%。对不能切除的肝癌,术中可行肝动脉结扎、肝动脉栓塞化疗、肝动脉插管灌注化疗等,常可使肿瘤缩小,部分病人可因此获得手术机会。原发性肝癌也可采取肝移植。

2. 局部治疗

(1)肝动脉栓塞化疗(TACE):为原发性肝癌非手术治疗的首选方案。TACE 是经皮穿刺股动脉,在 X 线透视下将导管插至肝固有动脉或其分支,注射抗肿瘤药或栓塞剂,使肝癌缩小。也可用于肝癌术后清除肝内可能残留的癌细胞,降低复发率。

(2)射频、微波毁损治疗或无水乙醇瘤内注射治疗:这些方法可使癌细胞脱水或变性、坏死,适用于瘤体较小而又不能或不宜手术切除者,特别是肝切除后早期肿瘤复发者。

3. 全身化疗　原则上不行全身化疗。适用于经手术探查,发现已不能切除者;或作为肿瘤姑息性切除的后续治疗。常用化疗药物有阿霉素、氟尿嘧啶、丝裂霉素等。

4. 生物和免疫治疗　根据肝癌的生物学特性和免疫方面进行的治疗。常用有胸腺素、干扰素、白细胞介素-2、免疫核糖核酸等,可与化疗等联合应用。目前还有单克隆抗体和酪氨酸激酶抑制剂类的各种靶向治疗、基因治疗、肿瘤疫苗技术等,但还在探索中。

重点提示

手术根治是肝癌的首选治疗方法。

【护理措施】

(一)术前护理

1. 心理护理　护士应鼓励病人表达自己的想法和担忧,尊重病人并表达同情和理解。及时了解病人情绪和心理的变化,帮助其提高应对能力,树立战胜疾病的信心,而主动参与和积极配合治疗。劝导病人不要轻信秘方土方,以免延误诊疗。对晚期病人给予情感上的支持,鼓励家属与病人共同面对疾病,互相扶持,使病人尽可能平静、舒适地度过生命的最后历程。

2. 疼痛护理　观察记录疼痛的部位、性质、程度、诱因以及是否伴有消化道症状,注意腹部体征变化。教会病人减轻疼痛的方法,按癌痛三阶梯治疗方案给予镇痛药物,并及时观察疗效与不良反应。

3. 改善肝功能及全身状况　注意休息,少量多餐,采取高热量、高蛋白质、高维生素、易消化饮食。伴肝硬化肝功能损害的病人,应适当限制蛋白质摄入。必要时静脉补充人血白蛋白、血浆、维生素 K 和凝血因子。对伴腹水者,严格控制水和钠盐的摄入量,准确记录 24h 出入量,每日观察、记录体重及腹围变化。

4. 防治感染　肝手术前两日使用抗生素,以预防手术前后感染发生,同时注意药物的副作用,避免使用对肝有害的药物。

5. 预防出血　了解病人的出凝血时间、凝血酶原时间和血小板计数等,术前 3d 开始补充维生素 K,以改善凝血功能,防止术中、术后出血。按医嘱给予 H_2 受体阻断药,预防应激性溃疡。做好安全护理防止外伤,加强腹部体征观察,并指导病人避免剧烈咳嗽、用力排便等骤然增加腹内压的动作,以防肝癌破裂或食管胃底静脉曲张破裂导致大出血的发生。

6. 术前准备　做好腹部手术前常规准备。为抑制其肠道内细菌,清除肠道内粪便,以减轻术后腹胀及血氨来源,防止肝性脑病等并发症发生,术前 3d 应进行必要的肠道准备,具体方法参考大肠癌有关护理。此外,应做好术中物品准备,备足血液,以新鲜血为佳,避免术中输入大量库存血而引起凝血障碍。

重点提示

　肝手术前 3d 起进行按结肠手术办法进行肠道准备,补充维生素 K;术前 2d 起使用抗生素。

(二) 术后护理

1. 严密观察病情变化　肝手术后,特别是广泛性肝叶切除后易发生诸多并发症,其死亡率甚高,并发症如下。

(1) 腹腔内出血:因凝血机制障碍或肝断面的血管出血引起。

(2) 胃肠出血:肝癌多有肝硬化,术后因诱发门静脉高压食管曲张静脉破裂,或应激性溃疡引起。

(3) 肝功能衰竭或肝性脑病。

(4) 腹水:因肝功能不良、低蛋白血症所致。

(5) 胆汁渗漏:为肝断面组织坏死或小胆管结扎线脱落所致,可引起胆汁性腹膜炎。

(6) 腹腔感染:因腹腔渗血、渗液引流不畅所致。

(7) 胸腔积液:与低蛋白血症和膈下感染有关。

术后必须严密观察生命体征、意识、尿量变化,有无出血征象、黄疸、腹水;注意腹部、胸部症状和体征以及各种引流管的引流情况;及时进行血、尿常规、电解质及酸碱平衡指标测定、肝肾功能检验,必要时还应进行超声波、X 线等特殊检查。如发现相关并发症发生,当及时与医师联系,并做好急救护理工作。

2. 体位及活动　病情平稳后宜取半卧位。肝手术后一般不宜过早下床活动,尤其是肝叶切除术后过早活动易致肝断面出血。但可卧床活动,如进行抬臀运动,鼓励深呼吸及咳嗽,防止肺炎、肺不张等并发症发生。接受半肝以上切除者,间歇给氧 3~4d。

3. 饮食　以富含蛋白质、热量、维生素和膳食纤维为原则,按病人饮食习惯,提供其喜爱的色、香、味俱全的食物,以刺激食欲。创造舒适的进餐环境,必要时提供肠内、外营养支持或补充白蛋白等。术后早期给予静脉营养支持,保证热量供给,维持体液平衡。肠蠕动恢复后拔除胃管,逐渐恢复饮食。

4. 引流管护理　肝叶和肝局部切除术后需放置双套引流管,持续低压吸引和间歇冲洗,防止血凝块堵塞管腔。引流管应妥善固定,避免受压、扭曲和折叠,保持引流通畅及有效负压吸引。严格遵守无菌原则,每天更换生理盐水冲洗液和引流瓶,并准确记录引流液的量、色、质,若血性引流液呈持续性增加,应警惕腹腔内活动性出血,及时通知医师,必要时行手术探查止血。

5. 疼痛护理　肝叶和肝局部切除术后疼痛剧烈者,应积极有效地镇痛。术后 6h,若病情允许,可取半卧位,以降低切口张力。

6. 肝动脉插管化疗病人的护理

(1)向病人解释肝动脉插管化学治疗的目的及注意事项。

(2)做好导管护理:①妥善固定和维护导管。②严格遵守无菌原则,每次注药前消毒导管,注药后用无菌纱布包扎,防止细菌沿导管发生逆行性感染。③为防止导管堵塞,注药后用肝素稀释液冲洗导管。④治疗期间病人可出现剧烈腹痛、恶心、呕吐、食欲缺乏及不同程度的血白细胞数减少。若症状严重,药物减量;如血白细胞计数<3×10⁹/L,暂停化学治疗;若胃、胆、胰、脾动脉栓塞而出现上消化道出血及胆囊坏死等并发症时,须密切观察生命体征和腹部体征,及时通知医师进行处理。

(3)拔管后,压迫穿刺点,并卧床 24h,防止局部形成血肿。

7. 心理护理　了解病人的饮食、睡眠、精神状态,观察其言行举止,分析评估病人的焦虑程度,为病人创造一个安静的休养环境,教会病人一些消除焦虑的方法。及时进行手术后恢复知识的指导,介绍成功病例,与家属一起帮助病人树立战胜疾病的信心,使其接受和配合治疗及护理。

【健康教育】

1. 注意防治肝炎,不吃霉变食物,有肝炎或肝硬化病史者和肝癌高发区的人群,应定期体格检查,以早期发现、早期诊断。

2. 指导病人摄入高蛋白质、高维生素饮食,以有利于术后康复;指导术后病人适当活动,注意休息,坚持术后治疗。

3. 定期复查 AFP 及 B 超,及时发现有无复发或转移。

第三节　门静脉高压症病人的护理

✚ 案例分析

病人,男性,65 岁,肝炎肝硬化病史 12 年。近日无诱因出现周身乏力,今晨粪便呈黑色。查体:意识清楚,烦躁,皮肤苍白;血压 95/70mmHg,脉搏 105/min;腹部无压痛,肠鸣音亢进。血常规示血红蛋白 70g/L,血小板 85×10⁹/L。血生化示肝功能明显异常。B 超检查示脾大、门静脉扩张,少量腹水。X 线钡剂造影可见食管下端静脉曲张,呈串珠样充盈缺损。

请分析:该病人应考虑何种疾病? 如需手术治疗,该采取哪些护理措施?

门静脉正常压力为 13~24cmH_2O，当门静脉血流受阻、血液淤滞，使门静脉系统压力增高，临床表现为脾大和脾功能亢进、食管-胃底静脉曲张和呕血、黑粪等，称为门静脉高压症。

【护理评估】

1. 致病因素　90% 以上的门静脉高压症由肝硬化引起，门静脉高压症按血流阻力增加的部位可分肝内型、肝前型和肝后型。

（1）肝内型：最为常见，又可分为窦前型、窦后型和窦型。在我国，肝炎后肝硬化是引起窦型或窦后型阻塞的最主要原因。血吸虫病肝硬化所致的肝内型门静脉高压症是属于窦前型阻塞。

（2）肝前型：肝外门静脉血栓形成、门静脉先天性畸形、肝门区肿瘤压迫等引起门静脉主干或主要属支血流受阻。

（3）肝后型：由巴德-吉亚利综合征、缩窄性心包炎、严重右心衰竭等原因引起主要肝静脉流出道阻塞所致。

> **重点提示**
>
> 我国肝硬化最常见的原因是肝炎后肝硬化，其次是血吸虫病肝硬化。肝炎后肝硬化导致门静脉高压属于窦性或窦后性阻塞，肝功能损害明显；血吸虫病肝硬化导致的门静脉高压属于窦前性阻塞，肝功能减退较不明显。

2. 病理生理　肝是体内唯一接受双重血液供应（门静脉和肝动脉）的器官，以门静脉血供为主。门静脉系位于两个毛细血管网之间，一端是胃、肠、脾、胰的毛细血管网，另一端是肝小叶的肝窦。门静脉系无静脉瓣，静脉压力升高时，易引起血液淤积，导致门静脉系与腔静脉系之间的四个交通支（图 18-1）出现静脉曲张。门静脉高压症主要表现三方面的病理生理变化。

（1）脾大、功能亢进：门静脉血流受阻后，首先出现脾淤血肿大，久之脾内髓质细胞、纤维组织增生可致不同程度的脾功能亢进。

（2）交通支扩张：门静脉通路受阻，食管-胃底、腹前壁、直肠下端、腹膜后部位等门-腔静脉交通支曲张，其中，食管下段及胃底交通支曲张最重要，因其距离门静脉主干最近，曲张最早、最严重，破裂后导致上消化道大出血。

（3）腹水：多种因素促成腹水形成。如：①肝门静脉系毛细血管滤过压增高；②肝硬化使肝内淋巴液回流受阻；③肝合成清蛋白减少使血浆胶体渗透压降低；④体内醛固酮和抗利尿激素灭活减少。

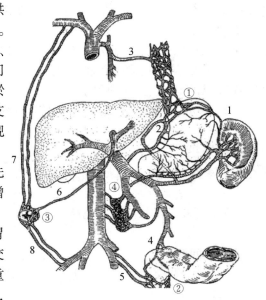

图 18-1　门静脉与腔静脉之间交通支

1. 胃短静脉；2. 胃冠状静脉；3. 奇静脉；4. 直肠上静脉；5. 直肠下静脉、肛管静脉；6. 脐旁静脉；7. 腹上深静脉；8. 腹下深静脉

①胃底、食管下段交通支；②直肠下端、肛管交通支；③腹前壁交通支；④腹膜后交通支

重点提示

门静脉系统处于两个毛细血管网之间,无静脉瓣,血液容易淤积;与腔静脉之间有4个交通支,在门静脉高压时将出现静脉曲张。

3. 身体状况

(1)脾大和脾功能亢进:门静脉高压症早期体检可见不同程度的脾大;晚期伴脾功能亢进时,外周血白细胞及血小板减少,红细胞减少也可致贫血。

(2)门-腔静脉交通支曲张:食管-胃底曲张静脉破裂可突发大出血,是门静脉高压最常见的并发症,出血量大,表现为呕血、黑粪,出血常难以自止,严重者可出现休克,并且极易引起肝性脑病。此外腹前壁可见静脉曲张,直肠下端静脉曲张可导致痔。

(3)腹水:是肝功能严重损害的表现。病人出现腹胀、食欲缺乏和下肢水肿,查体可叩出移动性浊音。

(4)其他:肝硬化导致的门静脉高压症常伴有肝功能减退的表现,如黄疸、肝掌、蜘蛛痣等。

4. 心理-社会状况　病人因长期患病,经久不愈,多有不同程度的焦虑表现,合并上消化道大出血时,更是精神紧张,有恐惧感。由于逐渐丧失工作能力以及长期接受治疗而影响家庭生活,使经济负担加重,病人变得非常敏感和脆弱,易产生抑郁和悲观的心理。

5. 辅助检查

(1)血常规检查:在脾功能亢进时,全血细胞减少,以白细胞和血小板计数下降明显。

(2)影像学检查:食管吞钡X线检查可观察到曲张的静脉呈虫蚀样或串珠状改变。B超可确定有无肝硬化、脾大和腹水,了解门静脉直径。

(3)肝功能检查:可见血清清蛋白降低而球蛋白升高,清、球蛋白比例倒置;凝血酶原时间延长。

重点提示

门静脉高压症临床表现有脾大、脾功能亢进、呕血或黑粪、腹水。肝掌、蜘蛛痣、黄疸等是肝功能损害的表现,可见于其他肝病病人。食管-胃底曲张静脉破裂可突发上消化道大出血,是门静脉高压症最常见的并发症。

【护理问题】

1. 恐惧　与突然大量呕血黑粪,病情危重有关。

2. 体液不足　与上消化道出血有关。

3. 体液过多　与低蛋白血症、门静脉高压、醛固酮分泌增加、血浆胶体渗透压下降等有关。

4. 营养失调:低于机体需要量　与肝功能损害、营养素摄入不足、胃肠消化吸收功能不良等因素有关。

5. 潜在并发症　上消化道大出血、术后出血、肝性脑病、静脉血栓形成等。

【治疗原则】

以内科治疗为主,外科治疗门静脉高压症主要的目的是预防和控制食管-胃底曲张静脉破裂大出血。

1. 食管-胃底曲张静脉破裂出血的手术方式

（1）断流术：是在脾切除的同时，阻断门-奇静脉的交通支反常血流，从而达到止血的目的，其中以贲门周围血管离断术最常用。该手术操作简单，便于基层医院开展，但是术后门静脉压力下降不明显（图 18-2）。

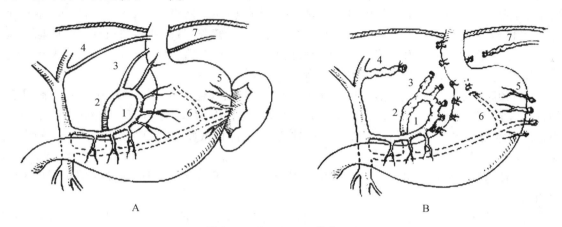

A　　　　　　　　　　　B

图 18-2　贲门周围血管离断术

A. 贲门周围血管解剖；B. 贲门周围血管离断术

1. 胃支；2. 食管支；3. 高位食管支；4. 异位高位食管支；5. 胃短静脉；6. 胃后静脉；7. 左膈下静脉

（2）门-体静脉分流术：通过血管吻合的办法，使门静脉血液分流到压力较低的腔静脉内，降低门静脉压力，制止出血，如远端脾-肾静脉分流术（图 18-3）。此类手术操作较复杂，术后门静脉向肝的血液灌流量减少而加重肝功能损害，部分或全部门静脉血未经肝处理而直接流入体循环，易致肝性脑病；手术死亡率及术后再出血率也较高。

2. 脾大合并脾功能亢进的处理　　晚期血吸虫性肝硬化病人合并严重脾大、脾功能亢进，肝功能减退可不明显，可单纯行脾切除术。

3. 顽固性腹水的处理　　最有效的手术方式为肝移植，此外可采用腹腔-静脉转流术。

【护理措施】

1. 术前护理

（1）心理护理：通过谈话、观察等方法及时了解病人心理状态，及时告知与解释病情和治疗手段，针对性地给予安慰和鼓励，使之增强信心。对伴急性上消化道大出血病人，要沉着冷静接诊，娴熟准确地配合抢救，来消除病人紧张情绪。

（2）控制出血，维持体液平衡：对上消化道大出血病人及时清理呕吐物防止误吸，保持呼吸道通畅，给予吸氧。将病人取平卧位并将下肢略抬高，迅速建立两路静脉通路，首选上肢静脉，必要时给予中心静脉置管，遵医嘱输液、输血以及给予各类止血药物，并注意观察治疗效果和不良反应。急性大出血伴恶心、呕吐者应给予禁食，少量出血无呕吐者，可给予温凉流质饮食。严密监测生命体征、意识、皮肤色泽与温度变化，记录出入量，保持尿

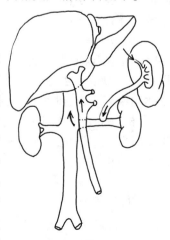

图 18-3　远端脾-肾静脉分流术

量>30ml/h,维持正常体液平衡。注意观察呕吐物与粪便的颜色、性状和量各项血生化指标,判断出血是否停止。

(3)改善全身情况,保护肝功能:①保证充分休息,必要时卧床休息,增加肝血流量;②忌烟酒;③给予低脂肪、高热量、高维生素饮食,一般应限制蛋白质的摄入量,但肝功能尚好者可给予富含蛋白质饮食;④适当使用肌苷、辅酶 A、支链氨基酸、葡醛内酯等保肝药物,注意补充维生素 B、维生素 C,手术前 3~5d 静脉滴注 GIK 溶液;⑤营养不良、低蛋白血症者静脉输入支链氨基酸、人血白蛋白或血浆等,贫血及凝血机制障碍者可输给新鲜全血、补充维生素 K。避免使用巴比妥类、氯丙嗪等有肝损害的药物。

(4)预防出血:为预防食管-胃底曲张静脉破裂出血,应避免粗糙、过硬、过热及刺激性食物,口服药片应研成粉末冲服。还要避免劳累及恶心、呕吐、便秘、咳嗽、负重等腹内压增高的因素。手术前一般不放置胃管,必要时选细软的胃管,涂以液状石蜡,以轻巧手法协助病人徐徐吞入。

(5)预防感染:术前 2d 使用广谱抗生素以防止术前、术后感染,但应避免使用对肝损害的抗菌药物。

(6)术前准备:做好腹部手术前常规准备。分流手术者,术前 2~3d 口服肠道杀菌剂,减少肠道氨的产生,防止术后肝性脑病;术前 1d 晚清洁灌肠,避免术后肠胀气压迫血管吻合口,灌肠应用生理盐水或弱酸性液体,禁用肥皂水,以免增加氨的吸收。拟行脾-肾静脉分流术前要检查明确肾功能正常。

2. 术后护理

(1)体位与活动:断流手术待生命体征稳定后给予半卧位。为防止分流术后血管吻合口破裂出血,术后应制动平卧 48h,卧床 1 周,而且翻身动作宜轻柔。分流术后短期内发生下肢肿胀,可给予适当抬高。

(2)饮食:在肠蠕动恢复后,可给流质饮食,后渐改为半流质或普食,忌粗糙和过热的食物,禁烟酒;分流术后应限制蛋白质饮食。

(3)生活护理:病室做好消毒隔离工作,防止交叉感染,做好相应生活护理,保持口腔和会阴清洁以及大小便通畅。有黄疸者保持皮肤清洁,勤换衣裤。指导病人避免搔抓,可给予炉甘石洗剂涂抹止痒。

(4)观察病情:密切观察病情,警惕术后出血、感染等并发症的发生。妥善固定引流管,必要时应接负压吸引,保持通畅,注意观察并记录引流液的量及性状。更换引流袋时,注意无菌操作。一般术后 2~3d,引流量减少至每天 10ml 以下,色清淡,即可拔管。遵医嘱使用抗生素至体温恢复正常,继续采取保肝措施。

(5)防止脾切除术后静脉血栓形成:术后 2 周内定期或必要时隔天复查一次血小板计数,必要时考虑给予抗凝血处理,并注意用药前后凝血时间的变化。脾切除术后,不再使用维生素 K 及其他止血药物。

重点提示

门静脉高压症应避免粗糙、过硬、过热及刺激性食物,术前一般不插胃管。分流术前 1d 生理盐水或弱酸性液体灌肠,禁用肥皂水,术后制动平卧 48h。

【健康教育】

帮助病人了解疾病康复知识。指导病人:① 保持心情乐观愉快;② 保证足够休息,避免劳累和重体力活动;③ 做好饮食管理,禁忌烟酒和粗糙、过热、刺激性强的食物;④ 遵医嘱使用保肝药物,定期复查。

第四节　胆道疾病病人的护理

> **✚ 案例分析**
>
> 　病人,女性,56 岁。半个月来反复右上腹疼痛,加重 1d,伴恶心、呕吐。查体:表情淡漠,多汗,皮肤巩膜黄染,右上腹压痛,反跳痛(+);体温 40.0℃,脉搏 132/min,血压 85/60mmHg。B 超检查示肝外胆管扩张,胆囊及胆总管结石。血常规示白细胞计数增高,中性粒细胞比例增高;血生化检查见肝酶谱升高,血胆红素增高。
>
> 　请分析:该病人患何种疾病? 该病主要的致病因素是什么? 处理的关键措施是什么?

胆道疾病以胆石病、胆道感染及胆道蛔虫病最常见,其中以急性梗阻性化脓性胆管炎最为严重,而且病死率较高。胆道感染可引起胆石病,胆石病可导致胆道梗阻而诱发感染,胆道蛔虫病又是引起胆道感染和胆石病的重要因素。因此,蛔虫、胆石和感染之间相互联系,相互影响,互为因果。

一、胆石病及胆道感染

【护理评估】

(一)病因及病理生理

1. *胆石病*　是我国常见病,随着年龄的增长发病率增高,女性比男性多见,胆囊结石的发病率比胆管结石高。按胆石的成分可分为胆固醇结石、胆色素结石和混合性结石 3 种。胆石成因复杂,至今未完全阐明,大多数学者认为主要与胆道感染和代谢异常等因素有关。

(1)代谢异常:由于饮食、代谢因素,胆汁中胆固醇呈过饱和状态,因而发生沉淀和结晶,形成胆固醇结石。

(2)胆道感染:由于胆汁滞留、细菌或寄生虫入侵而致胆道感染,胆汁中的大肠杆菌产生β-葡萄糖醛酸酶,使可溶性的结合胆红素水解为游离胆红素,后者和钙结合后沉淀析出形成胆红素结石。虫卵、成虫尸体也可作为核心形成结石。

胆石病按结石所在的部位可分胆囊结石、肝外胆管结石和肝内胆管结石。胆囊结石占50% 左右,多为胆固醇结石或以胆固醇为主的混合性结石。肝外胆管结石大多数是胆色素结石或以胆色素为主的混合性结石(图 18-4),X 线检查常不显影。胆石症是否出现症状与结石所在、部位、是否合并梗阻、感染有关。

> **重点提示**
>
> 　胆囊结石以胆固醇结石多见,该类结石和胆固醇代谢异常有关。胆管结石以胆红素结石多见,该类结石发生和胆道感染有关。胆石病是否出现明显的临床症状和是否存在结石嵌顿、胆道梗阻及继发感染有关。

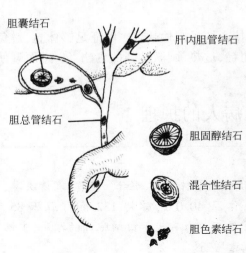

胆囊结石
肝内胆管结石
胆总管结石
胆固醇结石
混合性结石
胆色素结石
泥沙样结石

图18-4 胆石类型

2. 胆囊炎 按病程可分急性胆囊炎和慢性胆囊炎两种,也可根据胆囊内有无结石分为结石性(占95%)和非结石性(占5%)胆囊炎。主要致病因素为:①胆囊管梗阻。结石可阻塞或嵌顿于胆囊管,导致胆汁滞留、浓缩,高浓度胆汁酸盐引起细胞损害,黏膜发生炎症。②细菌感染。多为继发性感染,致病菌常经胆道逆行入侵胆囊,以大肠埃希菌感染最为多见。③胆囊收缩功能紊乱,胆汁淤积导致某些炎性介质对胆囊的损害。④手术、创伤及严重感染时胆囊低血流灌注的损害可能和非结石性胆囊炎发病有关。

急性胆囊炎病理类型分3型:①急性单纯性胆囊炎。炎症初期,病变局限于黏膜层,仅有充血、水肿和渗出。②急性化脓性胆囊炎:炎症扩散到胆囊全层,白细胞弥漫性浸润,黏膜有散在的坏死和溃疡,胆汁呈脓性,浆膜面有脓性渗出物。③急性坏疽性胆囊炎:病变进一步加重,胆囊内压力持续增高,压迫囊壁致血供障碍,引起胆囊壁坏死、穿孔和胆汁性腹膜炎。急性胆囊炎反复发作,可使胆囊壁纤维化,结缔组织增生,胆囊萎缩,形成慢性胆囊炎。

重点提示

急性化脓性胆囊炎与急性坏疽性胆囊炎的病人胆囊壁有脓液渗出到腹腔,刺激壁腹膜导致局限性或弥漫性腹膜炎,出现腹膜刺激征。

3. 急性胆管炎及急性梗阻性化脓性胆管炎(AOSC) 急性胆管炎是由于各种原因造成胆管梗阻和狭窄,胆汁排出不畅,胆汁淤滞,继发感染,胆管组织充血、水肿、渗出。随病变进一步发展,胆管完全性梗阻,胆管壁糜烂、坏死,胆管内充满脓性胆汁,腔内压力增高,大量细菌及毒素经肝窦、肝静脉进入体循环导致感染性休克、全身化脓性感染和多器官功能损害时称急性梗阻性化脓性胆管炎,又称急性重症胆管炎(ACST)。其最常见的原因为胆管结石梗阻,其次是胆道蛔虫、胆管狭窄、胆管及壶腹部肿瘤等原因引起的胆道梗阻。

重点提示

急性胆管炎发生于各种原因所致的胆管梗阻及狭窄,其中胆石嵌顿是主要原因。急性梗阻性化脓性胆管炎是急性胆管炎加重的结果,是感染性休克的常见原因。

(二)身体状况

1. 胆囊结石与胆囊炎

(1)静止性胆囊结石:20%~40%的胆囊结石病人终身无症状,而在其他检查或手术时被偶然发现,称为静止性胆囊结石。

(2)急性胆囊炎:主要表现如下。①胆绞痛:是其典型表现,多于饱餐、进食油腻食物后发生,常半夜发病。疼痛位于上腹部或右上腹部,呈阵发性,可向右肩背部放射。② 伴有恶心、呕吐。③ 发热:可出现畏寒、发热等全身症状,无寒战。④ 墨菲(Murphy)征阳性:病人平卧,检查者左拇指置于胆囊区,嘱病人深吸气,触到肿大的胆囊时,病人即因疼痛而屏气称墨菲征阳性。⑤ 右上腹部压痛、可触及肿大的胆囊:如为化脓性或坏疽性胆囊炎,因腹膜炎导致右上腹部压痛、反跳痛和肌紧张,常可触及肿大的胆囊。

（3）慢性胆囊炎:其表现常不典型,多数病人有胆绞痛病史,缓解期有厌油、腹胀、嗳气等非特异性消化道症状,程度轻;体格检查时右上腹胆囊区有轻压痛和不适感。

2. 胆管结石与急性胆管炎

（1）肝外胆管结石与急性胆管炎:肝外胆管结石可无症状,当结石阻塞胆管并继发感染时,可出现典型的急性胆管炎临床表现,即腹痛、寒战高热、黄疸,称为夏柯(Charcot)三联征。

①腹痛:发生在剑突下及右上腹部,多为绞痛,呈阵发性发作,或持续性疼痛、阵发性加剧,可向右肩背部放射,常伴恶心、呕吐。这是由于结石嵌顿于胆总管下端或壶腹部,引起胆总管平滑肌及 Oddi 括约肌痉挛所致。

②寒战、高热:胆管梗阻继发感染后,胆管内压力增高,感染向上扩散,细菌和毒素经毛细胆管进入肝窦,再经肝静脉入侵全身循环,引起寒战、高热,体温可高达 39～40℃。

③黄疸:胆管梗阻后可出现黄疸,其轻重程度、发生和持续时间取决于胆管梗阻的程度以及是否并发感染等,多在起病后 1～2d 后出现,常伴有尿色变深、粪色变浅、皮肤瘙痒等。

体格检查:剑突下和右上腹部可仅有深压痛,严重病例可出现不同程度和不同范围的腹膜刺激征象,并可出现肝区叩痛,肝、胆囊肿大可被触及。

重点提示

　　急性胆囊炎墨菲征常阳性,一般无寒战、黄疸。腹痛、寒战高热、黄疸,称为夏柯(Charcot)三联征,是急性胆管炎主要的临床特点。

（2）急性梗阻性化脓性胆管炎(AOSC):发病急骤,病情进展快,常由急性胆管炎进一步发展而来,除具有夏柯三联征外,还可出现休克、中枢神经系统抑制表现,称为雷诺(Reynolds)五联征。起病初期即出现腹痛、寒战高热,绝大多数病人有较明显黄疸。神经系统症状主要为表情淡漠、嗜睡甚至昏迷,合并休克时也可表现为躁动、谵妄等。体温可持续升高达 39～40℃,脉搏快而弱、达 120/min 以上,血压降低,呈急性病容,可出现皮下瘀斑或全身发绀,剑突下及右上腹有腹膜刺激征,可有肝大和肝区叩痛,有时可扪及肿大的胆囊。如未及时有效的治疗,病情继续恶化,可在短期内死亡。

（3）肝内胆管结石:肝内胆管结石常与肝外胆管结石并存,其临床表现与肝外胆管结石相似,未合并肝外胆管结石者,可多年无症状或仅有肝区不适或患侧胸背部胀痛。继发感染易并发肝脓肿;感染反复发作可导致胆汁性肝硬化、门静脉高压症,甚至肝胆管癌。

重点提示

　　雷诺五联征包括腹痛、寒战高热、黄疸、精神症状、休克表现,是急性梗阻性化脓性胆管炎主要的临床特征。

（三）心理-社会状况

胆道疾病症状的反复发作，并发症的出现，常使病人焦虑；当症状明显，或被告知手术时，则易产生恐惧感；胆道结石多次手术治疗仍不能痊愈，经济负担加重，可使病人对治疗信心不足，甚至表现出不合作的态度。

（四）辅助检查

1. B超检查　是普查和诊断胆道疾病的首选方法。适用于胆道结石、肿瘤及囊性病变和阻塞性黄疸的鉴别诊断。为减少肠道内积气的影响，在检查前应禁食12h、禁饮4h，也可在检查前1d冲服番泻叶或口服乳酶生。

2. CT　能提供胆道扩张的范围、梗阻的部位；胆囊、胆管及胰腺肿块等。若加注静脉造影剂，更能清晰显示胆总管。检查前应做碘过敏试验，并需禁食12h、禁饮4h。

3. 经皮肝穿刺胆管造影（PTC）　是一种损伤性检查方法，胆管扩张的病人穿刺易成功，可清楚地显示肝内外胆管的情况、病变部位、范围、程度和性质等，有助于胆道疾病，特别是黄疸的诊断和鉴别诊断。穿刺后可能出现血气胸、胆汁漏及急性胆管炎等并发症，故术前应检查出凝血时间、凝血酶原时间，常规肌内注射维生素K，并做碘过敏试验。碘过敏及有出血倾向时应列为禁忌。必要时使用抗生素，特别是有感染症状者。术后注意观察腹部情况，警惕腹膜炎及急性胆管炎的发生。

4. 内镜逆行胰胆管造影（ERCP）　可以直接观察十二指肠及乳头部的情况和病变；可收集十二指肠液、胆汁、胰液行理化及细胞学检查；通过造影可显示胆道系统和胰腺导管的形态和病变。适用于胆道结石、肝内外胆管扩张及梗阻性黄疸检查。该检查可诱发急性胰腺炎、胆管炎、消化道穿孔等并发症。术前禁食6h，术前半小时肌内注射阿托品和地西泮，术后密切注意腹部症状、体征以及血淀粉酶变化，以防发生并发症。

5. 胆道镜检查　可在术中或术后经胆管腔内直接观察胆道系统。术中观察有无胆管狭窄或肿瘤、有无残余结石，或用胆道镜取出肝内胆管结石；术后如有残余结石，可经T形管、瘘管送入胆道镜检查并取出残余结石。

6. 术中或术后胆道造影　胆道手术中，经胆管置管注入造影剂直接造影，可清楚地显示肝内、外胆管，了解胆管内病变。术后可经T形管注入造影剂造影，以判定有无残余结石或胆管狭窄。胆道T形管拔管前，一般常规行胆道造影。

7. 磁共振成像（MRI）　有较高的对比度，能比较准确地鉴别转移性癌和确定肿瘤与周围组织的关系。

> **重点提示**
>
> B超是胆道疾病首选的检查方法。PTC可诱发出血，故术前应检查凝血功能，常规肌内注射维生素K。ERCP可诱发胰腺炎、胆管炎及消化道穿孔，术前须肌内注射阿托品。

【护理问题】

1. 焦虑　与胆道疾病病情反复发作、对手术的担忧、对疾病认识不正确等有关。
2. 急性疼痛　与胆石嵌顿、Oddi括约肌痉挛、感染等有关。
3. 体温过高　与胆道感染、术后并发感染有关。
4. 营养失调：低于机体需要量　与摄入不足及消耗增加有关。

5. 有皮肤完整性受损的危险　与胆汁酸盐淤积皮下,刺激末梢神经引起皮肤瘙痒有关。

6. 潜在并发症　感染性休克、出血、胆瘘等。

【治疗原则】

1. 胆囊结石与胆囊炎　对有症状的胆囊结石和胆囊炎病人来说,胆囊切除术是最佳选择。急性结石性胆囊炎病人可经输液、抗感染、解痉等治疗控制急性炎症后择期手术治疗;急性非结石性胆囊炎诊断明确后应尽早手术。胆囊切除术式包括开腹胆囊切除术和腹腔镜胆囊切除术。

2. 胆管结石与急性胆管炎

(1)肝外胆管结石:以手术治疗为主,其原则是:手术中尽可能取尽结石,解除胆道狭窄和梗阻,去除感染病灶,手术后保持胆汁引流通畅,预防结石复发。常用手术方法如下:① 胆总管切开取石加 T 管引流术,可采取开腹或腹腔镜手术,适用于单纯胆管结石,胆管上、下端通畅,无狭窄及其他病变者;② 胆肠吻合术,常用的是胆管空肠 Roux-en-Y 吻合术(图 18-5),适用于胆总管明显扩张,下端有手术无法解除的梗阻或狭窄,结石呈泥沙样不易取尽者;③经内镜十二指肠乳头切开取石术或气囊扩张取石术,适用于原发性、复发性胆总管结石、胆总管下段狭窄者以及年老体弱不能耐受开腹手术者,其具有微创性的优点,但凝血机制障碍者、合并肝内胆管结石者禁忌。

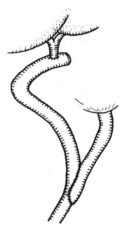

图 18-5　Roux-en-Y 吻合术

(2)肝内胆管结石:采取以手术为主的综合治疗,可酌情使用高位胆管切开取石、胆肠内引流术、肝叶(段)切除术;合并感染时,给予有效抗生素,加强营养支持疗法,维持水、电解质及酸碱平衡。

(3)急性梗阻性化脓性胆管炎:关键是紧急手术切开胆道减压、引流,解除胆道梗阻。在应用足量有效的抗生素控制感染、积极抗休克治疗同时紧急手术治疗。通常采用胆总管切开减压加 T 形管引流术。

重点提示

胆囊炎治疗以胆囊切除术为主;急性梗阻性化脓性胆管炎治疗关键是抗感染、抗休克同时紧急切开胆管减压引流;胆道蛔虫病常以非手术治疗为主。

【护理措施】

(一)非手术治疗护理及手术前护理

1. 体位　病人注意卧床休息,根据病情选择适当的体位,有腹膜炎者取半卧位。

2. 饮食护理　胆道疾病病人对脂肪消化吸收能力低,而且常有肝功能损害,应给予低脂肪、高糖类、高维生素易消化饮食。肝功能较好者可给富含蛋白质的饮食。对病情较重,伴有急性腹痛或恶心、呕吐者,应暂禁饮食,同时注意静脉补液,维持水、电解质和酸碱平衡。

3. 病情观察　注意病人生命体征及神志变化,胆道感染时,体温升高,呼吸、脉搏增快;如果血压下降、神志改变,说明病情危重。观察腹痛的部位、性质、有无诱因及持续时间;注意黄疸及腹膜刺激征的变化,观察有无胰腺炎、腹膜炎等情况发生;及时了解辅助检查结果,准确记录 24h 液体出入量。

4. 缓解疼痛　胆绞痛发作的病人,遵医嘱给予解痉镇痛药物,常用哌替啶 50~100mg、阿托品 0.5mg 肌内注射。禁用吗啡,因其能使 Oddi 括约肌痉挛,加重胆道梗阻。

5. 控制感染　遵医嘱应用抗生素,注意按时用药,观察药物的毒性反应。

6. 相关检查护理　进行 ERCP、PTC 等胆道特殊检查时,做好检查前及检查后的相关护理。

7. 其他　黄疸病人皮肤瘙痒时,可外用炉甘石洗剂止痒,温水擦浴;高热时物理降温;重症病人休克时,应积极进行抗休克治疗的护理;有腹膜炎者,执行急性腹膜炎的有关护理措施;对急性化脓性梗阻性胆管炎病人应加强抗休克护理。

重点提示

胆道疾病病人应给予低脂、高糖、高维生素易消化饮食。胆绞痛不使用吗啡镇痛,以免导致 Oddi 括约肌痉挛加重病情。

(二) 手术后护理

1. 卧位　术后清醒且生命体征稳定者给予半卧位。

2. 饮食　术后 1~2d 胃肠道功能恢复后给予低脂流质,后改半流质,术后 5~7d 可给低脂普食。适当静脉输液,维持体液平衡。

3. 病情观察　注意神志、生命体征、尿量及黄疸的变化。黄疸逐渐消退,说明病情好转,黄疸不减轻或加重,应及时联系医师;观察腹部情况,记录腹腔引流液性状和量,警惕胆汁渗漏和出血的发生;观察切口情况。

4. 药物护理　遵医嘱术后继续使用抗生素,注意观察药物疗效及不良反应。

5. T 形管引流的护理　凡切开胆管的手术,一般都放置 T 形管引流,其主要目的如下。①引流胆汁和减压:防止因胆汁排出受阻导致胆总管内压力增高、胆汁外漏而引起胆汁性腹膜炎;②引流残余结石:使胆道内残余结石,尤其是泥沙样结石通过 T 形管排出体外;③支撑胆道:防止胆总管切口处瘢痕狭窄、管腔变小、粘连狭窄等;④可经 T 形管溶石或造影。

T 形管引流病人除按普通引流管护理原则进行护理外,特别注意以下几个方面。

(1)妥善固定:病人术后回病房后,即应检查导管的皮肤外固定情况。T 形管除由缝线结扎固定于腹壁外,一般还应在皮肤上加胶布固定。引流袋连接管长短适宜,过短将因翻身、起床活动时牵拉而脱落;过长易扭曲、受压。

(2)保持引流通畅:病情允许时鼓励病人下床,活动时引流袋可悬吊于衣服上,位置应低于腹壁引流口高度,防止胆汁逆流引起感染。注意检查 T 形管是否通畅,避免引流管受压、折叠、扭曲、阻塞,应经常向远端挤捏。如有阻塞,应用无菌生理盐水缓慢冲洗,不可用力推注。

(3)保持无菌密闭:T 形管与引流袋连接紧密,不可随意脱开;引流袋定期更换,保持清洁密闭。

(4)观察记录胆汁量及性状:注意观察胆汁颜色、性状,有无鲜血、结石及沉淀物。正常胆汁呈深绿色或金黄色,较清晰,无沉淀物。颜色过淡或过于稀薄,说明肝功能不佳;浑浊表示有感染;有泥沙样沉淀物,说明有残余结石。胆汁引流量一般每日 300~700ml,量少可能因 T 形管阻塞或肝功能衰竭所致,量过多应考虑胆总管下端不通畅。

（5）观察病人全身情况：如病人体温下降，粪便颜色加深，黄疸消退，说明胆道炎症消退，胆汁能顺利进入肠道，否则表示胆管下端尚不通畅。如有发热和腹痛，出现腹膜刺激征，应考虑胆汁渗漏致胆汁性腹膜炎的可能，及时联系医师处理。

（6）拔管：T 形管一般放置 2 周左右，窦道形成方可拔管。拔管前必须先试行夹管 1~2d，夹管期间注意病人有无腹痛、发热、黄疸等表现。若有以上现象，表示胆总管下端仍有阻塞，暂时不能拔管，应开放 T 形管继续引流；若观察无异常，可拔管。必要时可在拔管前行 T 形管造影，以了解胆管内情况。拔管后引流口有少量胆汁流出，为暂时现象，可用无菌纱布覆盖，数日后即可愈合。

（7）拔管后护理：观察饮食情况，注意有无腹膜炎、急性胆管炎表现。

重点提示

T 形管引流一般放置 2 周左右，窦道形成方可拔管。拔管前必须先试行夹管 1~2d，观察有无腹痛、发热、黄疸等表现。

（三）心理护理

胆道疾病往往起病急骤，常有剧烈疼痛，严重者有休克等情况，病人常常焦虑不安。护士应该在术前和术后根据病人具体心理状况，以亲切的语言予以安慰，适当解释病情，解除或尽量缓解病人的心理压力，使其主动配合手术治疗以及相关护理措施，取得理想的效果。

【健康教育】

胆道疾病病人一般选择低脂肪、高蛋白质、高维生素的易消化饮食。出院后注意自我监测，出现腹痛、发热、黄疸等情况时及时到医院就诊。带 T 形管出院的病人，应告知留置 T 形管的目的，指导其进行自我护理。

二、胆道蛔虫病

【护理评估】

1. 致病因素 胆道蛔虫病是肠道蛔虫上行钻入胆道后造成的，多见于儿童和青少年，农村发病率高于城市。蛔虫寄生于人体中下段小肠，喜碱厌酸。当其寄生环境发生变化时，如胃肠道功能紊乱、饥饿、发热、妊娠、驱虫不当等，蛔虫可上窜至十二指肠，如有 Oddi 括约肌功能失调，有钻孔习性的蛔虫即可钻入胆道。

蛔虫钻入的机械性刺激可引起 Oddi 括约肌痉挛诱发胆绞痛，并可诱发急性胰腺炎。虫体带入的肠道细菌可导致胆道感染，严重者可引起急性梗阻性化脓性胆管炎和肝脓肿等。蛔虫在胆道内死亡后，其残骸和虫卵可在胆道内沉积，成为结石形成的核心。

2. 身体状况 胆道蛔虫病表现特点为临床症状与体征不相符，症状重，突发突止，而体征较轻。病人突发剑突下或上腹部钻顶样剧烈疼痛，可向右肩背部放射，坐卧不安，大汗淋漓；常伴恶心、呕吐，呕吐物中有时可见蛔虫。疼痛可反复发作，持续时间不等，可突然自行缓解，间歇一段时间后突然再次发作，间歇期内可无任何症状，如同常人。由于蛔虫引起的胆道梗阻多为不完全性，因而黄疸较少见，感染症状常不明显。

病人体征轻微，可在剑突下或右上腹有轻度的深压痛，与其症状"不相符合"。若继发感染和胆道梗阻时，可出现急性胆囊炎、胆管炎、胰腺炎、肝脓肿的相应症状和体征。

3. 心理-社会状况　胆道蛔虫病起病急骤,症状严重,病人和家属缺乏心理准备,大多处于恐慌、焦虑不安等情绪状态,通过沟通了解病人和家属的情绪状态、心理承受能力、对治疗和预后的认识等。

4. 辅助检查

(1)血常规检查:白细胞计数、嗜酸粒细胞比例升高。

(2)B超检查:胆道内可显示有平行强光带及蛔虫体影,为首选检查方法。

(3)ERCP检查:可在十二指肠乳头处显影蛔虫,并能镜下钳取。

重点提示

胆道蛔虫病常见于卫生习惯较差的农村儿童,发病时往往存在导致蛔虫寄生环境改变的诱因。胆道蛔虫病表现特点为临床症状与体征不相符,症状重,突发突止,而体征轻;突发剑突下钻顶样疼痛是主要的症状,蛔虫导致胆管梗阻多为不完全性,故病人的感染症状及黄疸一般不明显。

【护理问题】

1. 急性疼痛　与蛔虫刺激致Oddi括约肌痉挛有关。

2. 知识缺乏　缺乏饮食卫生知识。

【治疗原则】

胆道蛔虫病以非手术治疗为主,仅在非手术治疗无效或出现严重并发症时才考虑手术治疗。非手术治疗包括解痉、镇痛;利胆驱虫,可口服食醋、30%硫酸镁、中药乌梅汤,也可经胃管注入氧气驱虫;应用适当抗生素防治感染。非手术治疗无效者或有严重并发症者应手术治疗,手术可采取胆总管探查取虫及T形管引流,术中和术后均应行驱虫治疗,预防复发。

【护理措施】

术前、术后护理参见本章胆石病病人的护理。

【健康教育】

改变不良饮食与卫生习惯,不喝生水,生吃的瓜果要洗净或去皮,饭前便后洗手,防止病从口入。驱虫药空腹服用,服药后注意观察有无蛔虫排出。

第五节　胰腺癌病人的护理

案例分析

病人,男性,54岁,吸烟史30年,无肝炎病史。近半个月上腹部不适感、钝痛,进行性消瘦,腹胀厌食。查体:体温36.8℃,皮肤巩膜无黄染,剑突下深压痛,肝脾(-),移动性浊音(-)。CT显示胰腺肿物,免疫学检查肿瘤标志物CA19-9增高。

请分析:该病人主要的应考虑何种疾病? 如何护理?

胰腺癌是消化系统较常见的恶性肿瘤,其发病率有增高趋势。好发年龄40岁以上,男性多于女性。本病早期不易发现,切除率低,预后较差;90%的病人在诊断后1年内死亡,5年生存率仅1%~3%。

【护理评估】

1. **致病因素**　病因尚未确定,可能与吸烟、高蛋白质和高脂肪饮食、糖尿病、慢性胰腺炎、遗传因素等有关。应注意询问病人有无嗜烟情况和相关病史。

2. **病理生理**　胰腺癌组织学类型以导管细胞腺癌最多见,囊腺癌和腺泡细胞癌较少见;多发于胰腺头部,约占 2/3,其次为体尾部。

癌肿以局部淋巴转移及肝转移最为多见。早期淋巴转移多见于胰十二指肠后淋巴结及胰腺上缘淋巴结。胰头癌早期常侵犯胆总管,因此约 80% 的胰头癌的病人具有黄疸;还可以通过胰内淋巴管转移至胆管周围,造成“围管浸润现象”。这种早期经淋巴扩散的方式可能是胰腺癌预后不好的重要原因。

3. **身体状况**　腹痛、黄疸、消瘦是最主要的临床表现。

(1) 上腹饱胀不适和上腹痛:往往是最早出现的症状。胰头癌早期因胰管梗阻,管腔内压力升高,呈上腹饱胀不适或上腹痛,并向腰背部放射。而胰体、尾部癌出现腹痛症状往往已属晚期。晚期病人呈持续性腹痛,并出现腰背痛,腹痛多剧烈,影响睡眠和饮食。

(2) 黄疸:是胰头癌病人特征性表现,出现的早晚与癌肿在胰头的部位有关,一般呈进行性加重,但不是早期症状。常伴随尿液呈红茶色,粪呈白陶土色,出现皮肤瘙痒。肝和胆囊因胆汁淤积而肿大,胆囊常可触及。

(3) 消瘦和乏力:病初即可出现明显的消瘦和乏力,同时可伴有贫血、低蛋白血症及营养不良症状,晚期将出现恶病质。

(4) 消化道症状:如上腹饱胀、食欲缺乏、消化不良,可出现腹泻。部分病人可有恶心、呕吐。晚期肿瘤浸及十二指肠可致呕血或黑粪。

(5) 腹部肿块:属晚期体征,肿块位于上腹部,形态不规则,大小不一,质硬、固定,可伴有压痛。

重点提示

进行性黄疸是胰头癌病人特征性表现,但非最早出现的症状。

4. **心理-社会状况**　病人常有疼痛,特别在夜间为重,严重影响病人的睡眠,易产生焦虑、悲观等情绪;很难接受诊断,常会出现否认、畏惧或愤怒情绪,甚至拒绝接受治疗。

5. **辅助检查**

(1) 实验室检查:可有血清碱性磷酸酶增高;血清胆红素进行性增高。免疫学检查可有癌胚抗原(CEA)、胰胚抗原(POA)及糖类抗原(CA19-9)增高。

(2) B 超:是临床上对怀疑胰腺癌的病人进行筛查的首选影像学手段。可发现肿块,胆管、胰管扩张,胆囊肿大,胆管扩张等,同时可以观察有无肝脏及腹腔淋巴结肿大。

(3) CT:是检查胰腺疾病的可靠方法,能较清晰地显示胰腺的形态、肿瘤的位置、肿瘤与邻近血管的关系,以及腹膜后淋巴结转移情况。

(4) 磁共振胆胰管成像(MRCP):能显示胰、胆管梗阻的部位和胰胆管扩张的程度。

(5) ERCP:可了解十二指肠乳头部及胰管、胆管情况,了解阻塞部位和性质。同时,能置入鼻胆管或内支架引流胆汁减轻黄疸。

(6) PTC:可显示胆管的变化,了解胆总管下端狭窄的程度,造影后置管引流能减轻黄疸。

【护理问题】

1. 焦虑 对癌症的诊断、治疗过程及预后的忧虑有关。

2. 疼痛 与胰胆管的梗阻、癌肿侵犯腹膜后神经丛及手术创伤有关。

3. 营养失调：低于机体需要量 与食欲下降、呕吐及癌肿消耗有关。

4. 潜在并发症 出血、感染、血糖调节失控等。

【治疗原则】

手术治疗为首选治疗方法，常采取胰十二指肠切除，消化道重建手术。晚期病人无法行根治性手术时，可行姑息性手术保证消化道通畅。对有黄疸者可行胆-肠内引流术，也可经内镜下放置支架以解除黄疸；对同时伴有十二指肠梗阻者，同时施行胃-空肠吻合术；腹腔神经丛封闭可减轻疼痛。化学治疗和放射治疗可提高手术疗效。

【护理措施】

1. 手术前护理

(1)营养支持：术前给予病人高热量、高蛋白质、高维生素饮食，必要时采取肠外营养支持。术后给予静脉输液，维持水、电解质和酸碱平衡；根据需要适当补给全血、血浆或人血白蛋白等。

(2)控制血糖：部分胰腺癌病人手术前合并糖尿病。遵医嘱用胰岛素将血糖控制在 7.2 ~ 8.9mmol/L，尿糖为(-)~(+)，无酮症酸中毒时考虑安排手术。

(3)做好肠道准备：术前 1 天给流质并口服肠道抗生素，术前晚灌肠，以减少术后腹胀及并发症发生。

(4)对症护理：皮肤瘙痒者，可用止痒药物涂抹，避免指甲抓伤皮肤。疼痛者给予有效镇痛护理。至少在术前 1 周执行保肝治疗措施，手术前要使凝血时间正常，并注意补充维生素 K。

(5)其他：手术前安置胃管，做好其他常规术前准备的护理。

2. 手术后护理

(1)病情观察：术后密切观察体温、呼吸、脉搏、血压，监测尿量、血常规、肝肾功能，注意意识和黄疸的变化，注意监测血糖、尿糖和酮体变化。

(2)营养支持：术后一般禁食 2~3d，静脉补充营养。肠蠕动恢复后，经空肠营养管给予流质滴注进行肠内营养，应延迟经口进食，避免吻合口瘘的发生。术后 1 周可开始经口进食半流饮食，再逐步过渡到正常饮食，根据胰腺功能给予消化酶抑制药或止泻药。

(3)药物护理：术后遵医嘱继续应用抗生素预防感染，以及制酸、抑酶药物减少胰腺分泌。

(4)引流管护理：了解各种引流管的部位和作用，如胃肠减压管、空肠营养管、胆道引流管、胰管引流管、腹腔引流管等。注意妥善固定，观察与记录各种引流管每日引流量和引流液的色泽、性状，警惕胆瘘和胰瘘的发生。腹腔引流管一般放置 5~7d，胃肠减压管一般留至胃肠蠕动恢复，胆管引流管需 2 周左右；胰管引流在 2~3 周可拔除。

(5)并发症的观察与护理：术后可能出现各种并发症发生，如消化道出血、腹腔内出血、胰瘘、胆瘘、继发性糖尿病、切口感染等，注意做好观察和护理。

3. 心理护理 护士应多与病人沟通，了解其真实感受，有针对性地做好心理护理，使病人能配合治疗和护理，取得最好效果。

【健康教育】

40 岁以上者,出现持续性上腹痛、闷胀、食欲缺乏、消瘦,应及时到医院就诊;病人出院后如出现消化不良、腹泻等,多是由于胰腺切除后,剩余胰腺功能不足,适当应用胰酶可减轻症状;出院后按时复诊。

讨论与思考

1. 何为夏柯三联征、雷诺五联征?
2. 简述门静脉高压症的常见病因、护理评估及护理措施。
3. 简述胆道感染病人身体状况评估。
4. 简述急性梗阻性化脓性胆管炎治疗原则。
5. 简述 T 形管引流病人的护理要点。

（陈　琦）

第**19**章

周围血管疾病病人的护理

学习要点

1. 下肢静脉曲张和血栓性脉管炎的主要致病因素。
2. 下肢静脉曲张和血栓性脉管炎的治疗要点。
3. 下肢静脉曲张和血栓性脉管炎的护理措施。

■ 案例分析

病人,男性,35岁。右下肢反复发作静脉炎并伴有间歇性跛行。检查发现患者下肢皮肤干燥、萎缩,稍苍白,足背动脉搏动减弱。患者长期居住北方,有16年吸烟史。

请分析:该病人存在哪些主要护理问题?目前应采取哪些护理措施?

第一节　下肢静脉曲张病人的护理

下肢静脉分深浅两组,浅静脉包括大隐静脉与小隐静脉,深静脉包括胫静脉、腘静脉和股静脉。大隐静脉起自足背静脉网的内侧,经内侧上行至腹股沟韧带下方卵圆窝处汇入股静脉;小隐静脉起自足背静脉网的外侧,经外踝沿小腿后面上行至腘窝处,穿过深筋膜汇入腘静脉。在下肢静脉系统中,借助静脉瓣膜的动力作用及交通支的相互贯通,保证血液由远及近、由浅入深的流动。

下肢静脉曲张是因静脉回流障碍,引起的下肢浅静脉扩张、纡曲的一种血管性疾病。多发生于大隐静脉,其次是小隐静脉,也可以两者并发。根据病因分为原发性和继发性两大类,临床上以原发性多见。

【护理评估】

1. 病因

(1)原发性下肢静脉曲张:主要由下肢浅静脉本身的病变或解剖因素所致。包括:①先天性的静脉壁薄弱、瓣膜发育不良;②长期负重工作或长时间站立,致使下肢静脉回流受阻。

(2)继发性下肢静脉曲张:比较少见,由深静脉本身病变或妊娠、盆腔肿瘤等压迫髂外静脉引起。

重点提示

继发性下肢静脉曲张最常见的病因是深静脉本身的病变。

2. 身体状况　病人早期仅在久站后出现下肢沉重、酸胀，逐步出现浅静脉纡曲、扩张、隆起，少数病人还可能形成局限性静脉窦。静脉曲张主要分布在小腿前内侧，局部皮肤干燥、脱屑、色素沉着、湿疹样改变等，往往继发慢性溃疡和血栓性静脉炎。

3. 辅助检查　为了鉴别下肢静脉曲张的性质，需做下列检查。

（1）深静脉通畅试验（波氏试验，即 Perthes 试验）：病人站立，在大腿上 1/3 处绑扎止血带阻断浅静脉，然后嘱病人用力踢腿 20 次，或反复下蹲 10～20 次，观察静脉曲张程度的变化。若静脉曲张空虚萎陷或充盈度减轻，则表示深静脉通畅，才能行大隐静脉剥脱术。

（2）大隐静脉瓣膜功能试验（曲氏试验Ⅰ，即 TrendelenburgⅠ试验）：检查时，先让病人平卧，下肢抬高，使下肢静脉排空，在大腿根部扎止血带，压迫大隐静脉，然后让病人站立，立即松开止血带。若曲张静脉自上而下迅速充盈不超过 30s，提示大隐静脉瓣膜功能不全。

（3）交通支瓣膜功能试验（曲氏试验Ⅱ，即 TrendelenburgⅡ试验）：检查时，先让病人平卧，下肢抬高，使下肢静脉排空，在大腿根部扎止血带，压迫大隐静脉，然后让病人站立，不松开止血带。若曲张静脉自下而上在 30s 内迅速充盈，提示交通支静脉瓣膜功能不全。

（4）其他检查方法：下肢静脉压测定、多普勒超声检查等有助于诊断。下肢静脉造影是确诊下肢静脉疾病的最可靠的方法。

【护理问题】

1. 活动无耐力　与下肢静脉曲张致血液淤滞、血流缓慢、血氧含量低有关。

2. 皮肤完整性受损　与局部皮肤营养障碍和并发皮炎、溃疡有关。

3. 潜在并发症　慢性溃疡、血栓性静脉炎、深静脉血栓等。

【治疗原则】

1. 一般治疗　适当休息，抬高患肢，采用弹性绷带包扎或穿弹力袜等措施促进静脉回流，改善症状。适于病变较轻的病人、妊娠期妇女或不能耐受手术者。

2. 硬化剂注射疗法　常用 5% 鱼肝油酸钠局部注射。适用于术后残留病灶、局部复发者。

3. 手术治疗　手术是治疗下肢静脉曲张的根本方法。凡深静脉通畅、无手术禁忌证的病人均可手术治疗，最常用的手术方式是大隐静脉和（或）小隐静脉高位结扎加剥脱术。

重点提示

治疗下肢静脉曲张的根本有效方法是手术疗法，凡深静脉通畅、无手术禁忌证的病人均可手术治疗。

【护理措施】

（一）一般护理

1. 抬高患肢，适当休息，避免久站久坐，促进静脉回流，减少血液淤滞。

2. 指导病人下床活动时绑扎弹性绷带或穿弹力袜。操作时应注意：①先抬高患肢，排空淤血的静脉；②从远心端向近心端螺旋式缠绕绷带；③松紧合适，以缠绕圈内能伸入一个手指为宜;④注意观察肢端皮肤颜色、温度及有无肿胀;⑤弹性绷带或弹力袜应坚持使用。

重点提示

包扎弹性绷带时应从远心端向近心端缠绕,松紧合适。

（二）硬化剂注射疗法的护理

配合医师完成硬化剂注射的准备和操作配合,注射局部用无菌敷料覆盖,观察有无红肿、疼痛等感染征象,注射后加用弹性绷带包扎4～6周。

（三）手术疗法的护理

1. 术前护理除做好常规术前准备外,应特别注意:

（1）适当卧床,抬高患肢,促进静脉回流,减轻水肿,有利于术后切口愈合。

（2）术前严格备皮,淋浴,修剪趾甲,备皮范围为患侧腹股沟手术区及同侧下肢,直达足趾。清洗肛门和会阴部。若术中需植皮,应做好供皮区皮肤准备。

（3）并发小腿慢性溃疡者,应加强换药,局部包覆无菌敷料,避免渗液污染周围皮肤。术前2～3d 用75%乙醇擦拭周围皮肤,每日1～2次,以保持皮肤清洁。

2. 术后护理

（1）一般护理:抬高患肢20°～30°,以利静脉回流。术后24～48h 若无异常情况,应鼓励病人下床行走,以减少深静脉血栓的形成。观察切口有无出血及感染、足背有无水肿及绷带包扎松紧是否合适,弹性绷带加压包扎或穿弹力袜维持2～3周。

（2）并发症的护理:术后常见并发症有局部出血、感染和下肢深静脉血栓形成等,应尽早发现,及时报告医师,协助处理。切口敷料被鲜血渗湿,首先应加压包扎或沙袋压迫止血,必要时手术止血。患肢出现明显肿胀、疼痛应高度怀疑下肢深静脉血栓形成,严禁按摩和压迫患肢,以防止栓子脱落。

重点提示

下肢静脉曲张病人术后应尽早下床活动,以免发生深静脉血栓。

【健康教育】

1. 休息时适当抬高患肢,避免久站或久坐,坐时双膝不宜交叉。指导病人及家属正确使用弹性绷带及弹力袜。

2. 鼓励病人进行适当的运动,增强血管壁弹性,但不宜干重体力活。多饮水,多吃蔬菜水果,预防便秘。不穿过紧的内裤,以免影响静脉回流。

第二节　血栓闭塞性脉管炎病人的护理

血栓闭塞性脉管炎是一种周围血管慢性节段性炎症,也称伯尔格(Burgers)病。主要累及四肢中、小动脉,尤其是下肢。

【护理评估】

1. 病因与病理　血栓闭塞性脉管炎的病因目前尚未完全清楚。一般认为与长期吸烟、男性激素紊乱、寒冷潮湿、血液高凝状态和自身免疫功能紊乱有关。病变早期以血管痉挛为主，逐渐血管内膜增厚并形成血栓，进一步发展导致血管完全闭塞，可因代偿性侧支循环形成暂时得到缓解，病变呈阶段性分布，周期性加重，最终可因失代偿造成肢体远端坏疽或溃疡。

2. 身体状况　起病隐匿，进展缓慢，常呈周期性发作，病人多为 25~45 岁的青壮年男性，绝大多数有吸烟嗜好。根据病程的演变、肢体缺血的程度，依次分为三期。

一期(局部缺血期)：以血管痉挛为主，动脉供血不足。主要表现为间歇性跛行，即病人往往行走一段路程后，小腿或足部肌肉因缺血、缺氧而出现疼痛被迫坐下休息，休息后疼痛很快缓解或消失，继续行走后上述症状又出现。病人自觉患侧肢端麻木、发凉、怕冷，随着病情的发展，逐渐加重。检查患肢皮温稍低，足背动脉和(或)胫后动脉搏动较弱。

二期(营养障碍期)：血管严重痉挛、血管壁明显的增厚及血栓形成。患肢即使在休息状态下仍然因缺血、缺氧而疼痛不止，夜间尤为明显，称为静息痛。病人常屈膝抱足以缓解疼痛，故屈膝抱足为此期病人的典型体位。检查患肢皮温明显降低、苍白或紫斑，皮肤干燥，汗毛脱落，趾甲增厚变形，小腿肌肉萎缩，足背、胫后动脉搏动消失。

三期(组织坏死期)：患肢动脉完全闭塞，肢体远端发生干性坏疽，趾端干枯发黑，并向近端延伸。坏死组织脱落后，形成经久不愈的溃疡，若继发感染，则呈湿性坏疽。

重点提示

血栓闭塞性脉管炎病程依次分为局部缺血期、营养障碍期、组织坏死期，各期的特征性表现有间歇性跛行、静息痛及坏疽。

3. 心理-社会状况　病人往往因为患肢剧烈疼痛，周期性发作，劳动力明显下降等产生焦虑。对本病可能引起患肢残疾产生悲观、绝望，从而对生活、治疗失去信心。

4. 辅助检查

(1)一般检查：判断有无供血不足。①监测双侧肢体对应部位皮肤温度，相差 2℃ 以上有诊断意义。②肢体抬高试验：病人平卧，患肢抬高 45°，维持 3min 后足部皮肤呈苍白或蜡黄，自觉疼痛麻木；让病人坐起，下肢自然下垂床沿，足部皮肤变潮红或发绀，即为阳性，说明下肢供血明显不足。

(2)特殊检查：多普勒超声波检查、动脉造影可确定病变血管及侧支循环的情况。

重点提示

双侧皮温对应部位相差 2℃ 以上可判定有供血不足。

【护理问题】

1. 疼痛　与患肢缺血、组织坏死有关。

2. 皮肤完整性受损　与患肢远端供血不足、组织缺血缺氧有关。

3. 活动无耐力　与患肢供血不足有关。

4. 焦虑　与患肢剧烈疼痛、久治不愈、肢体残疾有关。

5. 潜在并发症　慢性溃疡、感染、坏疽等。

【治疗原则】

1. 非手术治疗 常采用中西医结合方法,解除血管痉挛,促进侧支循环建立,改善局部缺氧,防止局部感染,尽可能保全肢体,减少伤残程度。

2. 手术治疗 常用的手术方式有腰交感神经切断术、动脉重建术、带蒂大网膜移植术等,能一定程度地促使侧支循环的建立、重建动脉通道,改善血供情况。对组织坏死已有明确界限者,应做截肢(趾、指)术。

【护理措施】

(一)非手术疗法的护理

1. 绝对戒烟,注意保暖。每日用温水清洗患肢,保持患肢清洁、干燥,但不能热敷和热疗,以免组织需氧量增加而加重缺氧。保护患肢,避免外伤。

2. 观察与记录患肢颜色、感觉和动脉搏动情况,监测皮温,两侧对照,以观察疗效。

3. 指导病人做 Burgers 运动,以促进侧支循环的建立。方法是:病人平卧,抬高患肢45°,维持2~3min,然后双足下垂床边2~3min,再将患肢平放2~3min,同时进行踝部和足趾运动,如此反复锻炼5遍,每日3~4次。

4. 遵医嘱使用右旋糖酐-40、血管扩张药及中医中药等,注意观察药物的疗效。必要时采用高压氧舱疗法,改善组织缺氧。对疼痛剧烈者,应使用镇痛药物,但应避免麻醉性镇痛药的滥用,以免成瘾。明显感染者,应使用抗生素。

5. 合并皮肤溃疡或坏死的病人应适当卧床休息,避免受压,加强创面换药,必要时可用抗生素药液进行湿敷。已坏疽的部位,应保持干燥,每天用75%乙醇消毒。

> **重点提示**
> 血栓闭塞性脉管炎病人主要从绝对戒烟、患肢保暖、坚持进行锻炼、使用镇痛药物及指导用药等方面进行护理。

(二)手术治疗护理

1. 按常规行术前准备,需植皮者,做好植皮区和供皮区的皮肤准备。

2. 术后护理

(1)体位:静脉疾病术后抬高患肢30°,动脉疾病术后平置患肢,卧床制动1~2周。卧床期间鼓励病人进行足背伸曲活动,以利小腿静脉回流。

(2)病情观察:密切观察生命体征及切口渗血情况,尤其注意观察患肢远端的皮肤温度、色泽、感觉和脉搏强度以判断血管通畅的情况。

(3)切口护理:保持切口敷料清洁干燥,避免感染。一旦有感染征象,及时联系医师,尽早处理。

(三)心理护理

关心体贴病人,耐心做好病人的思想工作,使其情绪稳定,树立信心,配合治疗和护理。

> **重点提示**
> 血栓闭塞性脉管炎术后病人的病情观察重点是患肢的皮温、颜色、感觉及脉搏搏动情况。

【健康教育】

1. 介绍吸烟与本病的关系,使病人主动戒烟。

2. 指导病人正确着装。衣裤、鞋袜足够保暖,稍宽大、柔软,避免在寒冷中暴露肢体。

3. 坚持做伯尔格(Burgers)锻炼,但合并溃疡或坏疽的病人应制动休息。

讨论与思考

1. 病人,男性,55 岁,左下肢久站后酸痛、轻度肿胀 3 年。检查发现左下肢足靴区皮肤萎缩、毛发脱落、色素沉着,大隐静脉迂曲扩张。请分析该病人存在哪些主要的护理问题? 非手术疗法的护理要点有哪些?

2. 血栓性闭塞性脉管炎病人的患肢为何不能进行热敷? 如何对患肢进行护理?

3. Burgers 运动有何临床意义? 如何指导病人练习?

(张燕凤)

第20章

泌尿系统疾病病人的护理

第一节　常见症状及诊疗操作的护理

一、解　剖　生　理

泌尿系统主要由肾、输尿管、膀胱、尿道组成。肾为实质性器官,左、右各一,位于腹膜后脊柱两侧的脂肪囊中,右肾位置略低于左肾。每个肾由 100 万~150 万个肾单位组成,是肾的基本结构单位和功能单位,由肾小球和肾小管组成,是尿液形成的结构基础。肾的血供主要来自肾动脉和肾副动脉。肾的静脉主要有肾静脉横行汇入下腔静脉。肾的神经支配起于交感神经和副交感神经。肾的主要生理功能是通过肾小球的滤过和肾小管、集合管的重吸收与分泌生成尿液并排出体内的代谢产物,调节机体水、电解质、酸碱的平衡,从而维持机体内环境的稳定。

输尿管是一对细长的肌性管道,起于肾盂,止于并开口于膀胱,全长 25~30cm。输尿管全长粗细不等,有 3 个生理狭窄,分别位于输尿管的起始部、跨越髂血管处、膀胱壁内,是结石易滞留之处。输尿管可作有节律的蠕动,将尿液引流入膀胱。

膀胱为贮存尿液的肌性囊状器官,有较大的伸缩性,其形态、大小、位置和壁的厚度随尿液充盈程度而异,正常成人平均容量为 300~500ml。膀胱具有贮存尿液和排出尿液的功能。

尿道是膀胱通到体外的排尿管道。男性尿道兼有排尿和排精功能,起始于膀胱的尿道内口,终于尿道外口,由尿生殖膈分为前尿道和后尿道,前尿道包括球部和阴茎部,后尿道包括前列腺部和膜部。尿道全程有尿道内口、尿道膜部、尿道外口三处狭窄,是尿路结石最易滞留处。女性尿道起于尿道内口,以尿道外口开口于阴道前庭,由于女性尿道宽、短、直,后方又邻近肛门等原因,因而易患尿路逆行感染。

二、常见症状

(一)排尿异常

1. 尿频、尿急、尿痛　正常成人每天排尿次数因年龄、饮水量、个人习惯和气候不同,一般排尿白天 4~6 次,夜间 0~1 次。排尿次数明显增多,称为尿频;有尿意就要迫不及待地排出、难以自控,称为尿急;排尿过程中伴有疼痛,称为尿痛。多数泌尿系统常见疾病会引起尿频。尿频、尿急、尿痛三者常同时存在,称膀胱刺激征或尿路刺激征,多见于泌尿系统下尿路炎症。

2. 排尿困难　指排尿延迟、费力、排尿时间延长、尿线变细甚至呈点滴状,尿液不能顺畅排出。一般由膀胱以下尿路梗阻引起,多见于泌尿道结石、前列腺增生等。

3. 尿流中断　排尿过程中突然出现尿流中断同时伴有疼痛,常见于膀胱结石。

4. 尿潴留　指膀胱内充满尿液但不能自行排出。分为急性与慢性两类,急性尿潴留常见于下尿路梗阻或腹部、会阴部手术后膀胱逼尿肌功能暂时丧失;慢性尿潴留见于膀胱颈以下尿路不完全性梗阻或神经源性膀胱所致,起病缓慢,常表现为排尿困难,有时出现充溢性尿失禁。

5. 尿失禁　指尿液不受控制而自行流出。包括 4 种类型。

(1)真性尿失禁:又称完全性尿失禁,指尿液持续从尿道流出,膀胱内无尿。常因外伤、手术、先天性疾病引起的膀胱颈和尿道括约肌受损、功能障碍。

(2)压力性尿失禁:指腹内压突然增加时,尿液不自主地一过性流出,如大笑、喷嚏、咳嗽、用力时,常见于多产的经产妇。

(3)充盈性尿失禁:膀胱过度充盈,当膀胱内压高于尿道阻力时,尿液不断溢出,多发生于慢性尿潴留后期。

(4)急迫性尿失禁:严重尿频、尿急而导致排尿不受意识控制,常发生于严重膀胱炎。

6. 尿瘘　指尿液从尿道外的其他途径排出,由外伤或先天畸形等引起。

(二)尿液异常

1. 尿量　正常人 24h 尿量为 1000~2000ml,每日尿量少于 100 ml 为无尿,少于 400 ml 为少尿。无尿或少尿是由肾排出量减少引起的,可有肾前性、肾性和肾后性因素,但应排除由于输尿管或尿道梗阻引起的无尿或少尿。多尿是病人每日尿量多于一天尿量的正常值,多尿尿量每日可达 3000~5000ml。

2. 血尿　指尿液中含有较多的红细胞。根据尿液中红细胞的多少,可分为镜下血尿和肉眼血尿,常由泌尿系创伤、感染、结石、肿瘤等引起。

(1)镜下血尿:指借助显微镜看到尿液中含有红细胞。一般认为离心尿每高倍显微视野红细胞数超过 3 个具有病理意义。

(2)肉眼血尿:指肉眼见到尿液呈血色或混有血块。一般情况下,1000ml 尿液中混有 1ml 血即呈肉眼血尿。

血尿是泌尿系统疾病重要的症状之一,常是疾病的一个危险信号,但血尿程度与疾病严重程度并不成正比。

临床上常借助尿三杯试验来帮助判断出血部位,即一次不中断排尿,取最初 5~10ml 尿为第 1 杯,排尿终末的 10ml 尿为第 3 杯,中间部分为第 2 杯。根据血尿出现在排尿过程的不同阶段可分为初始血尿、终末血尿和全程血尿。①初始血尿:第 1 杯尿液呈血色或镜检阳性,提示病变在膀胱颈部或尿道;②终末血尿:第 3 杯尿液呈血色或镜检阳性,提示病变在膀胱颈部、三角区或后尿道;③全程血尿:若 3 杯尿液都呈均匀血色或镜检充满大量红细胞,提示病变在膀胱颈以上部位。

3. 脓尿 离心尿每高倍显微视野白细胞超过 5 个以上称为脓尿。肉眼可见尿液浑浊,是泌尿系统化脓感染的主要表现,也可以借助尿三杯试验来帮助判断病变部位。

4. 乳糜尿 是指乳糜或淋巴液进入尿中,使尿液呈乳白色或米汤样。多见于丝虫病。

> **重点提示**
>
> 尿三杯试验有助于判断出血部位。

(三)其他症状

泌尿系统疾病往往还伴有疼痛、肿块等症状。疼痛是泌尿系常见的重要症状,泌尿系实质性脏器病变引起的疼痛发生于病变所在处,而空腔脏器病变常放射到其他部位,往往由泌尿系感染、损伤、肿瘤、结石等引起。肿块也是泌尿外科重要的体征之一,多见于泌尿系肿瘤、肾结核、创伤等。

三、常用诊疗操作及护理

(一)影像学检查及护理

1. 检查方法

(1)尿路 X 线片(KUB):是泌尿系统疾病常规的初检方法,也是诊断泌尿系统结石的首选方法之一。摄片范围包括两侧肾、输尿管和膀胱,摄片前做好充分的肠道准备。

(2)X 线造影检查:包括排泄性尿路造影、逆行肾盂造影、顺行肾盂造影、经皮肾穿刺造影、逆行膀胱尿道造影和肾动脉造影等。造影前应做碘过敏试验。

(3)其他方法:B 超、CT、MRI 等检查方法,简便、无创,在泌尿系统结石、肿瘤及损伤等多种疾病诊断中有特殊重要的作用。

2. 护理措施

(1)X 线检查前常规进行肠道准备,检查前 1d 进食少渣饮食,口服缓泻药排空肠道,减少肠道内积气、积便对 X 线片的影响。检查日晨禁食禁水 6~12h,使尿液浓缩,增加尿路造影剂浓度使显影更加清晰;造影检查后嘱病人多饮水,促进造影剂尽快排出,血管造影检查,还需进行碘过敏试验。操作中应动作轻柔,严格无菌操作,避免损伤。

(2)B 超、CT、MRI 检查前无须特殊准备。B 超检查前保持膀胱充盈,CT 检查若需要强化扫描的病人需做碘过敏试验。

(二)膀胱镜检查及护理

1. 检查方法 膀胱镜检查应在表面麻醉或骶麻下进行,经尿道插入膀胱镜,直接窥查尿道及膀胱内有无病变,钳取可疑组织进行病理检查,钳取异物及结石,借助电灼、冷冻、激光等还能治疗膀胱息肉、炎症、肿瘤等疾病;可进行输尿管插管,也可进行输尿管套石术或安置输尿管支架。目前广泛用于膀胱疾病的诊断和治疗。

2. 禁忌证 尿道狭窄、膀胱容量过小、急性膀胱炎等。

3. 护理措施

(1)检查前准备:向病人介绍相关知识,耐心解释检查的重要性及注意事项,取得病人的主动配合,嘱病人排空膀胱,并清洗会阴。准备好无菌手术包及冲洗液,消毒膀胱镜,检查电源设施,保证能正常使用。

(2)检查中的配合:安置病人于截石位,协助医师消毒铺巾。在检查及诊治过程中,注意观察病人,并随时准备调节膀胱冲洗,及时提供术中所需物品,同时做好术中配合。

(3)检查后护理:观察记录病人有无血尿、疼痛、排尿困难及尿路感染。对于术后留置导尿管的病人做好导尿管的护理;检查后 1~2d,病人可有少量的血尿及轻度排尿困难,嘱病人多饮水,以增加尿量冲刷尿路;每天用消毒棉球擦拭尿道口,女病人应进行会阴冲洗;注意有无并发症发生,若病人出现高热、明显膀胱刺激征、排尿困难及大量血尿应视为异常,及时报告医师,尽早处理。

重点提示

①为了保证 X 线检查的影像更加清晰,检查前病人应做好胃肠道准备工作;②膀胱镜检后病人可能会有短时间的出血、轻度排尿困难,注意观察病人的排尿情况。

(三)膀胱冲洗及护理

膀胱冲洗是利用导尿管或耻骨上膀胱造瘘管,将冲洗液灌入到膀胱内,再利用虹吸原理将灌入的液体引流出来的方法。常用方法有密闭式冲洗法和开放式冲洗法。

1. 目的　①清洗膀胱,保持尿液引流通畅;②清除膀胱内的血凝块、黏液、细菌等异物,预防感染的发生;③治疗某些膀胱疾病,如膀胱炎、膀胱肿瘤等;④预防前列腺及膀胱术后血块阻塞泌尿道。

2. 常用冲洗液　有 0.02%呋喃西林、3%硼酸、0.9%氯化钠、0.02%依沙丫啶(雷佛奴尔)等,根据病情需要选用。温冲洗液不会刺激膀胱引起痉挛,因此,膀胱冲洗液的温度在(35.5±1.5)℃最为适宜,但膀胱内出血时宜用冷冲洗液。

3. 冲洗及护理

(1)密闭式冲洗法及护理。①冲洗方法(图 20-1):将装有冲洗液的输液袋(瓶)悬挂在床旁输液架上,经输液管下接三腔导尿管或膀胱造瘘管。先从导尿管引流尿液,使膀胱排空,夹闭引流管,开放冲洗管,以每分钟 80 滴左右流入 200~300ml 或病人有尿意时,夹闭冲洗管,开放引流管,将冲洗液放出。如此反复冲洗,每日冲洗 3~4 次。前列腺、膀胱手术后病人,应进行 24h 持续膀胱冲洗。②护理要点:妥善固定各连接处,冲洗液袋(瓶)必须高于病人骨盆 100cm,引流袋(瓶)应低于骨盆 50~60cm。严格无菌操作,防止感染,引流袋一般每天更换。膀胱冲洗期间应观察记录引流液的量、性状、病人有无疼痛或不适等,准确记录冲洗量和排出量。

尿量=排出量-冲洗量

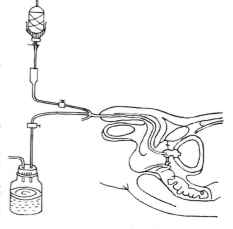

图 20-1　输液瓶式膀胱冲洗

排出量必须大于冲洗量,反之则说明有较多水在体内潴留;冲洗速度根据尿色而定,色深则快、色浅则慢,若尿色深红或逐渐加深,说明有活动性出血,应及时通知医师处理。保持引流通畅,若引流不畅应及时施行高压冲洗或抽吸血块,以免造成膀胱充盈、膀胱痉挛而加重出血。

重点提示

持续膀胱冲洗应妥善固定,保持引流通畅,并根据冲洗液的性状来调节冲洗液的速度及冲洗时间;如滴入药物,需保留 30min;膀胱术后冲洗每次注入量不应超过 50ml。

(2)开放式冲洗法及护理:应用膀胱冲洗器或大容量注射器,每次冲洗时先将留置尿管或膀胱造瘘管的接头分开,远端引流管接头用无菌纱布包好放在一边,导尿管或膀胱造瘘管末端消毒后用无菌纱布托住,将吸有冲洗液的冲洗器(注射器)连接导管,缓慢注入,然后让其自然流出或缓慢吸出,如此反复,直至流出液澄清为止。冲洗结束后,将远端引流管冲洗一次,然后接通导尿管或膀胱造瘘管,继续引流。每日冲洗 2~3 次,每次药液 50~100ml,但膀胱手术后的冲洗量不能超过 50ml。

第二节　泌尿系统损伤病人的护理

案例分析

病人,男性,25 岁。憋尿后,被人踢伤下腹部半小时,下腹剧痛,小便不能自解,体检全腹部明显压痛、反跳痛、肌紧张。注水试验显示出量大于入量。

请分析

1. 该病人拟诊断为什么疾病?
2. 如需确诊还需做哪项检查?
3. 该病人手术后的护理要点有哪些?

泌尿系统损伤包括肾、输尿管、膀胱及尿道的损伤,以男性尿道损伤最多见,其次是肾和膀胱损伤,输尿管损伤最少见。由于泌尿系统受周围组织和器官的保护,通常不易受伤。泌尿系损伤大多是胸、腹、腰部或者骨盆严重损伤的合并伤。泌尿系统损伤基本病理改变有出血、尿外渗及感染,严重时可引起休克。

一、肾　损　伤

肾损伤常是严重多发性损伤的一部分,多见于成年男子。

【护理评估】

1. 病因与病理　肾损伤分为开放性损伤和闭合性损伤。开放性损伤以刀刃、枪弹等锐器直接贯穿所致,常伴有其他组织器官损伤;闭合性损伤以腰腹部撞击、跌打、挤压等钝性暴力所致。临床上以闭合性肾损伤多见。根据损伤程度将肾损伤分为 4 种病理类型(图 20-2)。

(1)肾挫伤:肾被膜、肾盂肾盏完整,肾实质轻微损伤,形成肾瘀斑和(或)包膜下血肿。可有少量血尿,临床常可自愈。

(2)肾部分裂伤:肾实质部分裂伤伴有包膜破裂,血外渗至肾周围形成血肿。通常不需手

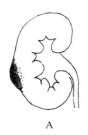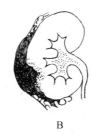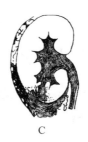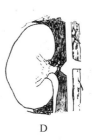

A　　　　　　B　　　　　　C　　　　　　D

图 20-2　肾损伤的类型

A. 肾挫伤;B. 肾部分裂伤;C. 肾全层裂伤;D. 肾蒂损伤

术,积极治疗多可自愈。

(3)肾全层裂伤:从肾包膜至肾盂肾盏黏膜,常引起广泛的肾周血肿,并伴大量血、尿外渗。后果严重,需手术治疗。

(4)肾蒂损伤:较少见。肾蒂血管破裂可引起大出血、休克,常来不及抢救就死亡。

2. 身体状况　肾损伤的表现与损伤程度有关,尤其在合并其他脏器损伤时,肾损伤的症状不易被察觉。

(1)血尿:是肾损伤的主要症状。肾挫伤时血尿轻微,多为镜下血尿;肾部分裂伤一般血尿较轻,但若肾盂肾盏破裂则有明显血尿;肾全层裂伤呈大量肉眼血尿;肾蒂损伤或血凝块堵塞输尿管时血尿多不明显或无血尿,故血尿与损伤程度可不一致。过度活动、继发感染会加重血尿程度。

(2)休克:肾全层裂伤、肾蒂伤或合并其他脏器损伤时,因创伤、强烈精神刺激及大量失血常并发休克,可危及生命。

(3)疼痛:出血或尿外渗使肾包膜张力增加,加上肾周软组织损伤,引起腰腹部疼痛。当血凝块堵塞输尿管时可诱发肾绞痛,若血液、尿液渗入腹腔或者病人合并腹内脏器损伤时,可出现全腹疼痛和腹膜刺激征。

(4)腰腹部肿块:肾周血肿和尿外渗使局部隆起形成肿块,伴有明显触痛和肌紧张。通过腰腹部肿块的大小可以帮助判断出血及尿外渗的变化情况。

(5)发热:外渗的血液和尿液可产生吸收热,若继发感染引起肾周脓肿,病人可出现寒战、高热及全身感染中毒症状。

（**重点提示**）

肾损伤病人的主要表现为血尿、疼痛、肿块,严重病人会有休克发生。

3. 心理-社会状况　肾损伤属于突然意外损伤,病人没有心理准备,缺乏对伤情的认知,损伤后疼痛、血尿的出现,对术后的恢复情况有种种顾虑,加上担忧肾功能的影响及今后的生活质量,常使病人出现焦虑、恐惧、情绪低落。

4. 辅助检查

(1)实验室检查:判断血尿程度及有无尿路感染。尿中有大量红细胞,若血液中血红蛋白及血细胞比容持续降低表明有活动性出血,白细胞计数及中性粒细胞比例增多提示有感染存在。

（2）影像学检查:根据病情轻重,有选择地进行 B 超、CT 及排泄性尿路造影等检查,其中首选 CT,可清晰地显示肾实质裂伤、血肿范围及尿外渗,并可了解与周围组织及其他脏器的关系。若病人血压不稳,或伴有休克,行床旁 B 超检查。

【治疗原则】

1. 紧急处理　伴有休克者应迅速建立静脉通道,必要时做好手术探查的准备。

2. 非手术治疗　若未合并其他脏器损伤,多数肾挫裂伤病人行非手术治疗。绝对卧床休息,病情稳定、血尿消失后病人可离床活动;根据病情选择合适的止血药物,补充血容量,预防和治疗感染。

3. 手术治疗　肾全层裂伤、肾蒂伤、开放性损伤、合并腹腔脏器损伤、非手术治疗无效者等,应尽早手术,根据病情行肾修补、肾部分切除或肾切除术。

【护理问题】

1. 组织灌流量改变　与失血、疼痛、创伤有关。

2. 急性疼痛　与肾损伤、肾周血肿、尿外渗有关。

3. 焦虑　与肾损伤、血尿、担心预后有关。

4. 潜在并发症　感染、休克。

【护理措施】

1. 非手术疗法及术前病人的护理

（1）卧床休息:绝对卧床休息是非手术疗法中最重要的措施,可减少再出血发生。一般卧床 2~4 周,直至血尿消失后 1 周才能下床活动,通常伤后 4~6 周肾挫裂伤才趋于愈合,过早离床活动可能诱发或加重出血。

（2）配合治疗:迅速建立静脉通道,及时输液、输血,维持正常血容量,防治休克。遵医嘱给予止血药、抗生素,必要时使用镇静镇痛药,但诊断未明确时不宜使用镇痛药。

（3）密切观察与监测病情:严密监测生命体征,一般病人每 1~2 小时监测 1 次血压、脉搏、呼吸、神志及全身情况,以便尽早发现休克;休克病人则每 15~30 分钟监测 1 次。特别注意观察尿量、尿色、腰腹部包块的变化及有无腹膜刺激征的出现,监测血、尿常规。出现下列情况者应及时向医师汇报并做好急诊手术前常规准备:①经积极抗休克治疗未见好转;②血尿进行性加重;③腰腹部包块继续扩大;④出现明显的腹膜刺激征;⑤血红蛋白与血细胞比容进行性下降。

重点提示

肾损伤病人的非手术疗法中最重要的是绝对卧床休息,血尿消除后 1 周才能下床活动。

2. 术后病人的护理

（1）生命体征平稳常规取半卧位,肾切除术后需卧床休息 2~3d,肾修补术、肾部分切除术后需卧床休息至少 2 周,以免引起继发性出血。

（2）病情观察主要包括:①生命体征的变化;②伤口的渗血渗液情况以及有无感染出现;③肾周引流液的量与性状;④血尿、尿量情况、肾功能及血、尿常规的监测。

（3）一般禁食 1~2d,有腹膜炎的病人必须待肛门排气后才能逐步进食。早期饮食以流质、半流质为主,鼓励病人多饮水,避免易产气的食物,减轻腹胀的发生。

（4）遵医嘱使用抗生素预防感染，输液，补充水、电解质，维持体液平衡。保持伤口的清洁干燥，及时换药，做好相应引流管道的护理。

3. 心理护理　关心、爱护病人，帮助病人和家属了解治疗疾病的方法，解释手术的重要性，消除病人的顾虑；分析病人产生异常心理的原因，正确引导，减轻病人的不良的心理反应。

【健康教育】

1. 向病人及家属介绍本病的基本知识，嘱病人多饮水，保持足够的尿量，预防尿路感染。

2. 加强营养，提高机体修复能力。

3. 告知病人休息对病情恢复的重要性，注意适当休息，3 个月内避免重体力劳动。忌用对肾有损伤的药物和食物，定期随访复诊。

二、膀　胱　损　伤

膀胱损伤是指膀胱壁受到外力打击时发生破裂，严重时可出现血尿外渗。

【护理评估】

1. 病因及分类　膀胱损伤多发生在充盈时，按损伤后膀胱是否与外界相通分为开放性损伤、闭合性损伤。

（1）开放性损伤：膀胱损伤的部分与体表相通。由刀、刺等锐器或子弹贯通伤所致，合并其他脏器损伤如阴道、直肠时，可形成尿瘘。

（2）闭合性损伤：膀胱损伤的部分与体表不相通。膀胱充盈时，下腹部遭到撞击、挤压等钝性暴力引起；医源性损伤多为闭合性损伤，如下腹部手术、器械检查误伤或难产引起。

2. 病理　膀胱损伤按病理损害程度分为膀胱挫伤和膀胱破裂两种类型。

（1）膀胱挫伤：仅局限于黏膜或肌层损伤，膀胱壁未穿破，局部少量出血或形成血肿，可出现血尿，无尿外渗。

（2）膀胱破裂：分为腹膜外型和腹膜内型。腹膜外型膀胱破裂：常因骨盆骨折刺破膀胱前壁引起，腹膜完整，尿液外渗到膀胱颈周围组织，引起腹膜外盆腔炎或脓肿；腹膜内型膀胱破裂：是膀胱在充盈状态下受到直接暴力撞击引起的，膀胱壁与覆盖的腹膜一并破裂，尿液流入腹腔，引起尿性腹膜炎（图 20-3）。

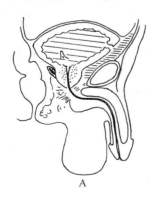 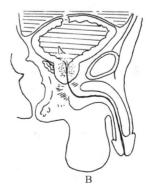

图 20-3　膀胱破裂

A. 腹膜外型膀胱破裂；B. 腹膜内型膀胱破裂

3. 身体状况 根据膀胱损伤的程度及是否合并其他脏器损伤可有不同的表现。

(1)休克:伴有骨盆骨折的病人往往因大出血和剧烈疼痛引起失血性或创伤性休克。膀胱破裂致尿外渗后引起严重感染,可引发感染性休克。

(2)血尿与排尿困难:膀胱轻度挫伤的病人往往仅表现为镜下血尿,损伤重的病人呈肉眼血尿。若血凝块阻塞膀胱出口或者尿道,可伴有排尿困难。膀胱破裂病人由于尿液外漏至腹腔或膀胱周围,膀胱空虚,仅排出少量血尿或有尿意而无尿排出。

(3)腹痛:膀胱挫伤病人仅有下腹疼痛和压痛;腹膜内型膀胱破裂病人因继发明显的腹膜炎,表现为全腹压痛、反跳痛、肌紧张及移动性浊音;腹膜外型膀胱破裂病人出现下腹部疼痛、压痛及肌紧张,直肠指检发现直肠前壁有触痛及肿物。

(4)尿瘘:开放性贯通伤病人,尿液可从体表伤口、直肠、阴道等途径流出,形成尿瘘。闭合性膀胱损伤,尿外渗继发感染后可破溃形成尿瘘。

4. 辅助检查

(1)实验室检查:尿常规可见肉眼血尿,轻度挫伤镜下可见少量红细胞,损伤严重可见满视野红细胞。

(2)膀胱导尿试验:膀胱破裂时,导尿管虽可顺利插入膀胱,但仅引出少量血尿。经导尿管注入生理盐水 200ml,稍待片刻回抽,若抽出液体量明显少于或多于 200ml,提示膀胱破裂。

(3)X 线检查:腹部 X 线片可帮助了解有无骨盆骨折;经导尿管注入造影剂,进行膀胱造影,可显示膀胱破裂的部位和程度,有确诊意义。

重点提示

膀胱导尿试验和膀胱造影检查对膀胱破裂的诊断具有确诊意义。

【治疗原则】
膀胱破裂的治疗原则:尿道改流;充分引流外渗的尿液;尽早修补破裂的膀胱壁。

1. 紧急治疗 严重损伤、出血导致休克者应紧急处理,积极防治休克。

2. 非手术治疗 膀胱挫伤或早期较小的膀胱破裂采用非手术治疗,留置导尿,抗感染,密切观察。

3. 手术治疗 大多数膀胱破裂病人应尽早手术。腹膜内破裂,尽早手术治疗,取下腹正中切口探查腹内情况,清除腹腔内尿液,分层修补腹膜与膀胱,并做耻骨上膀胱造瘘。如为腹膜外破裂,手术时清除外渗尿液,行膀胱修补并做耻骨上膀胱造瘘。

【护理问题】

1. 急性疼痛 与膀胱损伤引起的组织破坏有关。

2. 焦虑 与外伤的表现、担心手术和预后有关。

3. 组织灌流量改变 与膀胱破裂、骨盆骨折等引起的失血、创伤有关。

4. 排尿异常 与膀胱破裂致尿外渗不能正常排尿有关。

【护理措施】

1. 心理护理 主动关心病人,注意观察病人的情绪反应,帮助病人和家属及时了解病情和治疗的必要性,消除其思想顾虑,以取得配合。

2. 非手术疗法的护理

（1）一般护理：生命体征平稳后取半卧位，休克病人安置平卧或中凹卧位。鼓励病人多饮水，进食营养丰富的食物，若有腹痛、腹胀等腹膜炎表现应常规禁食禁饮、胃肠减压。尽快建立静脉通道输液，必要时输血，防治休克。遵医嘱使用止血药、抗生素等。

（2）病情观察与记录：密切观察与记录生命体征、腹部体征、导尿、排尿等情况。如发现病人体温升高、引流的内容物为脓性、血白细胞计数升高，常提示继发感染，及时通知医师，遵医嘱应用抗生素。合并骨盆骨折的病人，应特别注意有无休克发生，如出现休克征象应及时向医师汇报并协助抢救。

（3）留置导尿的护理：膀胱挫伤及早期较小的膀胱破裂，一般留置导尿 1~2 周。留置导尿时，注意保持引流管的通畅；定时清洁消毒尿道口；每周行尿常规化验及尿培养一次。

3. 手术病人的护理

（1）大部分膀胱破裂的病人需要手术治疗，应做好术前常规准备。

（2）术后参照泌尿外科手术后常规护理，此外还应做好耻骨上膀胱造瘘（图 20-4）的护理：①耻骨上膀胱造瘘管接消毒引流瓶，妥善固定，保持引流管通畅。②观察记录引流量与性状，鼓励病人多饮水，冲洗尿路，如有阻塞，可用无菌注射器抽吸或者挤压，仍不通可用无菌生理盐水冲洗。③及时更换瘘口周围敷料，保持皮肤清洁干燥，必要时涂氧化锌软膏保护。④暂时性造瘘一般保留 1~2 周，拔管前试行夹管 1d，能自行通畅排尿才能拔除。对长期造瘘的病人，应定期更换造瘘管，橡胶管每隔 2 周更换，硅胶管每隔 4~6 周更换。

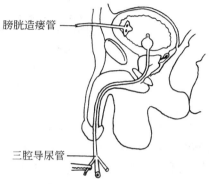

膀胱造瘘管

三腔导尿管

图 20-4　耻骨上膀胱造瘘

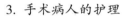**重点提示**

耻骨上膀胱造瘘一般维持 10~14d，注意瘘口皮肤的保护，拔管前应试行夹管。

【健康教育】

1. 介绍本病的基本知识，鼓励多饮水，选择清淡易消化的饮食，保持排便通畅。

2. 解释耻骨上膀胱造瘘的临床意义及注意事项，在引流期间注意保护造瘘管的妥善固定，防止折叠、扭曲及受压。

3. 伴有骨盆骨折的病人要长期卧硬板床并告知病人注意事项。

三、尿 道 损 伤

【护理评估】

尿道损伤常见于男性，青壮年居多，多为闭合性损伤。未及时处理或处理不当，可发生尿道狭窄、尿瘘等并发症。

1. 病因与病理　尿道损伤可分为开放性损伤和闭合性损伤。开放性尿道损伤多因锐器弹片所致，常伴阴囊、阴茎、会阴贯通伤；闭合性尿道损伤由外界钝性暴力或医源性损伤所致，多为挫伤或撕裂伤。男性尿道损伤好发于尿道球部和膜部(图20-5,图20-6),球部损伤多见于骑跨伤,膜部损伤多见于骨盆骨折。

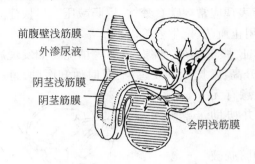

前腹壁浅筋膜
外渗尿液
阴茎浅筋膜
阴茎筋膜
会阴浅筋膜

图 20-5　尿道球部损伤尿外渗

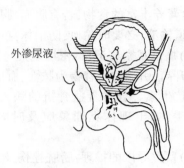

外渗尿液

图 20-6　尿道膜部损伤尿外渗

尿道损伤据病理表现分为以下几种。①尿道挫伤:尿道黏膜或部分尿道海绵体损伤,症状轻微,尿道挫伤仅有局部水肿和少量出血,无排尿障碍;②尿道撕裂伤:除有尿道挫伤的伤情外,尚有阴茎深筋膜损伤,局部症状较明显;③尿道断裂:导致尿道周围血肿及尿外渗,前、后尿道损伤尿外渗范围不同,疼痛剧烈、尿道滴血而不能排尿。

重点提示

前尿道损伤多见于骑跨伤,好发于球部,后尿道损伤多见于骨盆骨折,好发于膜部。

2. 身体状况

(1)休克:较少见,仅少数骨盆骨折所致的后尿道损伤,可因严重创伤、出血而引起休克。

(2)疼痛:尿外渗及出血引起局部周围组织肿胀而疼痛,受伤部位剧痛,可放射至尿道口,排尿时疼痛加重。

(3)血尿与尿潴留:常见尿道外口有血迹或滴血,前尿道损伤可由尿道外口滴血。后尿道损伤,可出现血尿。受肿胀的尿道周围组织压迫,加上疼痛引发的尿道括约肌痉挛,可引起排尿困难,严重者出现急性尿潴留。

(4)尿外渗:前尿道损伤时尿液可渗入会阴浅筋膜和腹壁浅筋膜而延至会阴、阴囊、阴茎和前腹壁,表现为会阴、阴囊处肿胀、青紫或瘀斑。后尿道损伤时耻骨后间隙及膀胱颈周围出现尿外渗,若尿生殖膈撕裂,会蔓延到会阴和阴囊。尿外渗区域可继发感染,坏死、溃烂并引起全身中毒症状。

重点提示

尿道损伤病人的主要表现为血尿、排尿困难、疼痛及尿外渗。

3. 辅助检查

(1)导尿试验:在严格无菌的条件下进行导尿,若能顺利进入膀胱,说明尿道的连续性存在,应留置导尿1周并支撑尿道。如一次插入受阻,不应反复试插。

（2）X 线检查：了解有无骨盆骨折，必要时从尿道口注入造影剂，可确诊损伤部位及尿外渗情况，尿道断裂可有造影剂外渗，尿道挫伤则无外渗现象。

（3）血、尿常规：了解出血及感染情况。

重点提示

确诊尿道损伤最可靠的方法是尿道造影。

【治疗原则】

尿道损伤的处理原则是恢复尿道连续性、解除尿潴留、引流外渗尿液、防止感染和尿道狭窄。

1. 非手术疗法

（1）合并休克者首先应抗休克治疗及早期会阴压迫止血。

（2）能自行排尿者不需插入导尿管，排尿困难但能插入导尿管者，导尿管留置 1～2 周。嘱多饮水，用抗生素，预防感染。

2. 手术疗法　尿道断裂或伴骨盆骨折等复合伤，应尽早手术治疗。

尿道断裂球部即行会阴切开行尿道修补或断端吻合术，留置导尿 2～3 周。后尿道损伤行尿道会师术，休克严重者行高位膀胱造瘘。

【护理问题】

1. 急性疼痛　与创伤及尿外渗有关。

2. 排尿异常　与尿道损伤不能正常排尿有关。

3. 焦虑/恐惧　与病人受伤打击，担心预后有关。

4. 潜在并发症　尿道狭窄、感染、尿瘘等。

【护理措施】

1. 一般护理　无休克发生，一般取半卧位，鼓励多饮水。合并休克病人，建立静脉通道，尽快补充血容量。遵医嘱使用镇静、镇痛药物和抗生素，密切观察记录生命体征、尿外渗情况。做好留置导尿管的护理及耻骨上膀胱造瘘病人的护理。

2. 手术病人做好常规术前准备　参见第 6 章围术期病人护理。

3. 术后护理

（1）饮食护理：术后禁食，待肛门排气后流质饮食，逐渐过渡到普食，饮食要注意营养丰富；嘱病人多饮水，达到自行冲洗的作用。

（2）伤口及引流管的护理：保持手术切口敷料及造瘘口周围皮肤清洁干燥；保持尿管及膀胱造瘘管引流通畅，妥善固定，观察引流液的颜色、性状和量。

（3）预防感染：定时观察体温，了解血、尿白细胞计数的变化，及时发现感染征象；留置尿管者，每日尿道口护理 2 次，保持手术切口清洁、干燥；加强损伤局部的护理，严格无菌操作；根据医嘱使用抗生素，预防感染的发生。

4. 心理护理　尿道损伤病人由于血尿、尿道口滴血、排尿困难容易出现担忧、紧张等负面情绪。主动关心病人及家属，耐心做好解释工作，帮助了解疾病的治疗方法，解除思想顾虑。

【健康教育】

1. 尿道经过缝合，瘢痕收缩易产生尿道狭窄。向病人说明尿道扩张的必要性，使病人坚持定期行尿道扩张,开始每周 1 次,然后隔半个月、1 个月、2 个月、3 个月、6 个月 1 次,待损伤或吻合处瘢痕不再收缩时为止(约需 1 年以上)。

2. 平时多注意排尿时的尿流情况,如发现排尿不畅,尿流变细,提示尿道可能发生狭窄,应及时到医院治疗。

3. 讲解留置尿管及膀胱造瘘管的意义及注意事项,对长期带管者,教会自我护理的方法。

4. 指导患者多饮水,进食营养丰富易消化食物。

重点提示

疑有尿道损伤不宜鼓励病人排尿,试行导尿,若不成功,不能反复操作,以免加重损伤及尿外渗,行耻骨上膀胱穿刺或造瘘。

第三节 泌尿系统结石病人的护理

案例分析

病人,女性,22 岁。突然发生右上腹阵发性绞痛,伴有恶心、呕吐,大汗淋漓,疼痛向会阴和大腿内侧放射,无发热。体检:腹平软,无反跳痛和肌紧张,右肋脊角叩痛。尿液镜检红细胞 10～15 个/HP。既往有类似发作史。

请分析:

1. 该病人存在哪些主要护理问题? 首选哪些辅助检查方法?

2. 若确诊为右肾结石,需要体外震波碎石术,碎石前和碎石后护理措施有哪些?

泌尿系统结石是泌尿外科的常见病之一,又称尿石症,包括肾结石、输尿管结石、膀胱结石和尿道结石。根据结石所在的部位分为上尿路结石和下尿路结石,上尿路结石包括肾、输尿管结石,下尿路结石是指膀胱、尿道结石。临床上上尿路结石发病率明显高于下尿路结石。泌尿系统结石多见于男性,男女发病率比约为 3∶1。常见的结石成分有草酸钙、磷酸钙、磷酸镁铵、尿酸、胱氨酸等。

【护理评估】

(一)发病因素

结石的形成原因与机制目前尚不清楚,一般认为可能是有多种因素共同作用所致。影响尿路结石形成的因素很多,主要包括以下几个方面。

1. 环境因素 ①尿路结石的发生有明显的地区差异,山区、热带、亚热带发生率较高。我国多见于长江以南地区,北方少见。②飞行员、办公室工作人员、长期高温环境下劳作,以及长期饮用硬度过高的水容易引起结石形成。

2. 尿液因素 ①尿液梗阻:是结石形成的重要原因,梗阻致尿液浓缩,使尿中容易形成结石的物质浓度增高,同时使已形成的晶体或颗粒滞留从而形成结石。②尿路异物:尿中线头、组织碎屑、血块等可作为核心吸附晶体物质形成结石。③尿路感染:细菌菌落、感染产物可促进结石形成。④尿 pH 改变:磷酸钙及磷酸镁铵结石易在碱性尿中形成,尿酸结石和胱氨酸结石易在酸性尿中形成。⑤尿中抑制晶体形成和聚集的物质减少:如枸橼酸、焦磷酸盐、酸性黏多糖、镁等。

3. 个体因素　①饮食习惯:长期饮水少、动物蛋白及维生素 D 摄入过多、纤维素摄入过少易发生结石。儿童缺乏动物蛋白,易发生膀胱结石,经常食用菠菜等含草酸高的食物,容易形成草酸结石。②代谢因素:引起血钙及尿钙明显增高的代谢疾病,如甲状旁腺功能亢进症、特发性高钙尿病人、长期卧床的病人,尿钙高,易形成钙盐结石。③家族遗传:结石病者家族的发病率高于非结石者家族。

> **重点提示**
>
> 　原发性膀胱结石好发于 10 岁以下男孩,与营养不良(低动物蛋白)有关;继发性结石来源于肾或输尿管,与营养过剩有关。

(二)病理

尿路结石形成后的病理改变与结石的形态、大小、活动度及所在部位等关系密切,主要表现在局部机械性损害、梗阻和感染。结石可直接损伤黏膜,出现不同程度的血尿,甚至形成溃疡,长期机械性刺激,可能会引发癌变;结石可导致梗阻以上尿路扩张、积水,结石所在部位不同,引起的梗阻的程度和扩张积水的范围也不同,严重者可致肾积水影响患肾功能;结石引起尿路梗阻易并发感染,细菌存在易导致结石增大,增大的结石可加重组织损害、尿路梗阻,增加感染机会,如此恶性循环最后,最后引起严重积水,加重肾功能的减退和丧失。

> **重点提示**
>
> 　结石形成后主要引起泌尿系统直接损伤、梗阻、出血及感染等病理损害。

(三)身体状况

泌尿系结石在肾和膀胱内形成,输尿管结石和尿道结石通常是结石在排出过程中在该处停留所致。

1. 肾、输尿管结石　好发于青壮年男性,主要表现为与活动有关的疼痛和血尿,血尿程度与结石的部位、大小、活动度及有无感染、梗阻等有关。有些病人可长期无自觉症状,直到出现感染、肾积水或做泌尿系 X 线检查时才发现。

(1)疼痛:肾盂内大结石及肾盏结石,由于比较固定或活动度小,可无明显症状或偶有腰腹部钝痛;较小结石的活动度大,易引起平滑肌痉挛或嵌顿输尿管,导致输尿管梗阻,出现肾绞痛。活动或劳动可诱使疼痛发作或加剧。典型肾绞痛表现为腰部或上腹部阵发性剧痛,并沿输尿管向下腹部、会阴部和大腿内侧放射,严重时伴有恶心、呕吐、大汗淋漓、面色苍白,甚至血压下降。发作突然,持续时间不等,呈间歇发作。

(2)血尿:是上尿路结石主要症状之一,疼痛发作时,常伴发血尿,一般表现为镜下血尿,损伤较重时可出现肉眼血尿,体力活动后可加重,主要由于结石移动损伤肾输尿管黏膜引起。

(3)并发症:常见的并发症是梗阻和感染。结石梗阻引起严重的肾积水,可触到增大的肾脏,引起上尿路完全性梗阻时可导致急性无尿、肾功能不全;继发急性肾盂肾炎或肾积脓时,可有发热、畏寒、脓尿、膀胱刺激征。

2. 膀胱结石　主要表现为尿痛、血尿、排尿困难,合并感染时,出现膀胱刺激征、脓尿。疼痛可为下腹部钝痛,亦可为剧痛,常放射至阴茎和阴茎头;常有终末血尿;排尿时结石可随尿流阻塞尿道内口,使排尿突然中断,跳跃或改变体位后又能继续排尿。

3. 尿道结石 主要症状为排尿困难、尿痛,尿流可呈点滴状,甚至造成急性尿潴留,合并感染会引起明显的尿频、尿急、尿痛。前尿道结石可扪及硬结,后尿道结石经直肠指检可扪及。

> **重点提示**
>
> 　　上尿路结石典型表现为肾绞痛及活动后镜下血尿。膀胱结石的典型表现为排尿突然中断,改变体位后又能继续排尿。

(四)心理-社会状况

因疼痛和排尿困难常常引起病人焦虑和烦躁不安,治疗过程中结石反复发作和疗效不佳加重病人心理负担,当面临手术时病人常会出现紧张和担忧的情绪反应。

(五)辅助检查

1. 实验室检查 尿常规检查有无血尿及血尿程度,合并感染时可见脓细胞。尿液生化检查可测定钙、磷、尿酸、草酸及尿 pH 等,有助于结石原因分析,可帮助制定预防措施。

2. 影像学检查 是诊断泌尿系统结石最常用的方法。①X 线检查:90% 以上的结石能在 X 线正、侧位片中发现,可显示结石部位及数量;排泄性尿路造影可显示结石所致的尿路形态及有无结石形成的局部因素;逆行肾盂造影仅适用于其他方法不能确诊时,可发现 X 线不显影的结石。②B 超:能发现 X 线片不能显示的小结石和透 X 线结石,同时能显示肾结构改变和肾积水等。由于简便、快速及能动态观察结石情况,所以目前基本上作为诊断结石的首选检查及临床普查方法。

3. 输尿管肾镜、膀胱镜检查 适用于其他方法不能确诊或同时需要治疗的上尿路结石,可直接观察到结石,同时可以行钳夹取石。

> **重点提示**
>
> 　　诊断泌尿系统结石的首选腹部 X 线片或 B 超。尿酸结石和胱氨酸结石在 X 线片中不显影。

【护理问题】

1. 急性疼痛 与尿路梗阻、感染及结石移动引起的组织损伤有关。

2. 排尿异常 与尿路梗阻、感染有关。

3. 知识缺乏 缺乏预防和治疗尿路结石的相关知识。

4. 潜在并发症 感染、尿潴留、肾功能不全等。

【治疗原则】

1. 非手术治疗 适用于结石直径<0.6cm 的光滑结石、无尿路梗阻、无尿路感染的上尿路结石病人及直径较小的膀胱及尿道结石病人。一般包括:解痉镇痛,大量饮水,调整饮食结构,服用药物调节尿液 pH,经常做跳跃运动,中西医药物排石、溶石及控制感染等综合治疗措施。

2. 体外冲击波碎石(ESWL) 最适宜于结石直径<2.5cm,结石以下输尿管通畅、肾功能

良好、未出现感染的病人。在 X 线或 B 超定位下,将冲击波聚焦后作用于结石,使之粉碎,然后随尿流排出。根据情况可重复碎石,但间隔时间不得小于 7d。结石所在部位以下的输尿管梗阻的、急性尿路感染、出血性疾病、严重心脑血管病、妊娠者禁用。

3. **手术治疗**　适用于较大的结石及非手术治疗无效或并发泌尿道梗阻、感染及肾功能损害的病人,手术方式分为 2 大类。

(1)非开放手术:即在内镜下进行腔内手术,具有创伤小、恢复快的优点,目前应用广泛。①上尿路结石:一般采用输尿管肾镜、经皮肾镜或腹腔镜输尿管取石或碎石。②下尿路结石:经膀胱镜机械取石或碎石,较大的结石可借助超声、激光、气压弹道等方法碎石;前尿道结石可通过注入无菌液状石蜡后,轻轻推挤,钩取或钳出,后尿道结石借助尿道探条推送至膀胱后按膀胱结石处理。

(2)开放手术:适用于结石远端梗阻、结石嵌顿紧密、既往治疗失败、病肾无功能等尿路结石病人。手术方式有输尿管切开取石术、肾窦肾盂切开取石术、肾实质切开取石术、肾切除术、耻骨上膀胱切开取石等。

> **重点提示**
>
> 　　泌尿系结石的一般治疗要点包括解痉镇痛、大量饮水、适当运动、调整饮食结构及尿 pH,再结合中西医药物溶石、排石治疗。

【护理措施】

(一)非手术治疗的护理

1. **缓解疼痛**　密切观察疼痛部位,程度、性质、伴随症状等。可采用分散注意力等非药物方法缓解,疼痛剧烈的病人,安置舒适的体位,卧床休息,遵医嘱给予解痉镇痛药物(如阿托品、哌替啶等),也可以配合针刺镇痛,指导进行深呼吸或局部热敷减轻疼痛。

2. **促进排石**　嘱病人多饮水,保证每日饮水量 3000ml 以上,维持每日尿量 2000～3000 ml。大量饮水可对尿路有冲刷作用,有助于排石,对合并感染的病人有利于感染的控制。指导病人适当运动,如跳绳、跳跃等,有助于结石下移排出。

3. **药物护理**　遵医嘱使用抗生素、利尿药、排石及溶石药物,注意观察疗效。根据结石成分和尿 pH 的测定,遵医嘱口服枸橼酸钾、碳酸氢钠等碱化尿液,可防治与尿酸和胱氨酸相关的结石;口服氯化铵酸化尿液可防治磷酸钙及磷酸镁铵结石。

4. **观察排石效果**　观察记录尿液的颜色、性状、量和排尿情况。嘱病人排尿于金属盆或玻璃盆中,便于观察结石排出情况。如有结石排出,用纱布或过滤网过滤尿液,通过化验分析其成分有助于指导病人的饮食结构和调整尿 pH。

5. **饮食指导**　根据结石成分,对病人进行饮食指导,避免大量摄入动物蛋白、精制糖和动物脂肪。草酸盐结石病人应少食菠菜、番茄、芦笋、马铃薯等高草酸的食物;尿酸盐结石病人应少食动物内脏、花生、豆类等嘌呤比较丰富的食物;含钙结石病人应限制牛奶、巧克力、坚果等高钙食物,磷酸盐结石宜低磷低钙食物。

重点提示

尿路结石病人应保证每日 3000ml 以上的饮水量及每日 2000~3000ml 的尿量,同时应根据结石成分对病人的饮食及尿 pH 进行调整,以防止结石的复发。

(二)体外冲击波碎石(ESWL)病人的护理

1. 碎石前病人的准备

(1)心理准备:向病人介绍碎石的作用原理、方法等,讲明碎石中会产生噪声,以解除病人的种种疑虑;强调碎石中保持固定体位的重要性,争取病人的主动配合。

(2)排除禁忌:治疗前要做 B 超、造影、心电图、血尿常规、出凝血时间及肝肾功能等检查,做尿培养排除泌尿系感染,排除碎石禁忌证。有凝血功能障碍、泌尿系感染、全身性疾病的病人不宜进行该项治疗。

(3)胃肠道准备:碎石前 3d 禁食易产气的食物,碎石前 1d 晚服用缓泻药或盐水灌肠,碎石当天早晨禁食或少食,以减少肠腔粪团和气体对术中定位的影响,从而影响碎石效果。

(4)膀胱充盈:碎石前保证膀胱适度充盈,有利于结石超声定位。

2. 碎石后病人的护理

(1)病情观察:记录生命体征,观察尿液颜色、量及性状,注意尿流是否通畅及碎石沉渣的排出情况,收集尿中排出的碎石,送检行结石成分分析。碎石后可出现暂时性的肉眼血尿,一般不需特殊处理;若发生肾绞痛,遵医嘱给予解痉镇痛药,常可缓解;如果出现发热等感染表现,遵医嘱选择敏感度比较高的抗生素控制感染。

(2)饮食护理:根据病人情况选择清淡易消化的饮食,注意多饮水,以增加尿量,大量尿液可促进结石排出。

(3)适当活动与体位排石:碎石后病人一般在 24h 后开始运动,体质好的病人鼓励其跳绳、爬楼梯、跑步等活动,老年、心肺功能较差的病人可散步。运动宜在饮水 30min 后进行,因这段时间尿量最多,便于排石。肾下盏结石碎石后可采用头低位,并叩击背部加速排石。较大肾结石碎石后,因短时间内大量碎石突然填充输尿管易发生堵塞、继发感染,严重者可引起肾功能障碍,因此,碎石后应采用患侧卧位,适当卧床休息,放缓结石排出的速度,防止"石街"拥挤现象发生。

重点提示

体外冲击波碎石术后病人可能会引起血尿、排尿困难及肾绞痛,应注意观察排尿情况及尿液情况。

(三)手术治疗病人的护理

1. 术前病人的护理　同非手术治疗的护理和常规腹部手术前准备。

2. 术后病人的护理

(1)病情观察:密切观察及记录生命体征、尿液情况,尤其注意尿液量、颜色以及呼吸情况的观察。如尿量少于 30ml/h,应警惕有无肾衰竭发生;如出现气促、胸闷、呼吸困难要考虑是否并发血气胸;尿液鲜红或血色进行性加深,应考虑术后出血。出现上述并发症应及时向医师汇报并协助处理。

（2）体位与饮食：上尿路结石术后侧卧位或半卧位，以利用引流；肾实质切开者，应卧床 2 周，减少出血；膀胱镜碎石术后适当变换体位，促进结石排出。肠蠕动恢复后即可进饮食，鼓励病人多饮水，保证每天饮水量在 3000~4000ml，保持尿流通畅。

（3）做好各种引流管的护理：泌尿系结石病人术后常需安置的导管有肾周引流管、肾盂造瘘管、输尿管支架引流管、气囊导尿管、膀胱造瘘管等，护士必须了解各种引流管的安放部位及引流目的，做好常规护理。其中肾盂造瘘管引流不畅需要冲洗时，每次液量不得超过 5ml，注入时压力要低，病人有腰部胀感时，即应停止冲洗；导管留置 10d 以上，拔管前需夹管观察 2~3d，并经造瘘管行肾盂造影，保证尿路通畅时，才可拔管；拔管后造瘘口覆盖无菌敷料，嘱病人健侧卧位，以防漏尿。

> **重点提示**
>
> 　肾盂造瘘引流不必常规冲洗，若有阻塞，应在严格无菌操作下小量低压冲洗。

【健康教育】

1. 鼓励病人多饮水，忌饮浓茶，保持每天饮水量在 3000ml 以上，稀释尿液，减少尿中晶体沉积，延缓结石增长的速度并预防结石的复发，尤其在睡前及夜间饮水，效果会更好。不要饮用硬度过高的水，高温环境下作业的人应增加饮水量。

2. 长期卧床的病人，应多饮水，适当进行床上活动，减少骨质脱钙，降低尿钙排出。

3. 根据结石成分合理安排饮食，遵医嘱口服药物调整尿液 pH，预防结石复发。患有本病的病人饮食中宜清淡、低蛋白、低脂肪为主，饮食应多样化，多食富含营养和维生素的食物，如新鲜的蔬菜和水果。

4. 向病人及家属讲解泌尿系结石的相关知识，定期行尿液化验，X 线或 B 超检查。观察有无复发，残余结石情况。若出现腰痛，血尿等症状及时就医。并告知定期复查和随访。

第四节　良性前列腺增生病人的护理

> **案例分析**
>
> 　病人，男性，75 岁。尿频、排尿困难已 10 多年。昨日饮酒后 2h 不能自行排尿而入院。临床诊断良性前列腺增生。
>
> 　请分析：
>
> 　1. 首先该怎样处理病人？
>
> 　2. 病人拟行尿道前列腺切除术（TURP），术前准备和护理的重点是什么？

良性前列腺增生简称前列腺增生，是老年男性常见病，是引起男性老年人排尿障碍中最为常见的一种疾病。

【护理评估】

1. 病因与病理　发病原因还不完全清楚，目前大家公认前列腺增生主要与老龄和有功能的睾丸两大因素有关。男性35岁后前列腺开始出现不同程度的增生,多在50岁后才出现临床症状。随着年龄增长,睾酮、双氢睾酮及雌激素水平的改变和失去平衡是前列腺增生的重要病因。

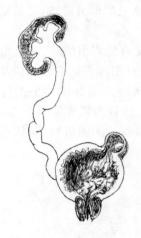

图 20-7　前列腺增生的病理演变

增大的前列腺挤压尿道,使尿道弯曲、伸长、受压,随着长期膀胱出口梗阻,引起排尿阻力增加,膀胱逼尿肌代偿性肥厚,膀胱容积缩小,膀胱内压增加;逼尿肌失代偿后,不能排空膀胱,出现残余尿量,尿液潴留,易继发膀胱憩室、感染和结石,后期可引起肾积水、肾功能损害等(图 20-7)。

2. 身体状况　前列腺增生的表现与前列腺本身的大小不成正比,主要取决于梗阻的程度以及是否合并感染等。

(1)尿频:病人最常见的早期症状,尤其是夜尿次数增多。主要是增生前列腺局部充血刺激引起,随着病情发展,膀胱有效容积逐渐缩小,尿频逐渐加重,但每次尿量不多。

(2)排尿困难:进行性排尿困难是病人最重要的症状。典型表现为排尿迟缓、射程缩短、尿线细而无力,排尿费力呈滴沥状。

(3)尿潴留:梗阻加重到一定程度,膀胱残余尿增多,长期发展可导致膀胱收缩无力,发生慢性尿潴留或充溢性尿失禁。前列腺增生的任何阶段,都可因受凉、劳累、饮酒、便秘等诱因使前列腺充血、水肿,引起急性尿潴留。

(4)其他表现:前列腺增生因局部充血,静脉破裂发生无痛性血尿,合并感染或结石时,可有尿急、尿痛等膀胱刺激症状。梗阻后期可继发肾积水,甚至出现慢性肾衰竭。长期用力排尿,腹内压增加,可继发痔、腹股沟疝等。

重点提示

前列腺增生病人的最早表现为尿频,典型表现为进行性排尿困难。

---

3. 辅助检查

(1)直肠指诊:可触及增大的前列腺并初步判断前列腺的大小及性质。简单、方便,往往作为首选的检查方法。

(2)B超:可经腹壁、尿道或直肠进行,测量前列腺体积、膀胱残余尿量,有无继发的结石等。如残余尿>50ml,则提示膀胱逼尿肌已失代偿,应手术治疗。

(3)尿流动力学检查:可确定前列腺增生病人梗阻的程度。若最大尿流率<15ml/s,表示排尿不畅;如最大尿流率<10ml/s,提示梗阻较严重,是判断是否手术的指征之一。评估最大尿流率时,排尿量必须大于 150 ml。

重点提示

诊断良性前列腺增生首选直肠指检。

【护理问题】

1. 排尿异常　与膀胱出口梗阻、逼尿肌损害等有关。

2. 焦虑　与角色地位受到威胁、担忧手术及预后有关。

3. 潜在并发症　出血、感染。

【治疗原则】

1. 非手术治疗　前列腺增生无临床症状的病人,不需要特殊治疗,但需注意观察。梗阻较轻的病人一般采用药物治疗,常用药物有α受体阻滞药、5α还原酶抑制药;梗阻较重而又不宜手术的病人,可采取激光、高温治疗或经尿道球囊扩张术、前列腺尿道支架网等姑息性手术。并发急性尿潴留的病人应及时导尿或行耻骨上膀胱造瘘术。

2. 手术治疗　前列腺切除术是前列腺增生病人的理想治疗方法。手术方式包括经尿道前列腺切除术(TURP)、耻骨上经膀胱前列腺切除术、耻骨后前列腺切除术等。手术指征:①膀胱残余尿>50ml;②反复出现急性尿潴留;③并发膀胱憩室、结石或反复泌尿系统感染;④心肺功能正常可耐受手术。

重点提示

膀胱残余尿>50ml,最大尿流率<10ml/s,均为手术指征。

【护理措施】

(一)非手术疗法病人的护理

1. 紧急处理　并发急性尿潴留的病人,应及时导尿,必要时配合医师行耻骨上膀胱造瘘,并做好相应护理。

2. 一般护理　嘱病人多饮水,多吃新鲜的蔬菜和水果、粗纤维食物,保持排便通畅,防止便秘。忌饮酒及辛辣食物,注意保暖,防止受凉感冒。

3. 遵医嘱用药　遵医嘱指导病人用药,并注意观察用药后尿频及排尿困难是否有改善。目前治疗前列腺增生的药物大致可分为3大类:5α还原酶抑制药、α受体阻滞药和植物药。

(1)5α还原酶抑制药(如保列治)可以使前列腺缩小,改善排尿功能,但服用时间长,应告知病人坚持服药。

(2)特拉唑嗪、阿夫唑嗪等α受体阻滞药能减轻尿道阻力,但易引起眩晕及低血压。服药期间注意观察血压,避免血压过低引起头晕、心悸等,一旦出现低血压立即坐下或平卧,坐位或卧位起立时应缓慢进行,避免驾驶车辆和参加危险性的工作。

(3)植物药,如普适泰、通尿灵、前列通等,具有解痛、消炎的作用。

(二)手术治疗病人的护理

1. 术前护理　做好病人的一般护理,鼓励病人适当运动,练习深呼吸及有效咳嗽。完成术前有关脏器功能的检查,评估病人的手术耐受力,纠正不良状态,做好充分的术前准备。

2. 术后护理

(1)病情观察与记录:严密观察及记录生命体征、尿量、尿色及排尿情况。注意观察有无出血、感染、引流是否通畅、引流量及性状和心肺功能情况。若出现出血、抽搐、昏迷等并发症时,及时通知医生。

(2)一般护理:术后平卧,6h后若无特殊情况取半卧位,术后1周逐渐离床活动,鼓励病人适当床上活动,翻身、咳嗽、排痰,防止肺部感染。术后常规禁食禁饮,1~2d肛门排气,逐步进食,注意多饮水、多吃粗纤维饮食,保持排便通畅。术后1周内禁止肛管排气或灌肠,以免诱发出血。妥善固定各种引流管,保持伤口清洁干燥和引流通畅。

（3）缓解疼痛：术后病人常常伴有膀胱痉挛，引起阵发性剧痛，诱发出血。应嘱病人做深呼吸，放松腹部肌肉，缓解疼痛，遵医嘱定时注射解痉药及小剂量吗啡镇痛，也可采用自控镇痛泵或膀胱冲洗时注入药物缓解痉挛。

（4）控制出血：手术后最初几天通常会出现血尿，起初颜色较红，逐渐变浅、消失，除应用止血药外，需用三腔气囊导尿管压迫止血，手术后 6~10d 可能会因为组织坏死、用力排便或久坐等再次引发出血，所以导尿管一般留置 8~10d。具体操作方法：将 30~50ml 生理盐水注入气囊内，导尿管固定在大腿内侧并稍加牵引，使水囊恰好压迫前列腺窝的部位，一般持续牵引压迫 8~10h，告知病人不可随意移开，直至解除牵引为止。

（5）TUR 综合征：行 TURP 的病人因术中大量的冲洗液被吸收可能会引起血容量急剧增加，出现稀释性低钠血症，病人可在几小时内出现恶心、呕吐、烦躁、抽搐、昏迷，严重者可出现脑水肿、肺水肿、心力衰竭等，称为 TUR 综合征。术后应加强观察，一旦出现，遵医嘱给予利尿药、脱水药，减慢输液速度，对症处理。

（6）预防感染：术后病人由于留置导尿较长及手术后免疫力低下，易发生尿路感染。应做好留置导尿的护理及无菌操作，尤其注意观察尿道口有无红肿及脓性分泌物，每日用消毒棉球擦拭尿道外口 2 次。遵医嘱早期应用抗生素。

重点提示

前列腺摘除术后应卧床休息，并安置气囊导尿管压迫止血，保持持续膀胱冲洗，防止血块阻塞尿道引起尿潴留。

【健康教育】

1. 介绍有关疾病知识及用药注意事项，坚持用药，观察用药后的排尿情况，定期检查及随访。适当休息，避免受凉、劳累，不宜饮酒及食用辛辣食物，以免诱发急性尿潴留。

2. 保持大小便通畅，多饮水、多食粗纤维饮食，勤排尿、不憋尿，保护膀胱的功能。如果出现便秘，避免用力排便，可使用缓泻药。

3. 指导术后病人进行肛提肌锻炼，以尽快恢复尿道括约肌功能。其方法是：吸气时缩肛不少于 3s，呼气时放松肛门括约肌 10s 左右，每次连续做 10 个回合，每日 5~10 次。术后 1~2 个月避免剧烈活动，如提重物、骑自行车、性生活等，防止继发性出血。

4. TURP 病人术后可能发生尿道狭窄。术后若尿线逐渐变细，甚至出现排尿困难，应及时到医院检查及处理。有狭窄者，定期行尿道扩张。

第五节　泌尿系统肿瘤病人的护理

泌尿系统肿瘤大多数属恶性肿瘤，好发年龄为 50~60 岁男性，最常见的是膀胱癌，其次是肾癌，近年来前列腺癌有明显增长趋势。这里重点介绍肾癌和膀胱癌。

一、肾　癌

【护理评估】

1. 病因与病理　肾癌亦称肾细胞癌，病因未明，有资料显示其发生可能与吸烟、应用解热镇痛药物、激素、病毒、射线、遗传、镉、钍等有关;另有些职业,如石油、皮革、石棉等产业工人发生率较高。肾癌起源于肾小管上皮细胞,好发于肾上极。多累及一侧肾,类圆形实性肿瘤,外有假包膜;组织病理构成多样,多为透明细胞癌;局限在包膜内时恶性程度较小,突破包膜后会累及周围器官,经血液和淋巴转移至肺、脑、骨、肝等。

2. 身体状况

(1)血尿、疼痛、肿块:间歇无痛性肉眼血尿为常见症状,表明肿瘤已侵及肾盏、肾盂。间歇期随病变发展而缩短。疼痛多为腰部钝痛或隐痛,因肿瘤生长牵张肾包膜或侵犯腰肌、相邻脏器所致;血块通过输尿管时也可导致肾绞痛。肿瘤较大时在腰部可触到。

(2)副瘤综合征:肾细胞癌会出现副瘤综合征,常见有发热、高血压、血沉快等肾外表现。发热可能是肿瘤组织内有致热原;高血压可能是肾素分泌过多引起的。

3. 心理-社会状况　病人往往因为恶性肿瘤的确诊、较差的预后、沉重的经济负担及治疗药物引起的毒性反应而产生焦虑、悲观,甚至绝望。

4. 辅助检查

(1)实验室检查:血、尿常规可了解是否贫血、血沉是否加快、血尿情况。

(2)B超:是简便又无创的检查方法,能发现早期肿瘤。目前已经作为普查肾癌的方法。

(3)X线:X线片、排泄性尿路造影及肾动脉造影有助于肾癌、肾盂癌的诊断和治疗方式的选择。

(4)CT、MRI:CT可明确肿瘤部位、肿瘤周围组织情况及其与肿瘤的关系,是目前诊断肾癌的最可靠方法。MRI准确性与CT相仿。

重点提示

肾癌的三主征是血尿、疼痛、肿块。CT是目前诊断肾癌的最可靠方法。

【护理问题】

1. 焦虑/恐惧　与对癌症和手术的恐惧有关。

2. 营养失调:低于机体需要量　与肿瘤消耗、手术创伤有关。

3. 潜在并发症　出血、感染。

【治疗原则】

主要是手术治疗。目前公认肾癌根治术效果好,可提高生存率。肾上极肿瘤和肿瘤已累及肾上腺时,须切除同侧肾上腺组织;对肾上极、下极<3cm的肾癌,可考虑做保留肾单位的肾部分切除术。

生物治疗对预防和治疗转移癌有一定疗效。

【护理措施】

1. 术前护理

(1)心理护理:护理人员主动关心病人,用心聆听病人的倾诉,适当解释,告知手术治疗的必要性和可行性,也可通过已做过相同手术的病人现身说法,稳定病人的情绪,争取得到病人的配合。

(2)营养支持:给予高蛋白质、高热量、高维生素、易消化的饮食;胃肠功能障碍者,术前通过肠外营养给予支持;贫血者输血以提高血红蛋白水平,提高手术耐受力,减少术后并发症的发生。

（3）术前准备：术前常规禁食、禁饮、备皮、配血等。

2. 术后护理

（1）一般护理：①生命体征平稳后取半卧位，肾部分切除术的病人应卧床 10~14d，以免诱发出血；②肛门排气后逐步恢复饮食；③适当镇痛，有利于活动及有效咳嗽、排痰；④熟悉各种引流管道的作用及连接，妥善固定，贴标签标示及分别记录引流情况，保持引流通畅。

（2）病情观察：观察与记录生命体征、尿液颜色及性状、切口及引流情况，监测肾功能。若发现有血压下降、脉率增快或体温升高等异常指标，及时通知医师处理，遵医嘱应用止血药物和输液。

（3）预防感染：做好伤口及引流的护理，保持伤口的清洁干燥，及时更换敷料，预防感染。遵医嘱使用抗生素。

【健康教育】

1. 注意营养物质的摄入，防止发生贫血，增强机体抗病的能力。

2. 注意监测体温、尿液颜色的变化；定期进行尿常规、尿脱落细胞、血红蛋白、肝功能的测定，坚持生物治疗；腰部如有疼痛症状，及时就诊；定期复查。

3. 创造良好的休养环境，保持乐观的精神，建立康复的信心。

二、膀　胱　癌

【护理评估】

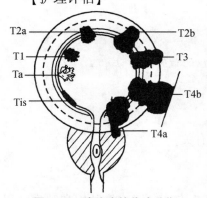

图 20-8　膀胱癌的临床分期

1. 病因与病理　引起膀胱癌的因素有很多：吸烟是最常见的致癌因素，吸烟量与膀胱癌有密切的关系；与长期接触某些染料、橡胶塑料、油漆、苯胺类化学物质有关；膀胱的慢性炎症与异物的长期刺激会增加膀胱癌发生的机会。

膀胱癌主要起源于移行上皮细胞，好发于侧壁、后壁，其次是三角区和顶部。大多是移行细胞癌，鳞癌和腺癌少见。浸润程度往往作为临床分期（图 20-8）及选择手术方式的重要依据，根据 TNM 分期标准依次为：原位癌 Tis；乳头状无浸润 Ta；浸润黏膜固有层 T1；浸润肌层 T2；浸润膀胱壁全层 T3；浸润前列腺、子宫等邻近器官 T4。主要的转移途径是淋巴转移，血行转移多在晚期，主要转移至肝、肺、骨等处。

重点提示

膀胱癌居泌尿系肿瘤首位，起源于移行上皮细胞，好发于膀胱侧壁、后壁；肾癌发生于肾小管上皮细胞，常见于肾上极。

2. 身体状况

（1）血尿：是膀胱癌最早出现和最常见的症状。起始症状往往表现为无痛性间歇性全程肉眼血尿，出血可自行停止，容易造成"治愈"或"好转"的假象。出血量与肿瘤大小、恶性程度不成正比。

（2）排尿异常：肿瘤坏死、溃疡、合并炎症感染时，病人可出现膀胱刺激症状。生长在膀胱颈部肿瘤可堵塞膀胱出口，可引起排尿困难甚至尿潴留。

（3）肿块与疼痛：浸润癌晚期，在下腹部耻骨上区可触及肿块，坚硬，排尿后不消退。广泛浸润盆腔或转移时，出现腰骶部疼痛。膀胱癌病人若肿瘤阻塞输尿管口可引起肾积水，从而出现腰部包块。

（4）其他表现：晚期癌肿病人可有恶病质、病理性骨折、咯血等转移症状。

重点提示

无痛性间歇性血尿是膀胱癌的首发及最常见的症状。

3. 心理-社会状况　病人及家属对病情的了解、将要采取的手术方式、可能发生的并发症、沉重的经济负担及药物治疗引起的毒性反应而产生焦虑、悲观，甚至绝望。膀胱癌拟行膀胱全切尿流改道的病人，对术后自我形象紊乱和排尿模式改变难以接受，往往表现出失落、自卑、自闭、自暴自弃等心理。

4. 辅助检查

（1）实验室检查：尿常规可见血尿或脓尿。尿脱落细胞学检查易发现脱落的肿瘤细胞，简便易行，故尿细胞学检查可作为膀胱癌的初步筛选。反复多次查以提高检出率。

（2）影像学检查：经腹壁B超简便易行，能了解肿瘤部位、大小、数目及浸润深度，初步确定临床分期。排泄性尿路造影可了解膀胱肿瘤对上尿路影响，可见膀胱充盈缺损。CT 和 MRI 多用于浸润性癌，可以发现肿瘤浸润膀胱壁深度。

（3）膀胱镜检查：对本病临床诊断具有决定性意义，为膀胱癌最重要的检查方法。其能直接看到肿瘤的部位、数目、大小、形态等，并可取活组织检查以明确诊断。

重点提示

膀胱镜检查是诊断膀胱癌最直接而重要的方法。

【护理问题】

1. 排尿异常　与癌肿阻塞输尿管或膀胱颈及尿流改道有关。
2. 自我形象紊乱　与膀胱全切后尿流改道、膀胱造瘘等有关。
3. 焦虑/绝望　与癌症确诊及治疗前景不佳有关。

【治疗原则】

以手术治疗为主，化疗、放疗为辅。

1. 手术治疗　根据肿瘤的分期及病人的身体状况选择最适当的手术方法。Ta、T1 的表浅膀胱肿瘤和局限的 T2 期肿瘤可采用保留膀胱的手术，较大的多发、反复复发的 T2 期及 T3、T4 期肿瘤，应行膀胱全切除术。

常用的手术方式为经尿道膀胱肿瘤切除术、膀胱部分切除术及全膀胱切除术等。若行膀胱全切除术者，则需行尿流改道及重建手术，即输尿管皮肤造口术或肠管代膀胱术。

2. 放疗、化疗　可缓解症状、降低术后复发的可能性。

【护理措施】

（一）术前护理

1. 一般护理　给予高蛋白质、高热量、高维生素、易消化的饮食，提高手术耐受力。多饮水，保证尿流通畅，观察记录尿色、尿量及疼痛情况。并发尿路感染的病人使用抗生素控制感染，疼痛剧烈者解痉镇痛。熟悉化疗、放疗方案及药物的毒性反应，观察用药效果，做好放疗区域的皮肤黏膜护理。

2. 术前准备　①术前常规禁食、禁饮、备皮、配血等。回肠替代膀胱的病人，按结肠直肠手术进行肠道准备；女病人术前 3d 开始进行阴道冲洗，每天 1~2 次；手术日早晨常规插胃管。②膀胱癌病人术前勿排尿，保持膀胱充盈。

（二）术后护理

1. 一般护理　①体位：生命体征平稳后取半卧位；②饮食：肛门排气后逐步恢复饮食；③用药：遵医嘱使用抗生素、止血药物，做好放、化疗护理；④镇痛：适当镇痛，有利于活动及有效咳嗽、排痰。

2. 病情观察　监测生命体征，观察与记录尿液颜色与性状、切口及引流情况。如病人引流管内流出新鲜血、脉搏增快、面色发白、血压下降，提示有出血，应尽快通知医师；若引流出脓性液体、体温升高，多提示有感染，及时通知医师处理。

3. 引流管的护理　对于留置引流管的病人，熟悉各种引流管道的作用及连接，贴标签标示及分别记录引流情况，应做好相应的常规护理。

4. 膀胱癌术后的特殊护理

（1）尿流改道"造口"病人的护理：选择合适的造口袋，一般术后 2d 即可佩戴集尿袋，注意粘贴牢固，及时更换（最长不超过 7d）。观察造口颜色是否红润，有无出血、坏死、狭窄、回缩、脱垂等现象。造口周围皮肤每天消毒 1 次，涂氧化锌软膏保护皮肤。嘱病人穿宽大柔软的棉质内衣裤，减少对皮肤的摩擦。定时测定血电解质浓度和血 pH，以便及早发现和纠正电解质紊乱和酸中毒。

（2）膀胱内灌注护理：解释治疗的主要目的，取得病人的配合。准备好药液、导尿包等物品，协助医师进行灌注。先插入导尿管排空膀胱，将抗癌药或免疫抑制药用生理盐水稀释后经导尿管注入膀胱内，协助病人更换体位，平卧、左侧卧、右侧卧、俯卧，每 15 分钟更换 1 次，保留 2h 后排出。开始每周 1 次，8 次为 1 个疗程，以后改为每个月 1 次，维持 1 年，1 年后若无复发，每 2 个月 1 次，可终身灌注，能预防或延迟膀胱癌的复发。

（三）心理护理

主动与病人沟通，为病人及家属介绍病情、治疗情况及成功病例，消除悲观，树立信心。拟行膀胱全切改道的病人，耐心解释改道的必要性和可行性，争取病人的配合。真诚聆听病人的内心感受，联合家属共同给予病人积极的心理支持。鼓励并教会病人及家属参与术后造口的护理，帮助病人逐渐适应新的排尿模式，促进病人心理健康，建立重返社会的信心，提高生活质量。

【健康教育】

1. 禁止吸烟，从事染料、橡胶皮革、塑料制品、油漆及有机化学加工等职业的人员应做好劳动保护，避免直接接触有害物质；及时治疗膀胱慢性炎症、尿路结石等疾病。

2. 调整自我情绪，保持乐观心态。保证充分休息和良好睡眠。注意营养的摄入，多饮水，适当参加体育锻炼。

3. 鼓励病人坚持放疗、化疗、生物及免疫治疗,定期监测血象和肾功能,一旦出现骨髓抑制及明显肾功能不全,应暂停放、化疗。

4. 指导膀胱癌病人及家属护理造口及正确处理集尿袋,教会其护理的方法。鼓励病人养成定时排尿习惯,最终达到不必佩戴集尿袋的目的。

5. 定期复查与随访,及早发现转移病灶。

讨论与思考

1. 泌尿外科病人常用 X 线检查方法有哪些? 检查前为何要做肠道准备?

2. 能否鼓励尿道挫伤病人自行排尿? 若不能自行排尿,应行导尿术,能否反复操作? 导尿成功病人为何要保留导尿?

3. 请为某市的住宅小区设计一份关于泌尿道结石的健康教育墙报。要求通俗易懂,图文并茂,能反映泌尿道结石的疾病概况及防治常识。

4. 病人,男性,61 岁。发现肉眼血尿 1 周后就诊。CT 显示:膀胱占位,肿瘤呈外生性生长;膀胱镜检:膀胱后壁有一个菜花状肿瘤,病理结果为膀胱移行细胞癌 Ⅰ 级。诊断为膀胱癌。问题:①拟行膀胱部分切除术,请找出该病人术后主要的护理问题? ②根据提出的护理问题请为该病人制订护理措施。

（刘树森）

第 *21* 章

骨与关节疾病病人的护理

第一节　骨折病人的护理

学习要点

1. 骨折的分类及影响骨折愈合的因素。
2. 骨折的临床表现及并发症。
3. 骨折的急救要点和治疗原则。
4. 骨与关节疾病常用治疗技术的护理。
5. 几种常见骨折的主要护理问题及护理措施。

    ✚　**案例分析**

　　患者,男性,31 岁。在行走时被车撞到,主诉右小腿剧烈疼痛,不能活动。查体见右小腿前内侧有 5cm 长伤口,活动性出血,骨折端外露。入院后第 2 天右小腿疼痛进行性加重,高度肿胀,足背动脉搏动减弱。

　　请分析:①该患者车祸现场的损伤类型? 若你在车祸现场时将如何处理? 可能会出现哪些早期并发症? ②存在哪些主要护理问题? 应如何对这个患者进行护理?

一、概　　述

　　骨的完整性或连续性发生部分或完全中断即为骨折(图 21-1)。多由暴力或意外损伤引起,常伴有周围软组织的损伤。

(一)病因

　　1. **直接暴力**　外界暴力直接作用的部位发生骨折,如压砸、撞击、火器伤等引起的骨折。

　　2. **间接暴力**　外力通过传导、杠杆、扭转和肌肉收缩使受力点以外部位发生骨折,如从高处坠下足部着地引起脊椎骨折,手掌着地引起肱骨髁上骨折等。

　　3. **肌肉牵拉作用**　肌肉突然猛烈收缩拉断其附着部位的骨质而发生骨折,如投掷用力不当引起肱骨结节撕脱骨折。

4. 积累劳损　较弱的致伤力长期反复作用于骨的某个部位而引起骨折,如长途行军导致第2、3 跖骨骨折。

5. 骨骼疾病　骨质本身发生病变如骨肿瘤、骨结核、骨髓炎、骨质疏松等疾病破坏骨质,当受到轻微外力或肌肉的拉力时即发生骨折,又称病理性骨折。

(二)分类

1. 根据骨折端与外界是否相通分类

(1)闭合性骨折:骨折处皮肤或黏膜完整,骨折端与外界不通。

(2)开放性骨折:骨折处皮肤或黏膜破裂,骨折端与外界相通,容易发生感染。

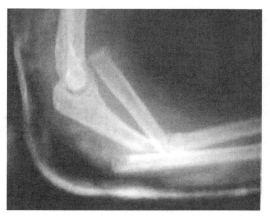

图 21-1　骨折 X 线表现

重点提示

骨折端借伤口或腔道与外界直接相通也属于开放性骨折,如骨盆骨折合并尿道或膀胱损伤。

---

2. 根据骨折的程度及形态分类(图 21-2)

(1)不完全骨折:指骨的完整性或连续性部分中断,依骨折形态分为两种。①裂缝骨折:骨折后无移位,见于颅骨骨折、肩胛骨骨折;②青枝骨折:骨质与骨膜部分断裂,有骨皮质的劈裂,与青嫩树枝被折后相似,多见于儿童。

(2)完全骨折:指骨的完整性或连续性完全中断,按骨折线的方向及形态可分为以下几种。①横行骨折:骨折线与骨纵轴成垂直;②斜行骨折:骨折线与骨纵轴呈一定角度;③螺旋骨折:骨折线围绕骨纵轴成螺旋状;④粉碎骨折:骨质碎裂成 3 块以上;⑤嵌插骨折:骨折片相互嵌插,多见于干骺端骨折;⑥压缩骨折:骨质因压缩而变形,常见于骨松质,如脊椎骨折;⑦凹陷骨折:骨折片局部下陷,常见于颅骨;⑧骨骺分离:经过骨骺的骨折。

骨折后常见的移位又可分为:成角、侧方、重叠、旋转和分离五种形态(图 21-3)。骨断端移位的情况取决于暴力的方向、肢体的重量、肌肉的牵拉力、搬运不当等因素。

3. 根据骨折处的稳定程度分类

(1)稳定性骨折:骨折端不易移位或复位后不易再移位的骨折,如青枝骨折、裂隙骨折及横行骨折、嵌插骨折等。

(2)不稳定性骨折:骨折断端易移位或复位后容易再移位的骨折,如斜行骨折、螺旋骨折、粉碎骨折等。

4. 根据骨折后时间长短分类

(1)新鲜骨折:发生在 2 周之内的骨折。

(2)陈旧骨折:发生在 2 周以上的骨折。复位及愈合都不如新鲜骨折。

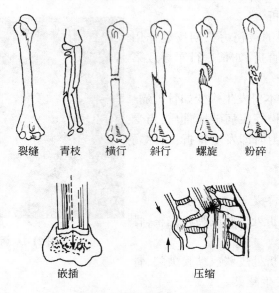

裂缝　青枝　横行　斜行　螺旋　粉碎

嵌插　　　　　　　压缩

图 21-2　骨折的形态及分类

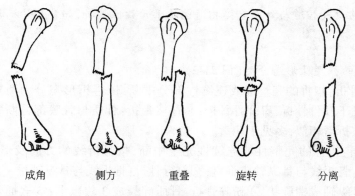

成角　　侧方　　重叠　　旋转　　分离

图 21-3　骨折断端的移位类型

(三) 临床表现

1. 局部表现

（1）一般表现：可出现局部疼痛和压痛、肿胀、瘀斑、肢体活动功能障碍等。

（2）骨折专有体征：①畸形。主要表现为缩短、成角、旋转畸形。②反常活动。在肢体没有关节的部位，骨折后可有类似关节的不正常活动，常见于四肢长骨骨折。③骨擦音或骨擦感。局部肌肉的痉挛或肢体位置变动，使骨折端互相摩擦产生的声音或感觉。

重点提示

　　骨折专有体征为畸形、反常活动、骨擦音或骨擦感。只能留心观察，绝不可故意测试。发现骨折专有体征之一即可确诊。但有些骨折如嵌插骨折，可能不出现骨折专有体征。

2. 全身表现

（1）休克：较大的骨折或多发性骨折，如骨盆骨折、脊柱骨折及大腿开放性骨折，可因大量出血和剧烈疼痛，引起失血性休克和神经性休克。

（2）发热：一般骨折无发热。骨折后大量出血，血肿的吸收可引起不超过 38℃ 的低热；开放性骨折发热超过 38℃，应考虑感染的可能性。

（四）辅助检查

1. X 线检查　凡疑为骨折者应常规做 X 线摄片，不但可以明确诊断，而且还可以帮助了解骨折的类型和骨折端移位的情况，并且对骨折的治疗具有重要指导意义。骨折的 X 线检查一般应拍摄包括邻近一个关节在内的正、侧位片，必要时加特殊位置摄片。

2. CT 检查　可准确了解骨折移位情况，如髋臼骨折、脊柱骨折。

3. MRI 检查　对于颈椎骨折合并脊髓损伤的病人要用 MRI 检查，可更进一步明确骨折类型和脊髓损伤的程度。

（五）并发症

1. 早期并发症

（1）休克：创伤或出血性休克是某些骨折常见的并发症。如股骨干骨折、骨盆骨折及多发性骨折出血量较大，易引起失血性休克。

（2）血管损伤：骨折断端可直接损伤血管，如肱骨髁上骨折可损伤肱动脉；股骨下 1/3 及胫骨上 1/3 骨折可损伤腘动脉及胫前动脉。血管损伤如不及时处理，可引起肢体远端血液循环障碍而致肢体坏死。

（3）神经损伤：常由直接损伤引起、石膏绷带压迫过紧或过度牵引亦可导致。常见的有肱骨中下 1/3 骨折可损伤桡神经；肘关节周围骨折可损伤尺神经、正中神经；腓骨、胫骨骨折可损伤腓总神经；脊椎骨折可引起脊髓损伤。

（4）脏器损伤：颅骨骨折可引起脑损伤；肋骨骨折可损伤肺、肝、脾；骨盆骨折可损伤膀胱、尿道和直肠等。

（5）骨筋膜室综合征：骨筋膜室由骨、骨间膜、肌间隔和深筋膜间隔构成的密闭的软组织间室。骨折时血肿、组织水肿或石膏管过紧，引起骨筋膜室内压力增高，使软组织血循环障碍，骨筋膜室内肌肉、神经急性缺血而出现的一系列早期症状和体征。常见于前臂和小腿骨折。主要表现为：肢体剧痛、肿胀，皮肤张力增高，有时可见到水疱，指（趾）呈屈曲状、活动受限、局部肤色苍白或发绀。

（6）脂肪栓塞：骨折处髓腔内因血肿张力过大，骨髓被破坏，使骨髓腔内脂肪微粒进入破裂的静脉内，可引起肺、脑血管脂肪栓塞，病情危急甚至突然死亡。

（7）感染：开放性骨折易造成化脓性感染和厌氧菌感染。

2. 晚期并发症

（1）压疮：严重骨折长期卧床，身体骨凸处受压，局部血运循环障碍引起。

（2）坠积性肺炎：主要发生在长期卧床的骨折病人，尤其是年老体弱和伴有慢性肺疾病者。

（3）关节僵硬：患肢长期固定，关节周围组织浆液纤维性渗出和纤维蛋白沉积，发生纤维性粘连及关节囊和周围肌肉挛缩所致。常伴骨质脱钙及失用性肌萎缩。

（4）骨化性肌炎：由于关节扭伤、关节脱位或关节附近骨折（尤其是肘关节），骨膜剥离形成骨膜下血肿,由于处理不当血肿扩大、机化并在关节附近软组织内广泛骨化,严重影响关节活动。

(5)创伤性关节炎:发生在关节内的骨折,若未准确复位,畸形愈合后,因关节面不平整,易引起创伤性关节炎。

(6)缺血性骨坏死:骨折后,骨折段的血液供应被切断而致骨坏死。如股骨颈骨折时的股骨头坏死。

(7)缺血性肌挛缩:常见于前臂或小腿双骨折处理不当,特别是外固定过紧,骨折肢体肌群因肢体重要血管损伤及骨筋膜室综合征而缺血、坏死,肢体逐渐挛缩而形成特有畸形,造成严重残疾。如发生在前臂掌侧即"爪形手"畸形(图21-4)。

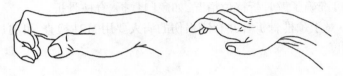

图21-4 "爪形手"畸形

(8)骨折愈合障碍、畸形愈合、不愈合:由于整复固定不当、局部血液供应不良或固定不牢发生错位而引起。

(六)急救处理

急救处理原则是用简便而有效的方法抢救生命,正确处理伤口,妥善固定骨折处防止继续损伤和污染,迅速转运至医院,进行及时正确的治疗。

1. 抢救生命 首先判定有无致命伤及颅脑、胸、腹合并伤,并给予相应的急救措施。休克者应予以镇静镇痛、保暖,及早输液或输血抗休克。昏迷者应确保呼吸道通畅。伴胸部损伤而呼吸困难者,应查明情况做针对性处理,如处理损伤性气胸、窒息等。

2. 正确处理伤口 伤口包扎止血,防止进一步损伤或污染。外露骨端一般不进行现场复位;一般伤口出血应局部加压包扎止血;大血管出血应用止血带止血,并记录止血带的时间。

3. 妥善固定 固定是骨折急救的重要措施。目的:①防止继发的软组织、血管、神经损伤;②减少疼痛,有利于防止休克;③便于转运。凡有骨折或疑有骨折的病人均应予以临时固定处理。可以用夹板、木板、自身肢体等妥善固定受伤的肢体,如条件不允许可就地取材,如树枝、木棍等都适用于做夹板。

4. 迅速转运 经初步抢救、妥善包扎固定后,迅速平稳转送。

对可疑脊柱骨折病人,抬运时的原则是保持脊柱中立位,由三人分别扶托病人的头背、腰臀和双下肢部位,协调动作,平稳置于脊柱固定架或硬板上,切忌背驮、抱持等方法,严禁弯腰、扭腰;疑有颈椎骨折或脱位时,专人双手牵引头部使颈椎维持中立位的同时平置病人于硬板上,颈两侧用沙袋固定限制头颈部活动(图21-5)。

(七)治疗

骨折的治疗原则是复位、固定、功能锻炼。

1. 复位 是将移位的骨折段恢复正常或近乎正常的解剖关系,重建骨的支架作用。

(1)复位标准:①解剖复位:复位后使骨折段在对位和对线上均恢复正常解剖关系。②功能复位:复位后两骨折段虽未恢复至正常解剖关系,但在骨折愈合后对肢体功能无明显影响。

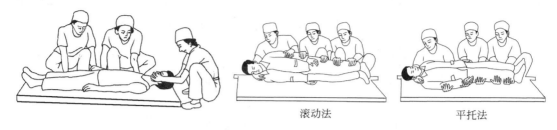

滚动法　　　平托法

图 21-5　脊柱损伤病人的搬运

（2）复位方法：根据骨折的部位和类型选用，有以下几种。①手法复位：最为常用。基本操作方法是先行麻醉以减轻疼痛并使肌肉松弛，在对抗牵引下，用一定的手法纠正或消除骨断端移位和畸形。②持续牵引复位：主要用于手法复位困难，某些不稳定性骨折及开放性骨折需换药治疗者。既有复位作用，又有固定作用。持续牵引包括持续皮牵引和持续骨牵引两种方法。③切开复位：手术切开骨折部位软组织，暴露骨折段，在直视下将骨折复位。手术复位可达到理想的解剖复位，但手术会增加局部组织损伤和感染机会，同时会出现手术使骨膜广泛剥离、破坏局部血液循环、影响骨折愈合等缺点。因此手术要严格掌握适应证。对手法复位失败、合并血管、神经损伤、关节内骨折对位不好、骨折不连接者，可采用手术复位。

2. **固定**　是将骨折维持在复位后的位置，使其在良好对位情况下达到牢固愈合，是骨折愈合的关键。固定有两种：①外固定，小夹板、石膏绷带、持续牵引、外展支架、骨外固定器等。②内固定，手术切开后，采用金属的内固定物，如钢板、螺钉、髓内针等，将骨折段与解剖复位位置予以固定。

3. **功能锻炼**　功能锻炼是治疗骨折的重要组成部分，指在不影响固定的情况下，进行患肢肌肉、肌腱、韧带、关节囊等软组织的舒缩活动，可使患肢尽快恢复正常功能。通常骨折复位固定后即开始功能锻炼。为防止骨折发生移位，影响骨折愈合，功能锻炼必须按骨折不同愈合阶段顺序进行，并以主动锻炼为主，被动锻炼为辅。

（1）骨折早期：伤后 1~2 周，骨折部上下关节暂不活动，进行肌肉等长收缩练习。主要目的是促进血液循环，防止肌萎缩。

（2）骨折中期：2 周至骨折临床愈合前，逐步活动骨折部上下关节及加大活动范围和力度。

（3）骨折后期：骨折临床愈合后，加强主动活动，使患肢功能恢复正常。

> **重点提示**
>
> 1. 骨折急救要点：抢救生命、包扎止血、妥善固定、稳妥迅速转运、正确处理开放性骨折。
>
> 2. 骨折的治疗原则：复位、固定、功能锻炼。

（八）骨折的愈合

1. **骨折愈合过程**　骨折愈合是一个连续的过程，正常情况下需 3~4 个月。根据其变化可分为 3 个阶段。

（1）血肿机化期：骨折后，骨折端和周围软组织的出血形成血肿，伤后 6~8h 凝血系统被激活,凝成血块,几天后新生的毛细血管、成纤维细胞和吞噬细胞侵入血块,形成纤维组织,由纤维组织将骨折端连接在一起,故又称纤维愈合期,此期需要 2~3 周(图 21-6)。

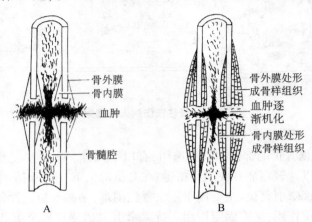

图 21-6　骨折愈合过程的血肿机化期
A. 骨折后血肿形成;B. 血肿逐渐机化,骨内外膜处开始形成骨样组织

(2)原始骨痂形成期:骨折断端的骨内、外膜增生,新生血管长入,骨折端形成的骨样组织骨化成新骨,称为膜内成骨,成为内、外骨痂。而骨折端之间和髓腔内的血肿机化形成的纤维组织,转化为软骨,经过增生、钙化而骨化,成为连接骨痂,称为软骨内成骨。内、外骨痂和连接骨痂三者融合,形成桥梁骨痂,成为骨折断端的有力支持,即原始骨痂形成。此期能抵抗肌肉收缩及成角、剪力和旋转力,即达到临床愈合,故又称临床愈合期。此期需要 4~8 周(图 21-7)。

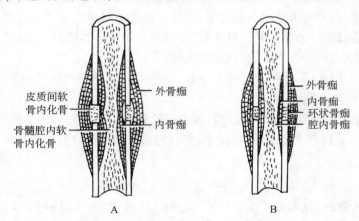

图 21-7　骨折愈合过程的原始骨痂形成期
A. 膜内化骨及软骨内化骨过程逐渐完成;B. 膜内化骨及软骨内化骨过程基本完成

(3)骨痂改造塑形期:原始骨痂尚不牢固,不能适应生理需要,肢体的活动和负重,使得在应力轴线的骨痂不断加强,而应力轴线以外的骨痂不断地被清除,最后使原始骨痂改造为永久

骨痂,骨髓腔相通,骨折的痕迹已完全消失,达到骨性愈合,又称骨性愈合期。此期需 8 ~ 12 周。

2. 影响骨折愈合的因素　骨折愈合需要 3 个先决条件:足够的接触面,牢固的固定,充分的血供。

(1)全身性因素:如年老、体弱、营养不良、各种代谢障碍性疾病等使愈合迟缓或不愈合。

(2)局部性因素:如骨折的部位、类型、程度,治疗与护理不当,骨折处血供不良及周围组织情况差,骨折局部有感染均可导致愈合迟缓或不愈合。

二、常用治疗技术的护理

(一)牵引术

牵引是利用适当的持续牵引力与自身重力所形成的对抗牵引力使骨折或脱位达到整复和维持复位的方法。

1. 牵引的目的和作用　牵引可达到复位和固定双重目的。常用于:①骨折、脱位的复位和维持复位后的固定;②挛缩畸形肢体的矫正治疗;③炎症肢体的制动,以减轻疼痛,防止畸形;④解除肌肉痉挛,作为手术治疗或手法治疗前准备;⑤抬高患肢,便于伤口的观察、冲洗和换药。

2. 牵引的种类　有皮肤牵引、兜带牵引和骨牵引 3 种。

(1)皮肤牵引:亦称间接牵引法(图 21-8)。将胶布或特制的牵引带固定于伤肢皮肤上,牵引皮肤和肌肉,通过肌肉在骨骼上的附着点传递到骨骼,起到复位和固定的作用。多用于小儿和老年病人的四肢牵引,重量一般不超过 5kg,时间一般为 2 ~ 4 周。常见皮肤牵引的种类包括胶布牵引和海绵带牵引。

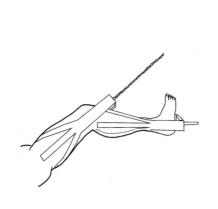
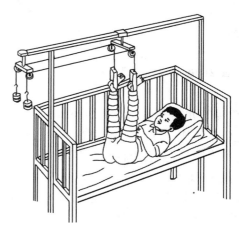

图 21-8　皮肤牵引

(2)兜带牵引:利用布带或海绵兜带托住身体突出部位施加牵引力的方法。①颌枕带牵引(图 21-9):适用于颈椎骨折、脱位、颈椎间盘突出和神经根型颈椎病。牵引重量 3 ~ 10kg。②骨盆带牵引:适用于腰椎间盘突出症及腰神经根刺激症状者。牵引重量因人而异,一般 7 ~ 15kg(图 21-10)。③骨盆悬吊牵引:适用于骨盆骨折有分离移位者。牵引重量以臀部抬离床面为宜。

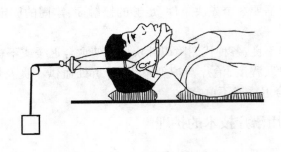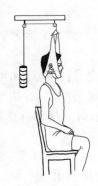

图 21-9　颌枕带牵引

(3)骨牵引:利用不锈钢针或颅骨牵引弓穿入骨骼的坚硬部位,直接牵拉骨骼的方法。故又称直接牵引法。牵引重量,一般颈椎骨折和脱位为 3~5kg;肱骨骨折牵引为体重的 1/20~1/15;胫骨骨折为体重的 1/15~1/10,股骨骨折为体重的 1/8~1/7(图 21-11)。常用的穿刺部位:颅骨骨板,尺骨鹰嘴,胫骨结节,股骨髁上及跟骨。适用证:颈椎骨折、脱位,肢体开放性骨折及肌肉丰富部位的骨折。

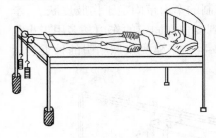

图 21-10　骨盆带牵引

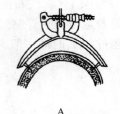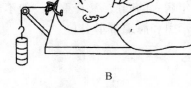

A　　　　　　　　　B

图 21-11　颅骨牵引

A. 颅骨牵引弓;　B. 颈椎骨折病人的颅骨牵引

3. 牵引用物准备

(1)牵引床:一般采用特制骨科硬板牵引床。

(2)牵引架:牵引架种类众多,有勃朗-毕洛式架、托马式架、琼斯架、机械螺旋式架和双下肢悬吊牵引架等。

(3)牵引器具:包括牵引绳、滑车、牵引砝码、牵引弓、牵引针、进针器具(包括手钻、手摇钻和锤子等)、扩张板、床脚垫。

4. 并发症

(1)皮肤水疱、皮肤溃疡、压疮:水疱多因胶布粘贴引起;溃疡多发生在沿着胶布边沿的部位;牵引病人长期卧床,容易发生压疮。

(2)血管和神经损伤:骨牵引穿针时,进针部位错误,定位不准,可引起血管神经损伤。

(3)牵引针、弓的脱落:颅骨牵引钻孔太浅,未钻透颅骨外板,螺母未拧紧或术后未定期再拧紧,致颅骨牵引弓脱落。

(4)牵引针眼感染:针眼处血痂被清除,或牵引针松动可引起针眼感染。

（5）关节僵硬：患肢长期固定不动又缺乏功能锻炼，使静脉血和淋巴液回流不畅，患肢组织中有浆液纤维性渗出物和纤维蛋白沉淀，使关节内、外组织发生纤维粘连，导致功能障碍。

（6）足下垂：腓总神经受压后可导致足背伸无力，而发生垂足畸形。下肢水平牵引时，踝关节呈自然足下垂位，若不将踝关节置于功能位，加之关节不活动，跟腱与关节挛缩，产生足下垂畸形。

（7）颅内血肿：颅骨牵引钻孔太深，钻透颅骨内板，损伤血管，可形成颅内血肿。

（8）呼吸、泌尿系统并发症：年老体弱者易发生泌尿系统感染及坠积性肺炎。

5. 护理措施

（1）做好心理护理：向病人和家属说明牵引的目的，应采用的体位，加强护患沟通，及时解决病人不良心理反应，使病人主动配合治疗，维持有效牵引。

（2）观察肢端血供：注意皮肤色泽、温度、桡动脉或足背动脉搏动、毛细血管充盈情况、指（趾）活动情况、有无被动伸指（趾）痛和麻木。

（3）保持有效的牵引：①抬高患肢，随时调整躯干、骨盆、患肢的位置，保持三点一线。②皮牵引病人应注意胶布及绷带有无过紧、松散或脱落，随时给予调整。③牵引重量不得随意增减、着地、碰床；牵引绳不能负重，不能被其他用物压着。④颅骨牵引者将颅骨牵引弓的螺母定期拧紧，防止脱落。⑤定期测量患肢长度，并与健侧对比，以免导致过度牵引。

（4）皮肤护理：皮牵引时，应在骨隆突部位垫棉垫，防止摩擦，如病人对胶布过敏或粘贴不当出现水疱，应及时处理。发生溃疡，小面积按一般换药法处理，大面积须除去胶布暂停皮牵引。

（5）预防骨牵引针眼感染：保持牵引针眼干燥、清洁。针眼每日滴 75% 乙醇 2 次，无菌敷料覆盖。针眼面有痂皮无感染者时，无须去除，以免破坏保护层；穿针处如有分泌物，应用无菌棉签将其擦去，防止痂下积脓。已有感染者则应设法使之引流通畅，感染严重时须拔去钢针，改换位置牵引。牵引针向一侧偏移，可用碘伏消毒后调至对称，或及时告知医师。

（6）保暖：冬季应注意牵引肢体的保暖，可用棉被覆盖或包裹，防止受凉。

（7）功能锻炼：早期主要进行肌肉的等长收缩，2 周后开始练习关节活动增大活动强度，但要以活动后病人不感到疼痛、疲劳为度。逐步增加活动范围，促进血液循环，防止关节僵硬。

（二）石膏绷带固定

石膏绷带卷遇水时软化，10～20min 结晶而硬化。完全干燥、硬固需 24～72h。临床上利用石膏此特性，根据骨折的不同位置，制作各种形状的石膏，以达到固定骨折，制动肢体的目的。

1. 石膏固定的种类　常用的石膏固定形式有石膏托、石膏管型、石膏床、石膏背心、石膏围腰、石膏围领、假人字石膏、蛙式石膏及肩人字形石膏。

2. 石膏绷带固定前的准备

（1）向病人解释石膏固定的目的及注意事项，取得病人的配合。

（2）将病人拟行固定的肢体擦洗干净，如有伤口，应更换敷料，不用胶布固定。纱布、棉垫纵行放置。摆好病人的体位，注意舒适、保暖，肢体应由专人扶持保护。

（3）用物准备：根据肢体的长度、周径，预定石膏的长宽尺寸及数量，各种衬垫以及其他需要用品，如纱布绷带、剪刀、水盆、40℃热水等。

3. 固定步骤

(1)肢体取功能位:包扎石膏绷带时,将病人肢体或关节置于功能位或特需的位置,并用支架悬吊或由专人扶持,以保持伤肢正确的位置。

(2)放衬垫:骨隆突部在包石膏前必须先放好衬垫,以免皮肤和软组织受坚硬石膏所压,常用的衬垫有棉纸、棉垫等。其他部位放置内衬即可。

(3)浸泡石膏绷带:将石膏卷平放于准备好的温水中,浸透后挤水取出。

(4)石膏包扎:将石膏绷带从肢体近端开始,紧贴肢体迅速包扎,下一圈绷带应盖住上一圈绷带的下 1/3,使其凝合成整体。在边缘、关节及骨折部加强 2~3 层,以防断裂。

(5)塑形及观察:石膏包扎后,要进行塑形修理。充分暴露不在固定范围内的关节。四肢石膏绷带应暴露手指、足趾,以便观察肢体感觉、运动和血液循环情况。等待石膏自然干燥,必要时用烤灯或热风机以尽快促进其干燥。

(6)记录:在石膏外侧注明打石膏的时间及预定拆石膏的时间。

(7)石膏的剪开、开窗与拆除剪开:先用笔在石膏表面标记切开路线,将石膏剪自石膏与衬垫之间插入,将石膏剪开。开窗:用笔标记后,用刀或锯沿内斜方向切开石膏,边切边向上提拉。拆除:用石膏刀、剪或电锯将石膏全层剖开。

4. 并发症

(1)压疮:石膏绷带包扎压力不均匀,使石膏凹凸不平或关节塑形不好;石膏未干透前变形,使石膏内衬不平整等,都可使石膏内壁对肢体某部位造成固定的压迫,进而形成压疮。

(2)肢体远端血循环障碍及骨筋膜室综合征:石膏固定时包扎过紧或肢体进行性肿胀,可造成肢体远端血循环障碍及骨筋膜室内压力增高,导致肌肉缺血、坏死,进而导致肢体坏疽或缺血性肌挛缩。

(3)关节僵硬:大型石膏固定范围较大,固定时间较长,肢体关节内外组织发生纤维粘连,同时关节囊和周围肌肉挛缩,造成关节活动不同程度障碍。

(4)泌尿系结石:长期卧床发生失用性骨质疏松,大量钙盐从骨中逸出进入血液,且从肾排出,不利于骨的修复和骨折愈合,且容易造成泌尿系结石。

(5)化脓性皮炎:因固定部位皮肤不洁,有擦伤及软组织挫伤,或因局部压迫而出现水疱,破溃后可形成化脓性皮炎。

(6)石膏综合征:石膏背心固定术的病人,由于上腹部包裹过紧,影响进食后胃的容纳和扩张,可导致腹痛、呕吐。胸部石膏包裹过紧,可出现呼吸窘迫、发绀等。

5. 护理措施

(1)石膏未干燥前,容易折断、受压而凹陷。因此,移动病人时,用手掌给石膏以适当支托,不能用手指,以免在石膏上压出凹陷。不可将未干透的石膏直接放在硬床上,也不可局部受压或改变固定关节的角度,以免石膏向内突出,引起压迫。将石膏固定的肢体放在覆盖防水布的软枕上,抬高患肢,以利于静脉回流。

(2)为了加速石膏干固,可适当提高室温,夏天通风,或用吹风机吹及灯泡、烤箱、红外线照射烘干等。因石膏传热,温度不宜过高,以免烫伤。小儿神志不清,麻醉未醒或不合作者,不要烘烤。

(3)维持石膏固定的位置。石膏完全干固之后,在搬运、翻身或改变体位时,仍须注意保护石膏,以防在关节部位折断。

（4）会阴部及臀部附近,尤其是小儿的蛙式石膏,容易被大小便污染,应保持石膏的清洁。如果石膏外面染上污垢,应立即用毛巾沾肥皂及清水擦洗干净。擦洗时,水不可过多,以免石膏软化。

（5）注意石膏内渗血情况,沿血迹边界用不同色笔圈画标记,并注明日期、时间。如发现血迹边界不断扩大,则为继续出血的征象,须向医师报告。

（6）石膏固定后的 48h 内注意观察肢体远端的血供、感觉和运动情况,如有剧痛、感觉麻木或血循环障碍等异常情况,应报告医师及时处理。

（7）观察石膏边缘皮肤有无擦伤及刺激现象,受压点给予按摩。告之病人不要将任何物品伸入石膏下面抓痒,以免皮肤破损。如有局部压迫症状或石膏内有腐臭气味,及时开窗处理或更换石膏。

（8）寒冷季节要注意石膏固定肢体部位的保暖,以免影响患肢远端血供。

（9）指导病人功能锻炼,固定部位的肌肉在石膏内做等长舒缩活动,加强未固定关节部位的功能锻炼,定时翻身,预防失用性骨质疏松、关节僵硬。

（10）石膏拆除后用油脂涂抹石膏内皮肤,6~8h 用温皂液清洗,局部肌肉按摩每日 2~3 次。

（三）小夹板固定术

1. 适应证　四肢长骨较稳定的骨折。

2. 用物　用有弹性的柳木板、竹板或塑料板预制成与肢体各部位大小相应的规格不同的夹板。

3. 方法　将夹板用绷带捆缚于骨折肢体的四周部位。

4. 护理措施

（1）根据骨折部位等选择相应规格的预制夹板,准备软质固定衬垫。

（2）夹板外捆扎的布带,松紧应适度,捆扎过松会致固定作用失效,捆扎过紧可能造成肢体软组织或血管、神经等受压致伤。以带结能远、近移动 1cm 为宜。

（3）小夹板固定前后均应注意患肢远端有无感觉、运动、血液循环障碍情况。

（4）抬高患肢,以利于肢体血液回流,减轻疼痛与肿胀。

（5）对门诊病人及时进行康复知识或有关的医护知识教育:①如有患肢远端肿胀、疼痛、发绀、麻木、活动障碍、脉搏减弱或消失应及时返回医院复诊;②随着肢体肿胀加重或肿胀减轻。都可能使夹板松紧变化,应根据当时受伤时间长短及肿胀程度告诉病人复诊日期,以便及时调整;③固定后 2 周内,应根据病情需要及时做 X 线检查,以便了解骨折有无移位,避免发生畸形愈合;④指导病人做好患肢功能锻炼。

重点提示

1. 石膏固定后的 48h 内注意观察肢体远端的血供、感觉和运动情况。

2. 夹板外捆扎的布带,松紧应适度。以能远、近移动 1cm 为宜。小夹板固定前后均应注意患肢远端有无感觉、运动、血液循环障碍情况。

三、常见骨折病人的护理

(一)肱骨髁上骨折

肱骨髁上骨折是指肱骨远端内、外髁上方约 2cm 以内的骨折,多见于儿童,占儿童肘部骨折的 30%～40%。根据暴力的来源和移位可分为伸直型和屈曲型骨折。以伸直型骨折多见。

【护理评估】

1. 致病因素　了解受伤时的情况。伸直型骨折多有手着地受伤史,如跌倒时,手掌着地,肘关节呈半屈曲状或伸直位,暴力经前臂传导而达肱骨下端,导致髁上部伸直型骨折。其骨折近端向前下移位,远端向后上移位,骨折近端常损伤肱二头肌、肱动脉、肱静脉、正中神经和桡神经,易导致前臂缺血性肌挛缩,引起"爪形手"畸形。

2. 身体状况

(1)症状:肘部出现张力性疼痛、肿胀逐渐波及前臂和手部、皮下瘀斑。如果合并有神经损伤,则出现前臂和手相应的神经支配区的感觉减弱或消失以及相应的功能障碍。

(2)体征:肘前方可扪及骨折断端、骨擦音或骨擦感、假关节活动。肘后三角关系正常。

(3)并发症:复位不当可致肘内翻畸形,发生率达 30%。

3. 辅助检查　肘部 X 线检查可明确骨折的类型及移位情况。

【护理问题】

1. 恐惧　与儿童害怕治疗操作有关。

2. 潜在并发症　骨筋膜室综合征、创伤性骨折、肘内翻畸形。

【治疗要点】

一般采取手法复位及肘关节屈曲位外固定(小夹板或石膏绷带);对局部肿胀明显者,宜先行尺骨鹰嘴骨牵引,待消肿后再行手法整复固定;手法整复不良或合并血管、神经损伤者宜手术治疗。

【护理措施】

1. 病情观察　密切观察患肢情况,如有肿胀,严重疼痛、麻木、皮肤色泽青紫、皮肤温度减退、手指活动障碍等情况立即通知医师及时处理。开放性骨折和手术后病人注意伤口有无红、肿、热、痛、分泌物等感染发生。

2. 预防感染　行尺骨鹰嘴牵引者牵引针眼处每天用 75% 乙醇消毒 2 次,预防感染。

3. 对患者和蔼亲切,耐心解释病情　患肢疼痛时,查明原因,必要时遵医嘱给予镇痛药。

4. 功能锻炼　伤后 1 周内功能锻炼。初始练习握拳、伸指、屈伸腕关节及肩关节各种活动。4～5 周去除外固定后练习肘关节屈伸活动。禁止被动反复粗暴屈伸肘关节,以免引起再度损伤或发生创伤性骨折。加重肘关节僵硬。

5. 定期复查　一般骨折固定后 2 周、1 个月、3 个月、6 个月复查,了解骨折的愈合情况,以便及时调整固定,防止畸形愈合。

(二)桡骨远端骨折

桡骨远端骨折指发生在桡骨下端 3cm 以内的骨折,多见于有骨质疏松的中、老年人。此部位为骨松质与骨密质交界处,血供丰富。以伸直型骨折(Colles 骨折)最多见。

【护理评估】

1. 致病因素　多由间接暴力所致,应询问有无跌倒摔伤史。伸直型骨折(Colles 骨折)多为跌倒时腕关节处于背伸位,手掌着地,前臂旋前所致。

2. 身体状况　伤侧腕关节肿胀、压痛明显、活动障碍。可出现典型畸形:骨折远端向背侧以及桡侧移位。侧面呈"餐叉"样畸形,正面呈"枪刺刀"样畸形。

3. 辅助检查　X 线检查包括腕关节在内的正、侧位片,判断骨折移位情况。可见骨折远端向桡、背侧移位,近端向掌侧移位。

【护理问题】

1. 有周围神经血管功能障碍的危险　与骨折未及时处理损伤的周围神经血管有关。

2. 焦虑　与担心预后有关。

【治疗要点】

手法复位后石膏或超腕关节小夹板外固定 2 周。水肿消退后,腕关节中立位继续小夹板或前臂管型石膏固定。若桡骨远端粉碎骨折或严重骨质疏松者,可行钢针内固定术或外固定支架固定术。

【护理措施】

1. 主动关心病人,协助完成部分自理活动。

2. 固定后抬高患肢,以利于水肿的消退。石膏固定时注意观察患侧手指的血供情况。2 周后肿胀消退应更换石膏;随时调整夹板捆扎的松紧度。

3. 功能锻炼。复位固定后进行握拳、运动手指,逐渐进行肘、肩关节的各种活动,但禁忌做腕背伸和桡侧偏斜活动,以防复位的骨折端再移位。3～4 周解除外固定,进行腕关节的活动。

【健康教育】

1. 当固定肢体出现皮肤苍白或发绀、剧痛、肿胀、感觉麻木或消退应立即就诊。

2. 告知病人石膏或超腕关节小夹板外固定 2 周后复诊。

(三)股骨颈骨折

股骨颈骨折是指股骨头下至股骨颈基底部之间的骨折。多发生于中、老年人,女性多于男性,随着人口的老龄化,其发病率日趋增高。

【护理评估】

1. 致病因素　常与骨质疏松引起的骨质量下降有关。当摔倒受伤时,下肢外旋使股骨颈受到扭转暴力而折断。由于股骨颈血供较差,骨折治疗中存在骨折不愈合的占 15% 左右,股骨头缺血性坏死的占 20%～30%。

2. 身体状况

(1)症状:患髋疼痛,活动受限,不能站立和行走,但嵌插型骨折,病人有时仍能勉强行走,疼痛较轻。

(2)体征:髋关节压痛,纵向叩击痛,患肢呈现轻度屈髋屈膝、内收、45°～60°外旋短缩畸形。

(3)并发症:股骨头坏死、骨折不愈合、心脑血管意外等。

3. 辅助检查　X 线检查可明确诊断骨折的部位、类型和移位情况,对治疗方法的选择具有重要意义。

【护理问题】

1. 躯体移动障碍 与骨折、牵引、手术有关。

2. 焦虑 与长时间卧床、考虑预后有关。

3. 有皮肤完整性受损的危险 与牵引、长期卧床有关。

4. 潜在并发症 股骨头坏死、骨折不愈合、心脑血管意外。

【治疗要点】

嵌插骨折或无移位的较稳定骨折行持续皮肤牵引6~8周或穿防旋鞋。有移位的骨折或不稳定的骨折在X线监测下,手法复位后行多针内固定或切开复位内固定。65岁以上病人的股骨头下骨折,骨折愈合机会小,可考虑行人工股骨头或人工关节置换术。

【护理措施】

1. 肢体保持功能位。平卧位,下肢抬高,一般放置在勃朗架或软枕上,保持下肢外展中立位,防止髋关节内收内旋。足放置于中立位,必要时穿防旋鞋,防止足下垂。若搬动髋部,需平托髋部及肢体。

2. 注意观察患肢的血供。

3. 加强巡视,注意中老年病人既往病的发作情况。

4. 预防压疮及肺部并发症。若条件允许,定期翻身拍背、排痰,鼓励深呼吸。加强营养,多饮水,多吃粗纤维食物,防止便秘。

5. 加强心理护理。多与病人及家属交流沟通,说明保持肢体功能位的重要性及功能锻炼的方法。

6. 正确进行功能锻炼。骨折复位后,即可进行股四头肌收缩和踝关节屈伸等功能锻炼。3~4周骨折稳定后可在床上逐渐练习髋、膝关节屈伸活动。髋关节前屈后伸、内收外展,膝关节的屈伸运动,踝关节的背屈、跖伸、内收、外展、内旋、外旋活动。解除固定后,扶拐不负重下床活动直至骨折愈合。人工关节置换术后1周,可开始下地活动。

(四)脊柱骨折

脊柱骨折又称脊椎骨折,其伤情严重复杂,其发病率占全身骨折的5%~6%,胸腰段的发病率最高。脊髓损伤或马尾神经损伤是脊柱骨折的严重合并症,常导致病人完全性截瘫或不完全性截瘫,造成终身残疾,甚至危及病人生命。

【护理评估】

1. 致病因素 了解病人受伤时间、暴力性质、方向和大小、作用的部位、受伤时的体位和环境,伤后发生的功能障碍及其发展情况,急救处理的经过等。

绝大多数脊柱骨折由间接暴力引起。如自高处坠落,头、肩或足、臀部着地,使身体受地面的阻挡猛烈屈曲,所产生的垂直分力可导致椎体压缩性骨折或粉碎性骨折,严重时合并关节突脱位或脊髓损伤。弯腰时,重物落下打击头、肩或背部,也可产生同样的损伤。直接暴力所致的损伤,多见于战伤、爆炸伤、直接撞击伤等。

2. 身体状况

(1)症状:局部肿胀、疼痛、脊柱活动受限,站立、翻身时腰部无力或疼痛加剧。胸腰段损伤时,有后凸畸形。棘突间隙加宽及局部有明显触痛、压痛和叩击痛。合并脊髓损伤时,有脊髓损伤的症状和体征。可伴有四肢的感觉、运动、肌张力、腱反射及括约肌功能异常等。若有腹膜后血肿,则刺激自主神经有腹痛、腹胀、肠蠕动减慢等症状。

（2）体征:后凸畸形,棘突间隙加宽及局部有明显触痛、压痛和叩击痛,肌张力、腱反射异常。

（3）并发症:脊髓损伤是脊柱骨折的严重合并症;压疮、肺部感染、泌尿系感染、下肢静脉血栓形成;可合并颅脑、胸腹腔脏器及四肢损伤。

3. 心理-社会状况　突如其来的创伤、活动障碍以及担心致残,可使患者出现焦虑、恐惧、紧张等不良心理反应。

4. 辅助检查　X 线检查显示椎体损伤情况;CT 检查可清楚地显示小关节的骨折及椎管受压情况;MRI 可显示脊髓有无受损。

【护理问题】

1. 躯体移动障碍　与骨折、疼痛、神经损伤有关。

2. 急性疼痛　与软组织损伤、骨折及手术有关。

3. 焦虑　与意外创伤、可能致残有关。

4. 知识缺乏　缺乏有关功能锻炼的知识。

5. 潜在并发症　脊髓损伤、压疮、肺部感染、泌尿系感染、下肢静脉血栓。

【治疗原则】

脊柱骨折治疗方法主要是根据不同的骨折部位,采取牵引或手术切开椎管减压、植骨、椎弓根钉内固定。伴有其他严重多发伤,如颅脑、胸腹腔器官损伤或休克时,先挽救生命,后处理骨折。

1. 颈椎骨折压缩或移位较轻者,用枕颌吊带卧位牵引;较重者用持续颅骨牵引。一般牵引 4~6 周,待 X 线片复查复位良好即可改用头颈胸石膏固定 3 个月。

2. 胸腰椎体压缩程度在 1/3 以内者,应平卧硬板床,骨折处垫厚枕,在数天后逐渐进行腰背肌后伸锻炼,6~8 周后带上围腰,渐下床活动;椎体压缩显著而后突畸形明显者,应在俯卧位使脊柱过度后伸情况下进行复位,随后做石膏背心固定 3 个月。

3. 伴有脊髓损伤者,宜及早切开复位并行椎板切除术等,必要时考虑适当内固定或行脊柱植骨融合术以稳定脊柱。

【护理措施】

1. 急救护理

(1)脊柱骨折伴有休克的病人应就地抢救,待休克纠正后再搬动。

(2)搬运病人宜使用硬板担架或木板。用滚动法、平托法正确搬运病人。搬动病人中必须保持脊柱中立位。

(3)疑有颈椎损伤,搬运时需一人固定头部,沿纵轴向上略加牵引,使头、颈随躯干一起缓慢搬动。

2. 注意观察生命体征,警惕窒息;注意肢体活动及躯体麻痹平面的变化。

3. 指导或协助病人床上翻身:能自行翻身的病人,将肩部和骨盆一起翻,不可扭曲脊柱;不能自行翻身的病人,协助完成。一手托肩,一手托臀,双手向上向外用力。

4. 颈椎手术前指导协助病人进行颈椎前路手术的气管推移训练及颈椎后路手术的俯卧位练习。

5. 术后护理:颈椎手术后颈部保持中立位,平卧 2h 以压迫止血。翻身时保持头颅、躯干在同一平面上,侧卧 30°~40°即可。腰椎术后病人,平卧 8h 以压迫止血。腰椎术后病人翻身时,保持肩、髋在同一平面上。注意伤口引流管护理。及时观察有无脑脊液漏。

6. 正确指导和督促病人早期进行腰背肌功能锻炼。方法:仰卧位锻炼法、俯卧位锻炼法。

7. 心理护理:加强与病人交流,鼓励病人表达自己的感受。耐心回答病人提出的与疾病预后及康复有关的问题。

【健康教育】

继续进行功能锻炼。第1个月床上锻炼,2~3个月逐渐下床活动。定期复查骨折愈合情况。

第二节　关节脱位病人的护理

学习要点

1. 脱位的特殊体征。

2. 肩、肘、髋关节脱位的临床特点及主要护理措施。

案例分析

患儿男性,5岁半。因跌倒时手掌着地,出现右肘部肿胀、疼痛而就诊。检查见右肘部活动受限,被动活动时疼痛加剧。患肘处于半伸位弹性固定。肘后三点关系失常。

请分析:该病人为何种疾病? 应如何护理?

一、概　述

关节面失去正常的对合关系称为关节脱位,俗称脱臼。部分失去正常对合关系称为半脱位。关节脱位多发生于青壮年、儿童,老年人较少发生。

【分类】

1. 按发生的原因分类

(1)创伤性脱位:指间接暴力或直接暴力作用于关节而致的脱位,如跌倒时手掌撑地使肘关节脱位,青壮年多见。

(2)先天性脱位:胚胎发育不良导致关节先天发育不良,或胎位不正、手法不当,出生后即出现脱位,且逐渐加重,如先天性髋关节脱位。

(3)病理性脱位:关节结核或化脓性关节炎等疾病使关节结构破坏而发生的脱位。

(4)习惯性脱位:创伤性关节脱位后造成韧带、关节囊松弛或在骨附着处被撕脱,复位后没有按要求时间固定,使关节存在不稳定因素,轻微外力可导致再脱位,反复发生,称为习惯性脱位,多见于肩关节脱位。

2. 按脱位后时间分类

(1)新鲜性脱位:脱位时间低于3周者。

(2)陈旧性脱位:脱位时间超过3周者,陈旧性脱位的关节腔及周围软组织内血肿已机化,手法复位困难,常需切开复位。

3. **按有无伤口通入关节内分为**

（1）闭合性脱位：是指皮肤完好，未与外界空气相通。

（2）开放性脱位：是指关节软骨面与外界空气相通。

关节脱位中上肢多于下肢，以肘关节脱位最为多见，其次为肩关节脱位、髋关节脱位。

【临床表现】

1. **一般表现**　关节脱位患者一般均有关节疼痛、肿胀、活动功能丧失等表现。

2. **特征表现**　①畸形：关节的移位骨端造成的局部形态异常。②弹性固定：关节脱位使其周围肌痉挛，关节囊、韧带扭曲牵拉，从而固定受伤局部于畸形状态，在被动活动时可感到一定弹性抗力。③关节部位空虚：因关节的骨端发生了移位，触诊见原关节部位空虚。

3. **实验室及其他检查**　X 线检查可明确脱位及其类型，了解有无合并骨折等。

4. **并发症**　①常可合并关节内、外骨折。②可引起关节附近重要血管损伤。③牵拉和压迫作用可致附近神经麻痹。④晚期可能发生骨化性肌炎或创伤性关节炎等。

【护理评估】

1. 根据健康史，评估关节脱位的部位、类型及程度。

2. 依据病情判断评估患者的身体状况。

3. 评估患者的心理状态，无论哪种类型的关节脱位，患者都会产生焦虑、紧张不安、恐惧等不良心理反应。

【护理问题】

1. **疼痛**　与关节脱位有关。

2. **焦虑**　与疼痛有关。

3. **皮肤完整性受损**　与皮牵引有关。

4. **躯体移动障碍**　与制动有关。

5. **有周围神经血管功能障碍的危险**　与关节移位压迫周围神经血管有关。

6. **知识缺乏**　与缺乏康复知识有关。

7. **潜在并发症**　骨化性肌炎、创伤性关节炎。

【治疗要点】

治疗原则是复位、固定、功能锻炼。

1. **复位**　主要采取手法复位，应尽早进行，手法要轻巧。一般按脱位时骨端脱出的途径逆行复回原处，必要时适当麻醉可解除疼痛和达到肌肉松弛以利于复位。对合并关节内骨折、软组织嵌入、陈旧性脱位等，且手法复位失败者，可行手术切开复位。

2. **固定**　复位后以适当外固定使关节处于稳定位置 2~3 周，以便受伤的关节囊、韧带、肌肉等软组织顺利修复愈合，避免发生习惯性脱位或骨化性肌炎。

3. **功能锻炼**　复位后固定期间注意指导病人进行关节周围肌肉的舒缩活动和患肢其他关节的主动运动。解除固定后逐渐进行以病变关节为重点的主动功能练习，可酌情给予药物熏洗及理疗等。

【护理措施】

1. **病情观察**：观察患肢的感觉、运动及血供情况，了解神经及血管损伤和恢复情况。

2. **保持有效的固定**，复位后将患肢固定于功能位置。

3. **对症护理**：脱位后 24h 内局部冷敷，之后局部热敷，减轻肌肉痉挛引起的疼痛。必要时遵医嘱给予镇痛药。执行护理操作时动作轻柔,避免引起不必要的痛苦。也可行持续皮牵引减轻疼痛。护理的过程中,应注意改善关节部位及周围组织的血液供应,可采用中药、超声波、电疗、热疗及功能锻炼等措施,减轻肢体肿胀,防止关节僵直和骨化性肌炎等并发症的发生。

指导病人正确进行功能锻炼。①肩功能锻炼:爬墙外展、爬墙上举、弯腰垂臂旋转、滑车带臂上举等。注意臂丛神经的损伤和恢复情况。②肘关节锻炼:固定期间可做伸指握拳等练习,同时在外固定保护下做肩、腕关节的活动。外固定去除后,锻炼肘关节的屈伸活动及肘关节周围肌肉。应注意以主动锻炼为主,被动活动时动作要轻柔,以不引起剧烈疼痛为度,切忌粗暴,以免引起骨化性肌炎而加重肘关节僵硬。③髋关节锻炼:牵引期间不能做盘腿、并腿等动作,以防髋关节再次脱位。复位固定后行双上肢及患肢踝关节的功能锻炼活动,3d 后进行抬臀练习,4 周后去除牵引扶双拐下地活动练习步行,3 个月内患肢不负重,以免缺血的股骨头受压变形,或造成股骨头坏死,影响正常的行走功能。

4. 协助医师尽早做好复位前的各种准备。

5. 加强心理护理:理解和同情病人,给予安慰和鼓励,耐心做好解释工作,以减轻紧张心理,以便积极配合治疗。合理安排病人周围环境,将日常生活用物放置于病人能自行取用之处,满足病人需要,以利于减少活动受限带来的心理问题。鼓励病人尽可能像从前一样参与家庭及其他社会活动。

【健康教育】

1. 向病人及家属宣教关节脱位的治疗和康复知识,注意保持有效固定、下地负重的时间和坚持功能锻炼,预防习惯性关节脱位和关节僵直。

2. 教会病人掌握固定护理及功能锻炼的方法与并发症的预防措施。

3. 教育病人平时如何注意安全,减少或避免事故发生。

二、常见关节脱位

(一)肘关节脱位

肘关节脱位在肩、肘、髋、膝关节脱位中是最多见的。多由间接暴力引起,其中以后脱位为多见。常因跌倒时手掌着地,间接暴力使肘过伸而发生后脱位。有时可合并尺骨冠状突骨折、肱骨内上髁骨折、尺神经损伤等。

除脱位一般表现外,肘部明显畸形,前方为突破关节囊的肱骨远端,后方为移位的尺骨鹰嘴,患肘处于半伸位弹性固定。肘后三点关系失常(图 21-12)。X 线片可了解移位情况及有无骨折等。

一般用手法复位多能成功,随即以长臂石膏托固定肘关节于 90°功能位,再用三角巾悬吊胸前 2~3 周。同时,指导病人进行患肢功能锻炼。可做伸掌、握拳、手指屈伸等活动,同时在外固定保护下做肩、腕关节、手指活动。外固定去除后,练习肘关节的屈伸、前臂旋转活动及锻炼肘关节周围肌肉的肌力。锻炼时应注意观察患肢血液循环及手指的感觉和活动。

(二)肩关节脱位

肩关节盂小而浅,肱骨头大而圆,其活动范围大而稳定性差。在上臂外展外旋位时,受间接或直接暴力冲击,即易发生前脱位。

肩关节脱位时患肩疼痛、肿胀、不能活动、关节盂外可触及肱骨头。患肩呈“方肩畸形”、原关节盂处空虚。杜加试验(Dugas 征)阳性:即被动置患侧手掌于健侧肩部,则患侧肘部不能

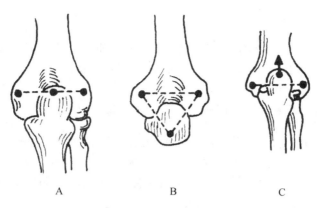

图 21-12　肘后三点关系
A. 正常伸直；B. 正常屈肘；C. 脱位

贴近胸壁；或将患侧肘部贴近胸部,则其手掌不能搭至健肩。

　　治疗常采用足蹬复位法。复位后伤肢贴胸壁,屈肘 90°用三角巾悬托固定于胸前约 3 周。手法复位失败或合并骨折的,应手术切开复位加骨折内固定。护理中观察患肢远端感觉、运动及血液循环情况,注意有无臂丛神经等损伤;摄 X 线片了解有无合并骨折;指导患者正确进行功能锻炼。疼痛肿胀缓解后,可指导患者用健侧缓慢推动患肢外展与内收活动,活动范围以不引起患侧肩部疼痛为限。3 周后,指导患者进行弯腰、垂臂、甩肩锻炼。

　　(三)髋关节脱位

　　髋关节的髋臼深而大,股骨头相对小,形态上紧密结合。往往强大的暴力才导致髋关节脱位。脱位时股骨头的位置分为后脱位、前脱位和中心脱位,其中后脱位最为常见,占全部髋关节脱位的 85%～90%,髋关节后脱位多由间接暴力引起。当髋关节屈曲,或屈曲内收时,股骨头关节面大部分向后暴露于髋臼之外,此时膝部遭到向后暴力冲击时,使股骨头穿出后关节囊;或弯腰工作时,重物砸于腰胯部,也可使股骨头向后冲破关节囊而形成脱位。

　　髋关节脱位时患髋关节疼痛,活动受限,被动活动时疼痛加剧。髋关节脱位时患侧下肢呈屈曲、内收、内旋和短缩畸形。

　　髋关节脱位多在全身麻醉或椎管内麻醉下实施特殊手法复位:有提拉法(Alis 法)和问号法(Bigelo 法)。复位后用皮牵引将患肢固定于轻度外展中立位 3～4 周,或穿丁字鞋固定 3～4 周。

第三节　化脓性骨髓炎病人的护理

学习要点

1. 急性血源性骨髓炎好发的部位。
2. 急性血源性骨髓炎的致病因素及症状、护理。

案例分析

患儿,女性,7岁。高热,双下肢剧痛,红肿,活动受限12d,25d前曾在某医院诊断为"双侧化脓性扁桃体炎"给予抗生素治疗,症状消失。查体:双小腿中下段肿胀,皮肤发红,皮温高,触压痛阳性。诊断为双下肢胫骨血源性骨髓炎。

请分析:病人目前的主要护理问题是什么?应如何护理?

化脓性骨髓炎是由化脓性细菌引起的骨组织感染,包括骨、骨膜和骨髓的化脓性炎症。感染可由开放性骨折伤口直接感染到骨骼,也可由血流转移到骨,或直接从附近组织感染蔓延而来。按病程及病理改变分为急性骨髓炎和慢性骨髓炎,按病因分为血源性骨髓炎和外伤性及外源性骨髓炎,以急性血源性骨髓炎最常见。

急性血源性骨髓炎是指细菌从体内其他部位感染灶经血循环播散至骨骼而引起的化脓性细菌感染。本病好发于儿童。好发部位是:股骨、胫骨和肱骨的干骺端。

重点提示

急性血源性骨髓炎的好发部位是长管骨的干骺端。

【护理评估】

1. 致病因素　急性血源性骨髓炎最常见的致病菌是溶血性金黄色葡萄球菌,其次为乙型链球菌。病人常有外伤史或皮肤患疖肿的历史,当原发病灶处理不及时或不当,加上机体抵抗力降低,例如营养不良或久病初愈时,化脓性致病菌进入血流,容易发病。干骺端是生长发育快的区域,血液供给丰富,是细菌特别容易在该处停留致病的原因。

2. 身体状况

(1)症状:发病急骤、寒战、高热39~40℃,脉速、呕吐并能引起中毒性休克,出现嗜睡或烦躁不安、昏迷等症状。

(2)体征:早期患肢剧痛不敢活动,干骺端稍肿,皮温高,局限性深压痛。3~4d后,骨膜下脓肿形成,局部肿胀,压痛加重,邻近关节出现反应性积液。当骨膜下脓肿破入软组织时,局部出现红、肿、热、压痛等炎症症状。当脓肿穿破皮肤外流时,体温随之下降,但局部经久不愈形成窦道。

(3)并发症:由于骨骼受到破坏,1~2周容易发生病理性骨折;当感染波及关节时,可引起化脓性关节炎。

3. 心理-社会状况　本病起病急、发病快,伴有疼痛和肿胀,行动不便,自理能力差,病人易表现出紧张和焦虑情绪。

4. 辅助检查

(1)实验室检查。①血常规:白细胞升高$20×10^9$/L,中性粒细胞0.90以上;②血培养可阳性;③局部脓肿分层穿刺:抽出浑浊或血性液(可做涂片与细菌培养和药敏试验)。

(2)影像学检查。①X线检查:早期无骨质改变,发病2周后,出现干骺端骨质模糊,骨膜反应等;3周后出现骨膜增厚,以后出现骨质破坏、死骨形成。②CT:可较早发现骨膜下脓肿。③MRI:具有早期诊断价值。

【护理问题】

1. 急性疼痛　与感染发生炎性介质刺激有关。

2. 体温过高　与急性化脓性感染有关。

3. 躯体移动障碍　与疼痛及患肢制动有关。

4. 有受伤的危险　与发生病理性骨折有关。

5. 焦虑　与害怕各种治疗及预后有关。

6. 潜在并发症　脓毒症、感染性休克。

【治疗原则】

本病一经诊断,应及早治疗。治疗的目的是防止骨髓炎由急性期向慢性阶段发展及死骨形成。

1. 加强支持疗法,提高机体抵抗力。

2. 早期联合应用大剂量有效抗生素。

3. 患肢制动,用皮牵引或石膏托固定患肢于功能位。

4. 急性期钻孔引流或开窗减压(图 21-13),即在病灶处骨皮质开窗减压,伤口闭式灌洗引流,于窗洞内放置两根导管做持续冲洗及引流,近端导管用于滴入抗生素冲洗液,远端导管用于负压吸引引流。慢性期手术清除死骨和炎性肉芽组织,消灭无效腔以闭合伤口,还可采用二期植骨或肌瓣堵塞消灭无效腔。

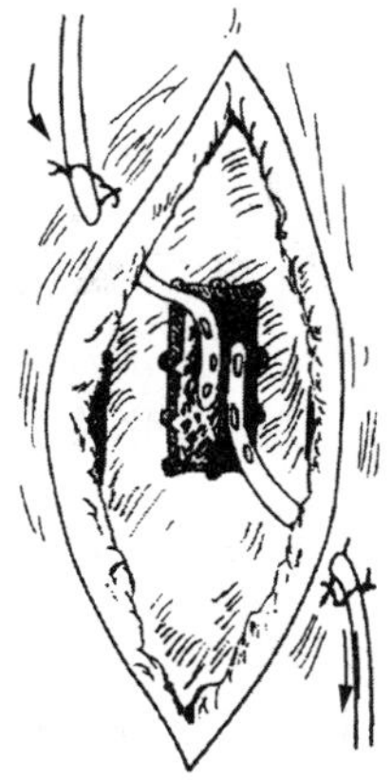

图 21-13　骨开窗减压引流

【护理措施】

1. 病情观察　观察生命体征及神志变化,病人出现缺氧、烦躁、嗜睡、神志不清时,应考虑有感染性休克的发生,及时通知医师处理,并按危重患者护理。注意邻近关节有无红、肿、热、痛或积液出现。

2. 生活护理　鼓励病人多饮水;指导病人进食高热量、高蛋白质、高维生素、易消化的流食或半流食饮食;遵医嘱给予少量多次输入新鲜血、氨基酸、人血白蛋白等;指导病人多卧床休息。每 2~3 小时翻身按摩 1 次,防止压疮。

3. 药物治疗的护理　大剂量使用抗生素治疗时,观察药物的不良反应。

4. 特殊治疗的护理　妥善固定冲洗、引流装置:拧紧各连接接头,翻身时妥善安置管道,以防脱出;躁动病人适当约束四肢,以防自行拔出;保持伤口部位的冲洗管位置在引流管之上,以利引流;冲洗管液瓶高于伤口 60~70cm,引流袋低于伤口 50cm,保持负压状态;钻孔或开窗引流术后 24h 内快速(呈流水样)灌洗,以后每 2 小时快速冲洗 1 次,维持冲洗直至引流液清亮;观察和记录引流液的性状、颜色及量,记录出入量;保证引流通畅,严格无菌操作,防止发生逆行感染。

拔管指征:①关节周围无红肿,体征消失;②引流液澄清;③体温正常 3d 以上,引流液 3 次常规检查及细菌培养均为阴性方可拔管。拔管前停止灌洗,用负压吸引继续吸引 1~2d,伤口无渗液时拔除引流管。拔管后每日伤口换药。

5. 对症护理　高热时,给予物理降温;抬高患肢,减轻局部肿胀或疼痛;必要时用石膏或皮牵引固定于功能位,以此缓解肌痉挛、防止炎症扩散、避免患肢畸形及预防病理性骨折的发生;有窦道形成,加强局部皮肤护理。

6. 心理护理　病人多为儿童,护士应态度和蔼,耐心细致地做好护理工作;安慰和稳定病人及家属情绪。

【健康指导】

1. 指导病人使用拐杖、助行器等支具减轻患肢负重;注意防止跌倒致病理性骨折;疾病痊愈,X线片证明包壳已坚固形成,开始逐渐负重。

2. 功能锻炼与康复指导:急性感染控制后,指导病人进行适当功能锻炼,防止关节强直,肌萎缩:①练习肌肉的等长收缩,以感到肌肉有轻微酸痛为度;②帮助病人按摩患肢,未被固定关节如无禁忌则应进行主动活动;③鼓励病人经常做深呼吸、有效咳嗽及引体向上运动,改善肺部功能,减少并发症的发生。

3. 加强营养,提高机体抵抗力,防止疾病复发。

4. 慢性骨髓炎易复发,出院后应继续抗感染治疗,定期复查。

第四节 骨关节结核病人的护理

学习要点

1. 骨关节结核病人的护理评估、治疗要点及护理措施。

2. 骨关节结核病人的健康教育内容。

案例分析

病人,女性,59岁。背痛伴背部肿物15个月,X线片示 T_5、T_6 椎间隙消失,MRI示椎体破坏严重伴脓肿形成,曾患肺结核。诊断:胸椎结核(T_5、T_6),行后路 T_5、T_6 椎体切除、椎体重建、内固定、椎间融合术,术后效果良好。

请分析:病人即将出院,你准备如何进行出院指导?

骨结核近几年有升高趋势,它属骨科常见多发病,一旦病人患上了骨结核,此病难以治疗,给病人造成严重的痛苦,有的骨结核发生在胸腰椎,易引起瘫痪或残疾,严重威胁病人的身心健康及生命。骨与关节结核常继发于肺结核(约90%),少数继发于消化道或淋巴结结核,好发于儿童及青少年,30岁以下病人占80%以上。好发部位为脊柱(约占50%),其次为膝、髋及肘关节。脊柱结核又以腰椎为最多见,以椎体结核占绝大多数(约99%)。

【护理评估】

1. 致病因素 关节结核来自肺、淋巴等原发病灶。结核菌进入血液循环,再侵入到关节。结核菌侵犯了骨组织而引起一系列的骨性改变。因此,关节结核不单纯是一个局部病变,而是一个全身性疾病的局部表现。

2. 身体状况

(1)症状:①全身症状。起病缓慢,早期多无症状,可有低热、疲倦、盗汗、消瘦、食欲减退及贫血等。②局部表现。发生在椎体的骨结核,疼痛,低热,严重者不能进行体力劳动;发生在肋骨及骨盆结核,局部疼痛,有包块出现;发生在股骨头及四肢结核,除疼痛外,行走困难,有的晚期结核,形成瘘管。a. 疼痛:患处轻微疼痛,劳累后加重,休息后减轻。b. 肿胀与畸形:浅表关节结核可有肿胀和积液,压痛,后期肌肉萎缩,关节呈梭形肿胀。c. 功能障碍:病变关节的疼痛及周围肌肉的保护性痉挛,常使肢体关节活动受限或出现异常姿势。d. 寒性脓肿及窦道:结核性脓肿无红热等急性炎症反应,故称为寒性脓肿。一般局限在病灶附近,但脊柱结核脓肿可以沿肌肉及筋膜间隙流向远处,还可压迫脊髓导致肢体瘫痪。脓肿破溃后可形成窦道,经久不愈,常易并发混合性感染。

(2)体征:病变椎体棘突有压痛及叩击痛,可有椎旁肌紧张、姿势异常、棘突后凸或驼背畸形,脊柱活动受限或截瘫表现。髋关节结核早期就有跛行,托马斯征阳性;腰椎结核拾物试验阳性;膝关节结核因积液过多,出现浮髌试验阳性。

(3)并发症:畸形、截瘫、关节功能障碍、病理性骨折等。

3. 心理-社会状况 结核病的病程长,因病情所致全身表现及局部肌肉痉挛、萎缩、关节畸形和功能障碍等。病人出现不同程度的烦躁、悲观、焦虑情绪。

4. 辅助检查

(1)实验室检查。①血液检查:血红蛋白和红细胞计数下降,血沉增速,混合感染时血白细胞增多;②结核杆菌培养:穿刺及细菌培养阳性率约为70%。

(2)影像学检查。①MRI:具有早期诊断价值;②CT:能显示寒性脓肿及骨关节病灶;③X线:起病2个月后检查才可发现改变。显示椎体中心型的骨质破坏,可有小死骨,椎体呈楔状改变。边缘型的骨质破坏集中在椎体上或下缘,椎间隙变窄或消失,可见寒性脓肿的阴影。

【护理问题】

1. 营养失调:低于机体需要量 与结核病慢性消耗有关。
2. 疼痛 与骨或关节结核病灶和手术有关。
3. 躯体移动障碍 与石膏固定、牵引手术或截瘫有关。
4. 有受伤的危险 与结核破坏椎体或骨质引起骨折或脱位有关。
5. 皮肤完整性受损 与脓肿破溃、窦道经久不愈有关。
6. 潜在并发症 关节功能障碍、畸形、病理性骨折、抗结核药物不良反应。

【治疗原则】

1. 病因治疗 抗结核治疗;支持疗法,提高机体抵抗力。手术治疗可行病灶清除术,包括清除脓腔、干酪样物和坏死的椎间盘,可同时行植骨、内固定术,纠正畸形、稳定脊柱。

2. 对症治疗 寒性脓肿的处理常于病灶清除时同时处理。石膏固定与皮肤牵引局部制动。局部注射抗结核药物。

【护理措施】

1. 病情观察 监测生命体征,行胸椎结核病灶清除术的病人,注意观察呼吸情况,若病人出现呼吸短促、胸闷、发绀、呼吸音降低,应立即通知医师。注意局部脓液变化及局部疼痛、肿胀的变化,以观察治疗效果。注意并发症的观察。

2. 生活护理 卧硬板床,局部制动以减轻疼痛并预防病理性骨折或截瘫,脊柱结核病人应卧床休息。行脊柱结核病灶清除、植骨融合术的病人注意翻身时须3人合作,其中专人固定头部,保持颈部后伸,使之与躯干一致翻动。鼓励病人进食高热量、高蛋白质、富含维生素易消化的饮食。

3. 药物治疗的护理 术前用抗结核药物2~4周。术后继续用抗结核药物3~6个月,告诉病人药物不良反应的症状。对有窦道的病人,除用抗结核药物外,应根据细菌培养和药敏试验,术前1周开始予敏感抗生素。

4. 功能锻炼　术后长期卧床的病人,除截瘫或脊柱不稳定者外,均应主动翻身、坐起或下床活动;合并截瘫或脊柱不稳定者,鼓励病人做抬头、扩胸、深呼吸和上肢运动,同时做关节被动活动。功能锻炼时注意:①病人术后1~2d或发热时,不宜活动,以免引起疼痛;②活动量应视病情而定,循序渐进,持之以恒;③锻炼过程中应观察病人有无不良反应,若病人运动后出现精神不振、疲乏、疼痛加重时,应暂停锻炼。

5. 心理护理　多与病人沟通,鼓励病人及家属增强疾病治疗的信心。

【健康教育】

1. 指导出院后的功能锻炼。

2. 出院需继续抗结核治疗,向病人及家属讲解用药知识。

第五节　颈、腰椎退行性疾病病人的护理

学习要点

1. 颈椎病及腰椎间盘突出症非手术治疗的护理措施。

2. 颈椎病及腰椎间盘突出症的健康教育。

案例分析

病人,男性,61岁。颈肩疼痛向左上肢放射半年,劳累后加重。查体:颈5、颈6左侧压痛,左手握力弱,尺侧感觉减弱,左上臂臂丛牵拉试验(+)、压顶试验(+),X线片示:颈5、颈6间隙变窄,椎体前缘骨质增生,颈5、颈6左侧椎间隙变窄。

请分析:

1. 该病人非手术治疗的主要护理措施有哪些?

2. 如何对此病人进行健康教育?

一、颈椎病病人的护理

颈椎病指颈椎间盘退行性变,及其继发性椎间关节退行性改变刺激或压迫脊髓、神经根、血管而引起的一系列症状和体征,多见于中老年人,男性居多,好发部位依次为颈4~5、颈5~6、颈6~7。

【护理评估】

1. 致病因素　颈椎间盘出现退行性变是颈椎病发生的最基本的原因。急、慢性损伤可加速原已退变的椎体、椎间盘及椎间关节的退变过程,进一步加重失稳和移位,从而导致颈椎病的发生。其分类有神经根型、脊髓型、椎动脉型、交感神经型,以神经根型多见。

2. 身体状况

(1)神经根型:由于神经根受刺激或压迫所致,是颈椎病最常见类型。临床表现为颈痛及

颈僵硬,并有肩部及上肢放射痛。颈部活动时,疼痛加剧。上肢有沉重感,可有皮肤麻木或过敏等感觉。上肢肌力及手握力可减退。检查可见颈部肌紧张,颈肩部有压痛点,颈部活动受限,受累神经根支配区出现感觉异常、肌力减退及腱反射改变。

上肢牵拉试验阳性:检查者一手扶患侧颈部,一手握患腕外展,双手反向牵引,使臂丛神经受牵拉,若患者感到放射痛或疼痛加重为阳性。

压头试验阳性:病人头后仰并偏向患侧,检查者用手压迫头部,出现颈肩或上肢放射痛为阳性。

(2)脊髓型:脊髓受压所致。临床表现为颈痛不明显,出现手足无力,行走、持物不稳,握力减退,四肢自下而上瘫痪,可有四肢麻木,行走有踩棉花样的感觉,随病情加重出现大小便功能障碍及胸腹部束带感。检查肢体有不同程度的瘫痪,腱反射亢进或出现 Hoffman 征阳性等病理反射。

(3)椎动脉型:椎动脉受刺激、牵拉或压迫所致,主要表现如下。①眩晕、头痛、枕部、顶枕部胀痛,有时出现耳鸣;②视觉障碍:突发性弱视、失明或复视;③猝倒:常于头部屈伸或旋转时发生,病人猝倒后站起来可继续正常活动。当头部活动时可诱发或加重上述表现。

(4)交感神经型:发病原因不明,临床表现复杂,常发生一系列交感神经症状。①交感神经兴奋症状:有头痛或偏头痛、视物模糊、畏光、眼后部胀痛;耳鸣、听力障碍、心前区疼痛、心律失常和血压增高;②交感神经抑制症状:头晕、眼花、流泪、鼻塞、心动过缓、血压下降及胃胀气等。

3. 心理-社会状况　疾病症状复杂,早期往往不典型而难以确诊,加重病人心理负担。症状严重者影响工作、生活。病人出现焦虑或烦躁。颈椎手术风险较大,病人及家属担心预后,恐惧手术。

4. 辅助检查

(1)颈椎 X 线检查:可见颈椎生理前凸减小或消失,椎间隙变窄,椎体骨质增生,椎间孔变形、缩小,颈椎不稳。

(2)CT、MRI、脊髓造影:可显示脊髓受压情况。

(3)椎动脉造影:可见椎动脉纡曲、变细或受压。

【护理问题】

1. 急性疼痛　与神经根受刺激或压迫,椎-基底动脉供血不足而侧支循环血管代偿性扩张有关。

2. 有受伤的危险　与上肢肌力下降,手指运动不灵活,四肢乏力,行走、持物不稳或椎动脉受到刺激突然痉挛致猝倒有关。

3. 躯体移动障碍　与神经根受压、牵引或手术有关。

4. 焦虑　与担心治疗效果不佳、手术风险较大有关。

5. 知识缺乏　缺乏疾病防治知识和手术后康复知识。

6. 潜在并发症　窒息、肢体运动感觉障碍。

【治疗原则】

1. 非手术治疗　早期可采用颌枕带牵引、推拿按摩理疗、颈围制动、卧床休息等对症治疗方法;药物治疗可用非甾体抗炎药、肌松弛药、脱水药及镇静药等。

2. 手术治疗　诊断明确的颈椎病经非手术治疗无效,或反复发作者,或脊髓型颈椎病症状进行性加重者可手术治疗。手术因途径不同分前路手术、前外侧手术及后路手术 3 种。

【护理措施】

1. 病情观察 术后密切观察生命体征,前路手术后应密切观察呼吸状态,因术中反复牵拉气管,使气管黏膜受损水肿,使呼吸道不畅。当病人出现呼吸费力,张口状急迫呼吸,应答迟缓,发绀等,应立刻通知医师,做好进一步检查和处理。注意伤口出血,前路手术常因骨创面渗血或术中止血不彻底,而引起伤口出血。出血量大或引流不畅使颈部切口内积血,血肿压迫气管,甚至危及生命。应观察颈部敷料有无渗血,保持引流通畅,观察颈部有无肿胀或颈部软组织的张力是否增大,询问病人是否感到憋气、呼吸困难。

2. 生活护理 行植骨椎体融合者,搬动病人时,要特别注意颈部固定,需有专人固定头部,颈部稍前屈位,三人同时用力将病人平放病床,两侧颈肩部给予固定,从而制动颈部。加强营养,提高抵抗力。

3. 药物治疗的护理 药物不良反应的观察。

4. 特殊治疗的护理 颈前路手术者,术前应进行气管推移训练;行后路、前侧路手术者,术前指导俯卧位和侧卧位,患侧在上;需植骨者,备皮时应注意供骨部位皮肤准备。

5. 对症护理 颌枕带牵引取坐位或卧位,头微屈,牵引重量 2~6kg,每日数次。也可持续牵引,每日 6~8h,2 周为 1 个疗程。脊髓型一般不宜采用,也可用颈托或颈围制动,限制颈椎过度活动。指导病人正确使用颈托或颈围。专业人员进行局部推拿或按摩。疼痛时按医嘱使用镇痛药物缓解。术后常规雾化吸入,鼓励病人深呼吸和有效地咳嗽、咳痰,保持呼吸道通畅,预防肺部感染。

6. 心理护理 做好解释工作,尤其是手术的目的、过程及术后的康复知识,增强信心。

【健康教育】

1. 选择正确的睡眠体位和适宜的枕头。睡眠时,保持颈、胸、腰部自然屈度,髋、膝部略屈曲为佳;枕头以中间低两端高、透气性好、长度超过肩宽 10~16cm、高度以头颈部压下后一拳头高为宜。

2. 避免颈部损伤,保持颈部平直。

3. 教会病人及家属牵引、推拿的方法及注意事项,一旦发生病情变化及时就诊。

二、腰椎间盘突出症病人的护理

腰椎间盘突出症是指椎间盘变性、纤维环破裂、髓核组织突出刺激或压迫神经根、马尾神经所引起的一种综合征,是腰腿痛最常见的原因之一。以 20~50 岁为多发年龄,男性多于女性。下腰椎负重最多,活动度最大,因而腰椎间盘突出最好发于腰 4~5 和腰 5 骶 1 椎间隙,占 90%~96%。

【护理评估】

1. 致病因素 椎间盘退行性变是腰椎间盘突出的基本因素。随年龄增长,纤维环和髓核水分减少,髓核弹性降低,椎间盘变薄及结构松弛,软骨板囊性变。损伤尤其是反复弯腰、扭转等慢性积累伤是椎间盘变性的主要原因,可造成椎间盘突出。

2. 身体状况

(1)症状:腰痛是大多数病人最先出现的症状,坐骨神经痛常与腰痛并存。典型的坐骨神经痛是从下腰部向臀部、大腿后方、小腿外侧至足部的放射痛。当咳嗽、用力排便等腹内压增高时可使疼痛加剧。病情较重者,疼痛区麻木感。马尾神经受压,可出现大、小便功能障碍,马鞍区感觉异常。活动受限。

（2）体征：腰椎侧突，病变部位压痛及骶棘肌痉挛，下肢感觉、反射异常，肌力下降。直腿抬高试验及加强试验阳性：病人仰卧，伸膝，被动抬高患肢，下肢抬高在 60° 以内即出现腰痛及坐骨神经痛，称为直腿抬高试验阳性。缓慢放下患肢至疼痛消失时，再将踝关节背伸，又出现腰痛及放射痛时，称为加强试验阳性。双侧直腿抬高试验阳性，提示中央型突出。

（3）并发症：血管或神经根损伤、神经根粘连、椎间盘感染。

3. 心理-社会状况　因长时间的腰腿疼痛，下肢感觉异常，严重时，导致生活能力下降，病人可有抑郁、焦虑等心理情绪。

4. 辅助检查

（1）X 线检查：可提示椎体边缘增生及椎间隙变窄等退行性变，但不能直接反应椎间盘突出。

（2）CT、MRI：显示椎管形态、椎间盘突出的大小及方向等，MRI 还能显示脊髓、髓核、马尾神经、脊神经根的情况，对腰椎间盘突出症的诊断具有较大价值。

（3）脊髓造影：可间接显示有无腰椎间盘突出、突出的程度及椎管狭窄程度。

【护理问题】

1. 急性疼痛　与髓核压迫引起的炎症有关。

2. 躯体移动障碍　与神经功能障碍有关。

3. 知识缺乏　缺乏与腰椎间盘突出的预防及功能锻炼相关的知识。

【治疗原则】

1. 非手术治疗　早期症状较轻者，应立即卧硬板床休息；对症采取骨盆牵引、理疗、推拿按摩、应用腰围、皮质激素硬膜外注射、髓核化学溶解法等非手术治疗方法。

2. 手术治疗　症状重者，经严格非手术治疗 3~6 个月无效，或有马尾神经受损者。手术方法可采用经皮髓核切吸术和髓核摘除术。

【护理措施】

1. 病情观察　牵引期间，观察牵引是否有效、牵引带有无松动，疼痛是否减轻；手术后观察生命体征、切口出血情况、引流的性状和引流量的多少。

2. 生活护理　急性期病人应绝对卧硬板床休息，卧床 3 周后若病情允许，可带腰围下床活动，3 个月不做弯腰持物动作并行腰背肌锻炼；病人取仰卧位，床头抬高 30°，屈膝，腘窝放一小软枕；卧床期间给予富含膳食纤维、易消化吸收的食物，多饮水，以防泌尿系感染。

3. 药物治疗的护理　皮质激素硬膜外封闭常用醋酸泼尼松龙 1.7ml 加 2% 利多卡因 4ml 行硬膜外腔注射，每周 1 次，3 次为 1 个疗程。髓核化学溶解法将胶原酶注入椎间盘内，以溶解髓核和纤维环，使其内压降低或突出髓核缩小。要注意过敏反应。

4. 对症护理　持续骨盆牵引，可使腰椎间隙增宽，降低椎间盘内压，以还纳或缩小突出髓核。牵引重量 7~15kg，抬高床脚做反牵引，持续 2 周。推拿按摩对某些早期病人有较好的效果，中央型突出者不宜按摩。急性期后下地活动应用围腰，但不宜久用。加强引流管的护理。

5. 心理护理　对病人做好解释工作，尤其是手术的目的、过程及术后的康复知识，增强信心。

【健康教育】

1. 避免慢性损伤：指导病人及家属平时坐、卧、立、行、劳动时采取正确姿势，以减少急慢性损伤发生的机会。持物少于 15kg。

2. 经常改变体位,避免长时间用同一姿势站立。

3. 积极参加适当体育锻炼,尤其注意腰背肌锻炼。

4. 过度肥胖者减肥。

第六节 骨肿瘤病人的护理

学习要点

1. 骨肿瘤病人的临床表现及处理原则。

2. 化疗病人的护理。

3. 截肢病人的护理。

案例分析

患儿,3岁,右小腿中段肿胀,疼痛逐渐加重3个月,疼痛明显。查体:右胫骨中段肿胀,浅静脉怒张,压痛,扣及4cm×5cm大小硬性菱形肿块,边界不清、固定。X线片示:右胫骨中段骨质破坏,骨膜反应明显,可见葱皮样骨膜反应。诊断:右胫骨尤文肉瘤。

请分析:

1. 该病人目前主要的护理问题是什么?

2. 请根据提出的护理问题制定合理的护理计划。

骨肿瘤是由骨组织(骨、骨膜和软骨)及骨附属组织(骨的血管、神经、纤维组织、脂肪等)所发生的肿瘤。骨肿瘤的发生率占全身肿瘤的2%~3%,分原发性和继发性两大类。原发性骨肿瘤指来自骨本身的瘤细胞;继发性骨肿瘤是由身体其他器官或组织发生的恶性肿瘤随血循环或淋巴管转移到骨组织。原发性良性肿瘤比恶性肿瘤多见。骨肿瘤的发病(如肉瘤)多见于儿童和青少年。解剖部位对肿瘤的发生也有重要意义,许多肿瘤多见于长骨的干骺端,例如胫骨上端、股骨下端。常见的骨肿瘤有以下几种。

1. **骨软骨瘤** 占骨良性肿瘤40%以上,约有1%的病例可发生恶变。骨软骨瘤好发于股骨下端、胫骨上端和肱骨上端。一般无明显症状,多在无意中发现而就诊。少数长到一定大时,压迫肌腱、神经、血管时,可有隐痛并影响肢体功能。X线摄片可明确诊断。治疗原则为手术完整切除。

2. **骨巨细胞瘤** 是起源于骨松质的溶骨性肿瘤,多见于20~40岁病人,好发于股骨下端和胫骨上端。可发生恶变。主要症状为局部疼痛并逐渐加重。X线摄片可诊断。治疗原则为手术切除或刮除;恶性变者行根治切除或截肢。

3. **骨肉瘤** 是原发性骨肿瘤,恶性程度高,多见于年轻人。常发生于股骨下端,胫、腓骨上端和肱骨上端。主要临床表现是进行性加重的疼痛,开始为间歇性隐痛,逐渐转为持续性剧痛,患肢功能受限。病变局部肿胀,皮温升高,静脉扩张。X线片示骨质浸润性破坏,边界不清。实验室检查血碱性磷酸酶增高。治疗原则为手术治疗,关节离断或截肢,配合化疗。

4. 转移性骨肿瘤　在骨恶性肿瘤中占相当大比例,是由其他部位的恶性肿瘤通过血液或淋巴转移而来。原发病灶中以乳腺癌最多见,依次为前列腺癌、肺癌、肾癌、膀胱癌等。主要症状是局部剧烈疼痛,可发生病理性骨折。治疗原则为对症治疗为主,发生病理性骨折时行骨折内、外固定,但愈合缓慢或不愈合。

【护理评估】

(一) 致病因素

骨肿瘤的病因至今未明,以往认为损伤特别是慢性轻微损伤、慢性感染均可引起骨肿瘤。因恶性骨肿瘤有很大部分是继发,所以要注意既往疾病史,尤其要了解肿瘤病史。年龄在骨肿瘤的发病也很有意义。40 岁以上的病人一般多为转移性肿瘤。

(二) 身体状况

1. 症状

(1) 疼痛:是最常见的症状,约占 70%。疼痛的出现时间可早可晚,疼痛的性质也可轻可重,病程一般较长。疼痛的程度不一,在早期,疼痛较轻,呈间歇性,逐渐变为持续性,严重者易引起注意,轻者常被忽视。位于脊柱者可表现为腰部、胸背部、肋胸部、颈疼痛。在胸椎者常伴单侧或双侧的肋间神经痛。在腰椎者有时可以表现出腹痛。疼痛的特点常有变化,制动多无效,疼痛的程度越来越重,进展迅速。位于骨盆者,常伴有髋关节、股内侧疼痛;位于股骨上端及肱骨上端者常伴有关节功能障碍。恶性骨肿瘤夜间痛,静止痛更明显。

(2) 局部肿块和肿胀:位于深部的肿瘤早期常不易发现包块,只反映出局部的疼痛,表浅者部分病例可见肿胀及包块,约占 5%,所以因包块而就诊者极少见。恶性肿瘤的局部浸润或良性肿瘤的压迫均可影响体液回流而发生肿胀,一般是渐进性的。

(3) 压迫症状和功能障碍:肿瘤增大在重要的神经附近时可以有或多或少的压迫症状,产生麻木、肌肉无力或萎缩,如脊柱转移肿瘤常很快出现脊髓、马尾或神经根的压迫症状,出现神经痛,感觉可减退,肌力减弱以至麻痹,常伴括约肌功能障碍。以麻痹为首症者约占 2%,因瘫痪而入院者几乎占 50%。在骨盆者可引起直肠、膀胱的压迫症状,出现大、小便功能障碍。位于肢体者亦可引起血管和神经干的压迫症状。脊髓肿瘤不论良、恶性都可引起截瘫。邻近关节的肿瘤,由于疼痛和肿胀使关节功能障碍。

(4) 病理性骨折和脱位:常为首要症状之一,有轻微外伤或根本没有任何诱因,即发生了骨折。在下肢出现率最高,一旦发生病理性骨折,疼痛加重,肿胀明显。在脊柱者很快即出现瘫痪。发生于骨干骺端的肿瘤因破坏了构成关节骨的完整性,可发生病理性关节脱位。

(5) 全身症状:有原发癌症状者,周身情况差,常有贫血、消瘦、低热、乏力、食欲减退等。恶性骨肿瘤晚期出现恶病质。无原发癌表现者,病人全身情况常较好,部分病人如正常人一样,但很快即出现周身症状。

(6) 转移病灶:转移到其他器官,发生相应症状。

2. 体征　恶性肿瘤肿胀迅速,局部血管怒张。可出现压迫症状,病理性骨折,病理性关节脱位。

(三) 辅助检查

1. X 线检查　对明确骨肿瘤性质、种类、范围及决定治疗方针都能提供有价值的资料,是骨肿瘤重要的检查方法。良性骨肿瘤形态规则,与周围正常骨组织界限清楚,以硬化边为界,骨皮质因膨胀而变薄,但仍保持完整,无骨膜反应;恶性肿瘤的影像不规则,边缘模糊不清、溶骨现象较明显,骨质破坏、变薄、断裂、缺失,原发性恶性肿瘤常出现骨膜反应,其形状可呈阳光放射状、葱皮样及 Codman 三角。

2. CT、B 超、MRI 及 ECT　发生在骨盆、脊柱等部位的肿瘤,在普通 X 线片不能很好地显示时,可以帮助判明肿瘤的部位和范围。

3. 骨扫描　可以在普通 X 线片尚未有阳性改变时即显示出原发、继发性骨肿瘤的存在。

【护理问题】

1. 疼痛　与肿瘤浸润有关。

2. 躯体移动障碍　与疼痛、病理性骨折、脱位有关。

3. 营养失调:低于机体需要量　与肿瘤消耗有关。

4. 恐惧　与担心肢体功能丧失或疾病预后有关。

5. 潜在并发症　病理性骨折、脱位。

【治疗原则】

良性肿瘤多以局部刮除植骨或切除为主,如能彻底去除,一般不复发,预后良好。恶性肿瘤以手术为主配合放疗、化疗的综合治疗。

【护理措施】

1. 病情观察　观察生命体征及伤口渗血情况,尤其截肢者。观察手术肢体远端血供,活动。对手术出血较多,创伤大,术后每 15～30 分钟测量血压、脉搏和呼吸 1 次,以后逐渐延长测量时间。有伤口引流者,妥善固定,保持引流管通畅,引流袋应低于伤口,观察并记录引流液的量和性状及伤口渗血情况。

2. 生活护理(休息、体位、饮食、清洁、大小便)　注意卧床休息,尽量不过多过早活动。下肢肿瘤病人可能发生病理性骨折和关节脱位,应避免下地负重。脊柱肿瘤的病人绝对卧床,防止骨折造成截瘫。对于允许活动而不能行走的病人,使用轮椅活动。对无法休息和睡眠的病人,必要时给予镇静镇痛药以保证休息。搬运及翻身时应保持脊柱水平。术后根据病人情况暂禁食或进流食、半流食,之后鼓励病人进食高蛋白质、高热量、高维生素和易消化的饮食,多吃水果、蔬菜,多饮水。尽量选择适合病人口味且营养丰富的食品。鼓励少食多餐,注意就餐环境。遵医嘱使用静脉营养支持疗法。术后卧床时间较长,护理人员应加强巡视,协助病人洗漱和排便,每日 2 次皮肤护理。条件允许的协助翻身拍背,洗头洗澡。

3. 药物治疗的护理　对继续化疗、放疗及截肢的病人做好相应的护理。减少副作用及并发症。

4. 手术病人的护理

(1)术前护理:做好心理护理,纠正营养障碍,其他护理同骨科一般护理。

(2)术后护理:①抬高患肢,制动,注意肢端血液循环情况;②及时更换敷料;③应用抗生素防止感染;④有石膏固定者注意患肢功能锻炼;⑤截肢者早期下床活动,并为安装假肢做准备;⑥注意截肢病人的心理状态,防止发生意外。

5. 对症护理　疼痛严重影响病人的身心,影响睡眠,不利于病人的恢复,应了解疼痛性质、程度、发作持续时间,以便及早、足量、准确地按医嘱使用镇痛药。应用镇痛药时按"三阶梯"止痛方案执行。除镇痛药物外,尚需注意:①按时给药,尽可能在未痛之前用药;②指导病人保持舒适的体位并经常改变;③适当应用镇静药,增强止痛效果;④转移病人的注意力,适当安排娱乐活动,消除紧张情绪。

6. 幻肢痛护理　幻肢痛是病人术后相当一段时间内对已经切除部分的肢体仍然有疼痛或其他异常感觉。疼痛多为持续性,尤以夜间为甚。术后应引导病人注视残端,轻轻叩击其神经残端,按摩局部或用理疗、封闭、神经阻断及心理治疗的方法消除幻肢痛。功能锻炼:鼓励病人在允许范围内进行功能锻炼,防止肌肉萎缩、关节强直和静脉血栓。术后 48h 开始锻炼肌肉舒缩,禁止影响骨和肌肉稳定性的活动;术后 3 周,可做手术部位远近关节活动,但不负重;术后 6 周,进行全身及重点关节的活动,逐渐加大力度,并可辅以理疗、按摩等。

7. 心理护理　做好解释工作,尤其对恶性骨肿瘤病人多有恐惧、悲观等心理反应,给病人以安慰和心理支持,使病人情绪稳定,消除病人的顾虑使之配合治疗。对于拟行截肢手术的病人,应给予精神上的支持。向病人及其家属说明疼痛是恶性骨肿瘤的主要表现,消除病灶(手术截除)是首选解痛方法;对症处理应与医师配合,才能充分发挥疗效。

【健康教育】

1. 向病人及其家属说明足够的营养对机体的重要性,强调营养在肿瘤治疗过程中的作用。

2. 向病人及其家属说明肿瘤局部护理的重要性,延缓肿瘤扩散。对肿瘤局部不能用力挤压、按摩、热敷和理疗,以防止肿瘤细胞扩散。对肿瘤局部不能自涂药油、外敷刺激性药膏等,以防止对肿瘤局部的刺激。肿瘤局部避免受压、触碰,以防出血。

3. 对恶性骨肿瘤病人应使其情绪稳定,合理应用止痛药物,提高生活质量。

4. 指导病人进行各种功能锻炼。

5. 按时复查,出现异常情况如局部肿胀、疼痛时,应及时到医院就诊。

讨论与思考

1. 骨折的专有体征有哪些?
2. 骨折的治疗原则是什么?
3. 你在护理观察中发现什么表现要考虑有骨筋膜室综合征的可能?
4. 脊柱骨折的病人在急救中需要特别注意的问题是什么?
5. 脱位的临床特征有哪些?
6. 脱位的治疗原则是什么?
7. 急性化脓性骨髓炎的主要护理问题有哪些?
8. 请给一名即将出院的颈椎病病人做出合适的出院指导。
9. 腰椎间盘突出症的生活护理要点是什么?
10. 你护理的一名骨肉瘤病人术后出现了幻肢痛,你准备如何处理?

(王　萌　刘树森)

第 22 章

皮肤、性病病人的护理

学习要点

1. 感染性皮肤病的临床特点和护理。
2. 变态反应性皮肤病的病因、临床表现、治疗和护理。
3. 银屑病、神经性皮炎的临床特点和护理。
4. 淋病和梅毒的病因、临床表现、治疗和护理。

第一节 概 述

皮肤是人体最大的器官,被覆于人体表面,在口、鼻、肛门、尿道口、阴道口等处与体内管腔黏膜相移行。皮肤总重量占体重的 16% ,成人皮肤总面积 1.5~2m²。皮肤的厚度因年龄、部位而异,不包括皮下组织,其平均厚度为 0.5~4mm,掌跖部的皮肤较厚,眼睑部最薄。

一、皮肤结构和功能

(一)皮肤的结构

皮肤由表皮、真皮和皮下组织构成,其间除有毛发、汗腺、皮脂腺、指(趾)甲等附属器外,还有丰富的血管、淋巴管、神经和肌肉(图 22-1)。

1. **表皮** 由深至浅依次分为基底层、棘层、颗粒层、透明层、角质层。

2. **真皮** 在表皮下方,主要由成纤维细胞和它产生的胶原纤维、弹力纤维、网状纤维组成。各种纤维构成支架,支持着皮肤。真皮分为两层,浅层薄,称乳头层;深层厚,称网状层。

3. **皮下组织** 又称浅筋膜,是由疏松结缔组织和脂肪小叶构成,此层内含有汗腺、毛囊、血管、淋巴管及神经等,具有保温、缓冲、贮存能量等作用。

4. **皮肤的附属器** 包括毛发、皮脂腺、汗腺和指(趾)甲等。

(1)毛发:分毛干和毛根,在毛与皮肤表面呈钝角的一侧,有一束平滑肌称立毛肌,该肌收缩时可使毛竖立。

(2)皮脂腺:位于毛囊和立毛肌之间,能分泌和排泄皮脂。除掌跖和指(趾)屈侧外,皮脂

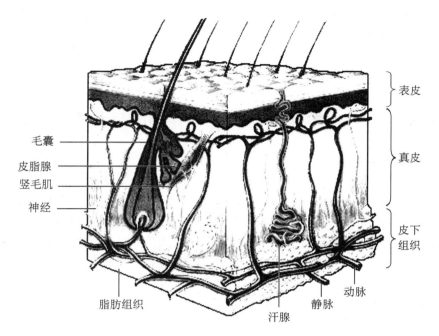

图 22-1　皮肤结构

腺广泛分布于全身,以头、面、躯干中部居多。

(3)汗腺:分大汗腺和小汗腺。大汗腺主要分布于腋窝、肛周、外阴等处,分泌物较浓稠;小汗腺遍布全身,可分泌汗液。

(4)甲:分为甲板和甲根。露在外面的称为甲板,埋在皮肤内的称为甲根。

5. 皮肤的血管、淋巴管、神经和肌肉　皮肤的血管主要有皮下、真皮下、乳头下 3 个血管丛。淋巴管起源于真皮乳头层毛细淋巴管。皮肤的神经来自脑脊神经的感觉纤维,能感受痛觉、温度觉、触觉、压觉和痒觉,又有来自交感神经的节后纤维,支配皮肤血管、汗腺和立毛肌。皮肤的肌肉主要是平滑肌和横纹肌。

(二)皮肤的生理功能

1. 保护作用　完整的皮肤是一道天然的屏障。干硬坚固的角质细胞不仅使表皮具有耐受物理性、化学性刺激的能力,还可阻止外界生物性有害物质的侵入,防止体内组织液的外渗,具有重要的保护作用。

2. 感觉作用　皮肤有丰富的神经末梢,能感受外界的各种刺激,使人体产生痛觉、温度、触觉、压觉和痒觉等,并做出相应反应。

3. 体温调节作用　皮肤通过血管的舒缩和出汗,对体温进行调节,受下丘脑体温调节中枢管制。

4. 吸收作用　皮肤虽然是一个防止水和某些化学物质进入机体的屏障,但也有一定的通透性,这是外用药物治疗皮肤病的理论基础。皮肤吸收的主要途径是角质层,它在皮肤表面形成一个半透膜。在一定条件下,水可以自由通过,而少数重金属和化学物质,是通过毛囊皮脂腺和汗腺管侧壁弥散到真皮中去。

5. 分泌排泄作用　主要是通过大小汗腺和皮脂腺来完成的。小汗腺的分泌主要受体内外温度的影响、汗液的蒸发通过汗液分泌来调节体温,同时通过汗液排泄部分代谢废物。皮脂腺排出的皮脂,有润泽毛发和保护皮肤的作用。

二、皮肤病病因分类

【护理评估】

皮肤病的病因复杂,对皮肤病发生有影响的一般因素有年龄、性别、职业、季节、个人卫生及社会因素等。

(一)病因及分类

1. 病因

(1)内因:①精神因素。精神紧张或焦虑可加重银屑病,大脑皮质兴奋与抑制功能失调可诱发神经性皮炎。②内分泌紊乱,见于皮肤黏液性水肿、痤疮、黄褐斑。③代谢障碍,如皮肤淀粉样变、黄色瘤、肠病性肢端皮炎。④全身性疾病:消化道肿瘤可伴发黑棘皮病,皮肌炎常伴发肿瘤,感染可引起发炎性皮肤病。⑤遗传因素,见于鱼鳞病、异位性皮炎、先天性大疱性表皮松解症。

(2)外因:①物理因素。放射线可引起急慢性放射性皮炎和肿瘤,压力或摩擦引起胼胝、鸡眼。寒冷造成冻伤,强烈日晒可引起晒伤。②化学因素。染发剂或化妆品诱发接触性皮炎。③生物因素。疥螨引起疥疮,病毒引起疣带状疱疹,淋球菌引起淋病,苍白螺旋体引起梅毒等。

2. 分类 皮肤病种类繁多,按照病因及发生机制可分为以下种类。

(1)感染性皮肤病:常见的有真菌性皮肤病、细菌性皮肤病、病毒性皮肤病。

(2)变态反应性皮肤病:常见的有接触性皮炎、湿疹、荨麻疹、药疹等。

(3)性传播疾病:如梅毒、淋病、尖锐湿疣、生殖器疱疹、非淋菌性尿道炎、艾滋病等。

(4)其他皮肤病。

(二)身体状况

1. 症状 病人主观感受到的不适称为症状。①局部症状主要有瘙痒、疼痛、烧灼及麻木感等,全身症状有畏寒、乏力、食欲缺乏和关节疼痛等。症状的轻重与原发病的性质、病变程度和个体差异有关。②瘙痒是皮肤病最常见的症状,可轻可重,时间上可以为持续性、阵发性或间断性,范围上分为局限性或泛发型。常见于荨麻疹、湿疹、疥疮等。

2. 体征 客观存在、可看到或触摸到的皮肤黏膜及其附属器的改变称为体征,又称皮肤损害(简称皮损)。皮损可分为原发性和继发性两大类,但两者不能截然分开,如脓疱为原发性损害,但也可继发于丘疹和水疱。

(1)原发性皮损:是由皮肤性病的组织病变直接产生,对皮肤性病的诊断具有重要价值。

1)斑疹:为<10mm 不同形态、扁平的色素异常斑,斑片直径为>30mm 的斑疹。斑疹和斑片可见于雀斑、扁平痣、文身、酒色斑、立克次体感染引起的皮疹、麻疹和过敏性药疹。

2)丘疹:为局限性、实质性、直径<10mm 的高起皮损。常见于许多皮肤病(如痣、银屑病、梅毒下疳、扁平苔藓、某些药疹等)。

3)结节:为一种可触及的坚实损害,直径>5mm 或>10mm。它可以高起或不高起,如角质囊肿、纤维瘤、结节性红斑、淋巴瘤的某些类型及其他新生物。

4)水疱:为一种局限性、直径<5mm 含有血清液体的高起损害。直径≥5mm 的水疱被称为大疱。水疱和大疱通常是由于原发性刺激、过敏性接触性皮炎、物理损伤、晒伤、昆虫叮咬或

病毒感染引起。

　　5)脓疱:为一种表浅的含有脓液的高起损害。脓疱可由细菌和感染性炎症引起。常见由脓疱疮、毛囊炎、脓癣和掌跖脓疱性银屑病等引起。

　　6)风团:是一种由局限性水肿引起的暂时性、高起的皮损。风团常见于过敏反应,如药疹、昆虫叮咬或对冷、热、压力、阳光过敏。大片局限性皮下水肿又称为血管神经性水肿。

　　(2)继发性皮损:是由原发性皮损自然演变而来,或因搔抓、治疗不当引起。

　　1)鳞屑:为表皮角质层的堆积碎片。常见的鳞屑有银屑病、脂溢性皮炎、浅部真菌感染、花斑疹、玫瑰糠疹和任何类型的慢性皮炎。

　　2)痂:由干燥的血清、血液或脓液组成。结痂多见于炎症性和感染性疾病。

　　3)糜烂:为局限性部分或全部的表皮缺损。常见于疱疹病毒感染和天疱疮。

　　4)溃疡:为局限性表皮和部分真皮的缺失。溃疡的病因有时非常明确,可以是物理性创伤或急性细菌感染引起。但有时病因不很明确也可以为慢性细菌性、真菌性感染、各种周围血管疾病、神经病变、系统性硬皮病或肿瘤引起。

　　5)表皮剥脱:常由搔抓、摩擦或挖抠引起的线状或点状结痂。

　　6)苔藓化:为皮肤增厚伴皮纹加深。典型伴发苔藓化的疾病有异位性皮炎和慢性单纯性苔藓(局限性搔抓性皮炎)。

　　7)皮肤萎缩:像纸一样变薄、起皱。常见于老年人、盘状红斑狼疮、长期外用高效糖皮质激素及某些灼伤后的病人。

　　8)瘢痕:为某些皮肤破坏后由纤维组织增生替代正常皮肤结构的损害。瘢痕可由灼伤或割伤引起,也可来源于某些疾病(如盘状红斑狼疮)。

　　(三)**心理-社会状况**

　　对病人及家属进行评估,了解其对患者疾病的认识,看是否有紧张、焦虑等状况。

　　(四)**辅助检查**

　　部分皮肤病还需进行实验室检查,作为指导治疗和预测病情发展的参考,如病原体检查、皮肤组织病理学检查、免疫学检查、皮肤斑贴试验、聚合酶链反应等。

　　【护理问题】

　　1. 皮肤完整性受损　与皮疹发生、剧痒有关。

　　2. 睡眠型态紊乱　与皮肤湿疹有关。

　　【治疗原则】

　　1. 全身疗法　常用的内用药有抗组胺药、糖皮质激素、抗生素、抗真菌药、维生素和免疫抑制药。

　　2. 局部疗法　通过局部应用不同剂型的有效药物,以发挥镇静、止痒、安抚、收敛、润滑、腐蚀等作用而使皮损消退。应根据病因、皮损特点,正确合理地选用外用药物的种类及剂型。

　　3. 物理疗法　常用的有电疗法、光疗法、药浴、冷冻疗法、放射疗法等。

　　【护理措施】

　　1. 病情观察　观察皮损的发生、发展变化,对伴全身中毒症状较重的病人,要定时监测生命体征变化。

　　2. 一般护理

　　(1)饮食护理:指导病人食物宜清淡富含营养,多吃新鲜的瓜果蔬菜,禁辛辣等刺激性饮食。变态反应性皮肤病病人应避免鱼、虾、蟹等动物蛋白。

（2）生活护理：保持皮肤清洁、干燥、完整，对长期卧床病人要定时翻身，预防压疮。同时注意防止交叉感染。

（3）心理护理：护士要关心、同情病人，主动介绍疾病的相关知识，鼓励病人树立信心，积极配合治疗。

3. 皮损的一般护理

（1）一般无渗出和感染的皮损原药如为油剂，可用消毒植物油清除；如为洗剂或擦剂，可用温水或棉花轻轻清洁局部。若有继发感染时，须用 1∶5000 的高锰酸钾溶液清洁。

（2）有渗出的皮损伴脓血痂可用高锰酸钾浸软，痂皮较厚时，一时不能清除，可先用硼酸软膏厚涂包扎，次日擦去油膏及浸软的痂，再用高锰酸钾清洁。

（3）皮损为脓疱应先挑破，剪掉坏死的部位，再用高锰酸钾清洁。

（4）全身化脓性感染的皮损可用高锰酸钾液浸浴，并注意保暖，防止受凉，不要擦洗，泡后轻轻拭干。

（5）皮损部位有毛发可先浸湿后剪除，合并感染禁止剃除毛发，以防损害蔓延。

（6）黏膜上损害除会阴部、肛门可用高锰酸钾溶液坐浴外，应采用刺激小的溶液；口腔、口周、眼周、耳、鼻部可用生理盐水、3% 硼酸液清洁，口腔、耳道皮损如合并感染可用过氧化氢液清洁，皮损处理遵循无菌操作规程。

4. 用药护理

（1）指导病人外用药的正确使用方法，按时正规用药。

（2）选用适宜的药物浓度，外用药物浓度的选择应根据病情需要而定，一般药物应由低浓度到高浓度，性质从温和到强烈，范围从小到大逐步应用，并注意药物的毒副作用。

第二节　变态反应性皮肤病病人的护理

✚ 案例分析

孙某，男性，73 岁，全身皮疹反复发作 3 年多，近 1 个月加重，瘙痒剧烈。曾内服抗组胺药，外用激素类药膏，有好转，反复发作。护理体检：颜面部红斑边界不清，颈项、胸腹、背部、四肢丘疹成片，少量水疱，点状糜烂，脱屑不多，部分抓痕，结痂。实验室检查：局部淋巴细胞浸润。

请分析：病人存在哪些护理问题？护理的重点是什么？

一、接触性皮炎

接触性皮炎是皮肤或黏膜接触某些物质后，在接触部位发生的急性或慢性炎症反应。其病程经过多为急性，表现红斑、丘疹、小疱、大疱，甚至坏死。

【护理评估】

1. 病因　引起本病的原因很多，按其发生机制可分为两大类。①原发性刺激：接触的物质本身具有很强的刺激性或毒性，任何人接触后均可发生皮炎；②变态反应性：为迟发的Ⅳ型变态反应。

　　能引起接触性皮炎按照接触的来源可分为动物性(皮革、毛类、羽绒制品、昆虫毒毛及分泌物)、植物性(如植物的花、果、叶、茎、皮、根等)和化学性(如化妆品、化学药物、化工原料及产品、农药及镍铬汞等重金属盐类)3 大类。

　　2. 身体状况　一般起病较急,病人的面部、颈部、手、前臂等接触部位可出现红斑、丘疹、丘疱疹,严重时红肿明显并出现水疱或大疱甚至发生组织坏死。病人可有不同程度的瘙痒、烧灼和疼痛,少数病人皮损范围广泛而严重者,可有畏寒、发热、头痛等全身症状。

　　3. 辅助检查　斑贴试验是诊断接触性皮炎最简单可靠的办法,试验部位常在前臂内侧或背部,试验时间选择在皮损治愈后或接近治愈时,试用物品的浓度以不发生刺激为度。

【治疗原则】

　　1. 去除病因　避免各种可疑的刺激源。

　　2. 全身疗法　选择有镇静作用的抗组胺剂来控制瘙痒,帮助病人休息,以利于炎症恢复;如无禁忌证,症状严重者可全身用皮质类固醇治疗;继发感染者使用抗生素。

　　3. 局部疗法　急性期仅见红斑丘疹者外用皮质类固醇霜;有水疱渗出者可用 3% 硼酸溶液冷湿敷,使渗出减少;结痂者可用 25% ~40% 氧化锌油;慢性肥厚者可外用中效或强效皮质类固醇激素软膏。

二、湿　疹

　　湿疹是由多种内、外因素引起的真皮浅层及表皮炎症,与变态反应有关,临床上急性期皮损以丘疱疹为主,有渗出倾向,慢性期以苔藓样变为主,病情易反复发作。

【护理评估】

　　1. 病因　病因尚不清楚,可能与下列因素有关。①内部因素:过敏体质是本病的重要因素,其他因素有慢性感染病灶(如慢性胆囊炎、扁桃体炎等)、内分泌及代谢改变(如月经紊乱、妊娠等)、血液循环障碍(如小腿静脉曲张)、神经精神因素、遗传因素等;②外部因素:本病的发生可由食物(如鱼、虾、牛羊肉等)、吸入物(如花粉、屋尘螨等)、生活环境(如日光、干燥等)、动物毛皮、各种化学物质(如化妆品、肥皂等)诱发或加重。

　　2. 身体状况　根据病程和临床特点可分为急性、亚急性和慢性湿疹。

　　(1)急性湿疹:发病急,表现为多形性皮疹,可为红斑、丘疹、丘疱疹、水疱、糜烂、结痂,常融合成片,中心较重,境界不清。病人常自觉剧烈瘙痒,尤以夜间加剧,可因搔抓、热水肥皂烫洗等使皮损加重。如继发感染可形成脓疱、脓液及脓痂,可伴局部淋巴结肿大及发热等全身症状。可发生于身体任何部位,多见于面、耳、手、足、前臂、小腿及外阴、肛门等处,常对称分布。

　　(2)亚急性湿疹:红肿、渗出等急性炎症减轻后,进入亚急性阶段,皮疹以小丘疹、鳞屑和结痂为主,仅有少量丘疱疹、水疱及糜烂,瘙痒剧烈。

　　(3)慢性湿疹:常由急性及亚急性湿疹反复发作转变而来,表现为局限性皮肤粗糙、抓痕、结痂、浸润肥厚、苔藓样变、色素沉着等。病情时重时轻,延续数月或更久。

　　3. 辅助检查　组织病理学检查急性湿疹表现为表皮内海绵形成,真皮浅层毛细血管扩张,血管周围有淋巴细胞浸润,少数为中性和嗜酸粒细胞;慢性湿疹表现为角化过度与角化不全,棘层肥厚明显,真皮浅层毛细血管壁增厚,胶原纤维变粗。

【治疗原则】

　　1. 去除病因　避免各种可疑的致病因素,积极治疗与湿疹有关的各种疾病。

2. 全身疗法　常用抗组胺药、镇静安定药,一般不宜用糖皮质激素;急性期可选用钙剂、维生素 C、硫代硫酸钠静脉注射或普鲁卡因静脉封闭;有继发感染者加用抗生素。

3. 局部疗法　急性期无渗液或渗出不多者可用氧化锌油,渗出多者可用 3% 硼酸溶液做冷湿敷,渗出减少后用糖皮质激素霜剂,可和油剂交替使用;亚急性期可用糖皮质激素乳剂、糊剂,为防止和控制继发感染,可加用抗生素;慢性期可选用软膏、硬膏、涂抹剂;顽固性局限性皮损可用糖皮质激素做皮损内注射。

三、药　疹

药疹亦称药物性皮炎,药物通过各种途径进入人体后引起的皮肤黏膜急性炎症性反应。

【护理评估】

1. 病因　引起药疹的种类很多,临床上常见如下。①抗生素类:青霉素最多见,其次为链霉素、四环素等;②磺胺类;③解热镇痛药;④催眠、抗癫痫药;⑤血清制品及疫苗等;⑥中药,如板蓝根、穿心莲注射液等。

重点提示

药疹的发病机制较复杂,可分为变态反应和非变态反应两大类。而变态反应是主要因素。

2. 身体状况　多发病较急,瘙痒是药疹最常见和最明显的自觉症状,全身症状可有畏寒、头痛、恶心、乏力等。轻者多数在停药治病后对症支持治疗后 1~3 周恢复。但严重的可出现药物性红皮症、中毒性表皮坏死松解症或内脏器官损害,进而危及生命。

(1)固定型药疹:最常见,常由磺胺类、解热镇痛类或巴比妥类药物引起。皮损可发生于任何部位,但以皮肤黏膜交界处多见,如口唇及其周围、阴茎头、外阴等处,手、足、背及躯干也易发生,皮疹一般为圆形或椭圆形水肿性紫红色斑,直径为 1~3cm,单个或数个,边界清楚,重者其表面可形成水疱或大疱。停药后 7~10d 可消退,并留有色素沉着斑,如再服该药,常于数分钟或数小时后,在原皮疹处出现同样皮疹,为该型之特征。发疹处先痒后红,并向四周扩大,同时可发生新疹。

(2)荨麻疹型药疹:主要由青霉素类及其他抗生素、血清制品、呋喃唑酮及水杨酸盐等引起。皮损为形状不一、大小不等的风团,颜色鲜红,持续时间较长,可同时伴有血清病样症状,如发热、关节疼痛、淋巴结肿大、血管性水肿甚至蛋白尿等,处理不及时可出现喉头水肿、声嘶、胸闷、腹痛甚至休克。

(3)麻疹样或猩红热样药疹:多由解热镇痛类、巴比妥类、青霉素及磺胺类药引起。麻疹样药疹为散在或密集粟粒状红色小斑丘疹,对称分布,可泛发全身。猩红热样药疹为小片红斑,向全身发展,并相互融合,常伴畏寒、发热等全身症状,少数病人肝功能可出现一过性异常,本型药疹病人皮损形态类似麻疹或猩红热,但全身症状较轻,无麻疹或猩红热的其他症状。皮损一般停药 1~2 周病情好转,继以糠状或片状脱屑,但若处理不及时可向重型发展。

(4)大疱性表皮松解型药疹:是严重的药疹之一,常由磺胺类、解热镇痛药(水杨酸、保泰松)、抗生素、巴比妥类等引起。起病急骤,皮损初为弥漫性紫红色斑,迅速波及全身,后很快在红斑处形成大小不等的松弛性大疱,大片表皮坏死松解形成糜烂面,呈灰红色,剥露面疼痛,呈浅Ⅱ度烫伤样。尼克斯基征阳性，口腔黏膜、眼结膜、呼吸道、胃肠道黏膜也可发生糜烂溃疡，严重者因继发感染、肝肾功能障碍、电解质紊乱或内脏出血等而死亡。

（5）剥脱性皮炎型药疹：为严重型药疹，常由巴比妥类、磺胺类、苯妥英钠、青霉素、链霉素等引起。多数病例是长期用药后发生，首次发病者潜伏期约 20d。皮疹开始为麻疹样或猩红热红斑，很快扩大融合，致全身弥漫性潮红、肿胀，伴渗液、结痂，黏膜亦可充血、水肿、糜烂。至2 周左右炎症逐渐消退，全身片状脱屑，手足常是手套或袜套样剥脱，严重者可有毛发、指（趾）甲脱落，口唇颊黏膜潮红、糜烂、眼结膜损害，重者可发生角膜溃疡。常伴高热，全身浅表淋巴结肿大，合并支气管肺炎、中毒性肝炎或肾炎，白细胞数增高或降低，甚至粒细胞缺乏等，若处理不及时，病程可持续 2~3 个月，危重者因肝肾衰竭或继发感染死亡。

3. 辅助检查　致敏药物的检测分为体内和体外试验两类。

（1）体内试验：皮肤过敏试验和药物激发试验。①皮肤过敏试验有皮肤划痕法和皮内试验法，但此试验的缺点是：阳性率不高，临床诊断价值不大；皮肤试验要在过敏反应消退后半个月才能进行，故只能作回顾诊断；皮内试验有一定危险性，可诱发严重反应。②药物激发试验是待药疹消退一段时间后，重复使用原来的药物，但使用的剂量要很小，一般主张从治疗量的1/8开始或更小剂量。此法仅仅适用于轻型药疹，对重症药疹病人原则上禁忌使用，以免造成更严重的反应。

（2）体外过敏试验：体外试验安全性高，可选择嗜碱性粒细胞脱颗粒试验、放射变应原吸附试验、淋巴细胞转化试验、琼脂弥散试验等，但上述试验结果均不稳定，操作繁杂。

【治疗原则】

药疹的治疗首先是停用致敏药物，包括可疑致敏药物，慎用结构相似的药物，加速药物的排出，尽快消除药物致敏反应，及时治疗并发症。

1. 轻型药疹　停用致敏药物后，皮损多迅速消退。鼓励病人多饮水，内服抗组胺药、维生素 C 及钙剂等；必要时短期口服泼尼松（30~60mg/d）。局部对症处理。

2. 重型药疹　①及早使用足量糖皮质激素：一般可给氢化可的松 300~400mg/d 静脉滴注，或用地塞米松 10~20mg/d 静脉滴注，糖皮质激素如足量，病情在 3~5d 控制，如控制不好的应酌情加大剂量；②防止继发感染；③加强支持疗法：给予高蛋白质、高糖类饮食，必要时根据需要静脉补充液体，纠正低蛋白症和水、电解质紊乱；④加强护理及外用药治疗：对于皮损面积广、糜烂渗出严重者，局部可用 3% 硼酸溶液或生理盐水湿敷；累及眼睛黏膜者，需定期冲洗以减少感染及防止粘连；口腔黏膜损害要注意口腔清洁，可用碳酸氢钠溶液漱口。

重点提示

药疹的治疗首先是停用致敏药物及一切可疑物。

四、荨麻疹

荨麻疹，俗称"风疹块"，由于皮肤、黏膜小血管反应性扩张及渗透性增加而产生的一种局限性水肿反应（图 22-2，彩图 4）。

【护理评估】

1. 病因　多数病人找不到确切病因，尤其是慢性荨麻疹。常见的病因如下：食物（如以鱼、虾、蟹、蛋、海鲜最常见）、药物、感染（如细菌、病毒、寄生虫）、昆虫叮咬、吸入物（如花粉、动

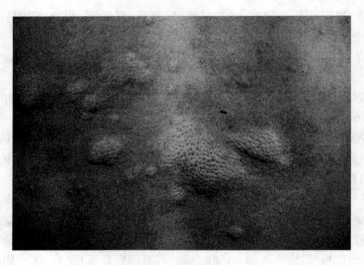

图 22-2　荨麻疹

物皮屑、羽毛)、物理性刺激、精神紧张、遗传等。

2. 身体状况　本病较常见,任何年龄均可发病,特异性皮炎病人更易发生。根据病程,可将本病分为急性和慢性荨麻疹。

(1)急性荨麻疹:起病急,病人先感觉皮肤瘙痒,很快出现大小不等鲜红或白色风团,形状不一,持续数分钟至数小时即消失,但新的风团可不断出现,以傍晚发作较多,此起彼伏,可泛发,亦可局限,一日数次不等,消退后不留痕迹。自觉剧痒,病情严重者可伴有心慌、烦躁、恶心、呕吐,甚至血压降低等过敏性休克症状。累及胃肠道时,可出现腹痛、腹泻等症状。若累及喉头黏膜,有呼吸困难,甚至窒息。如出现寒战、高热、脉速等全身中毒症状,应警惕有无严重感染的可能。

(2)慢性荨麻疹:全身症状一般较轻,风团时多时少,时轻时重,反复发生,病情迁延常达数月或数年之久。

【护理问题】

1. 皮肤完整性受损　与皮疹发生、瘙痒搔抓有关。

2. 睡眠形态紊乱　与夜间皮肤瘙痒有关。

3. 焦虑　与瘙痒明显,症状反复发作有关。

4. 潜在并发症　感染、休克、肝肾功能障碍。

【治疗原则】

治疗原则为抗过敏和对症治疗,但首先应争取去除病因。

1. 急性荨麻疹　①应用抗组胺药(如氯苯那敏、异丙嗪、特非那丁、酮替芬等)。②病情严重者,并伴有休克症状者,应立即皮下注射肾上腺素 0.5mg。③有支气管痉挛者可立即给氧,缓慢静脉滴注氨茶碱 200mg;伴喉头水肿呼吸困难者,必要时气管切开。④腹痛者给阿托品解痉药,酌情加钙剂和维生素 C。⑤一旦发生感染,立即使用抗生素控制感染。

2. 慢性荨麻疹　以抗组胺药为主,给药时间应根据风团发生的时间进行调整,如晨起多应临睡前给予大剂量,如临睡时多应晚饭后给予大剂量;风团控制后持续用药并逐渐减量,一种抗组胺类药无效时,可用 2~3 种联合使用或交替使用。

3. 外用药物治疗　夏季可选用止痒剂、炉甘石洗剂等,冬季选用有止痒作用的乳剂。

【护理措施】

1. 病情观察　及时观察皮损进展情况、轻重程度,特别是对于病情急、泛发性荨麻疹和重症药疹,要密切观察病情变化,每天定时测体温、脉搏、呼吸、血压,记录 24h 液体出入量,对心、肝、肾等器官和造血系统的功能异常,应及时报告医师。

2. 一般护理

(1)皮肤护理:保持皮肤不受损伤和感染是护理成败的关键。保持皮肤清洁干燥,可用清水、温水清洗,身体各受压部位垫以消毒棉垫或海绵垫,并做局部按摩,定时翻身,预防压疮。避免用热水、肥皂水烫洗,避免搔抓、摩擦、压迫等不良刺激,避免再接触刺激物或可致过敏物质。严格遵循无菌原则和消毒隔离制度。

(2)饮食护理:饮食应注意清淡易消化,多食水果和新鲜蔬菜,鼓励病人多饮水,避免易致敏和刺激性食物,如忌食辛、辣、酒、浓茶和鱼、虾、蟹、牛奶、海味等。

(3)心理护理:热情对待病人,注意病人及家属的心理反应,随时提供支持和帮助。

3. 瘙痒护理　将瘙痒的特点、搔抓弊端给病人讲解,并指导病人观察引起瘙痒的因素及排除方法。做好生活指导,如改善环境、调整衣着,内衣裤用纯棉织物,避免皮肤直接接触羊毛和化纤织物。必要时可应用组胺类药物及镇静药,睡前可加大剂量,晚间睡眠前可嘱病人戴手套,避免无意搔抓。

4. 重症药疹的护理

(1)严格执行消毒、隔离措施。

(2)每日定时测体温、脉搏、呼吸、血压;记录 24h 液体出入量;密切观察病情,尤其是心、肝、肾、造血系统的功能,如发现异常,应及时处理或报告医师。

(3)注意皮损的变化,及时清除坏死上皮,抽尽大疱内液体;如无渗出的皮损,可用粉剂或洗剂;有渗出、糜烂时可用 3% 硼酸溶液冷湿敷,面积广的一般采用干燥暴露疗法。会阴、脐部及皮肤褶皱处可用 0.1% 苯扎溴铵消毒。

(4)定期翻身,防止压疮。

(5)泛发性荨麻疹的急救护理:注意观察血压、脉搏、呼吸,如出现过敏性休克,应采取平卧位,揭开衣领,保持呼吸道通畅,按医嘱可首选肾上腺素 0.5mg 做皮下注射,还可静脉滴注氢化可的松、肌内注射抗组胺药物。如有喉头水肿、呼吸困难者应立即吸氧,必要时配合医生行器官插管或器官切开。

第三节　感染性皮肤病病人的护理

案例分析

病人,女性,46 岁。入秋以来感觉自己浑身乏力、食欲缺乏,还稍有些发热,1 周后,腰上开始出现一些丘疹,后来又变成水疱。护理体检:成群的密集性小水疱,沿腰部呈带状分布,常有神经痛和局部淋巴结肿大。

请分析:病人存在哪些护理问题? 护理的重点是什么?

一、脓疱疮

脓疱疮,俗称"黄水疮",是一种常见的化脓性皮肤病,主要由金黄色葡萄球菌,其次为溶血性链球菌引起,亦可出现两者混合感染。本病主要表现为浅表脓疱和脓痂,可以自身接种或通过接触传染,容易在儿童集体中流行。

重点提示

脓疱疮主要由金黄色葡萄球菌及溶血性链球菌引起。

【护理评估】

1. 病因　主要由金黄色葡萄球菌,其次为溶血性链球菌引起,亦可出现两者混合感染;气候和环境可为发病诱因。

2. 身体状况　一般可分为寻常性及大疱性两类,另外尚有新生儿脓疱疮和深脓疱疮等特殊类型。

(1)寻常型脓疱疮:儿童最常见,常为溶血性链球菌或与金黄色葡萄球菌混合感染引起。病变开始为点状红斑或丘疹,迅速出现水疱,很快变为脓疱,周围绕以红晕,疱壁易破成糜烂面,流出黄色胶水,干涸结成蜜黄色厚痂。病人自觉瘙痒,6~10d 脱痂不留瘢痕,附近的淋巴结可肿大疼痛。重者可有全身症状,少数可发生肾小球肾炎。该病传染性强。

(2)大疱性脓疱疮:由金黄色葡萄球菌引起。好发于躯干,皮疹为散在性大疱,疱壁薄,周围红晕不明显,数日后松弛,脓液呈半月形坠积状。破裂后形成大片糜烂,干燥后结黄色痂皮,不易剥离。愈后有色素沉着。痂下脓液可向四周蔓延,出现新的脓,呈环状。一般无全身症状。多见于儿童,夏季好发。

重点提示

脓液呈半月形坠积状是脓疱疮的特征。

(3)新生儿脓疱疮:是由金黄色葡萄球菌引起的婴儿急性表皮棘层坏死的严重型皮肤感染,多见于 3 个月内新生儿。发病急骤,全身皮肤潮红出现脓疱,常伴高热、呕吐、腹泻。轻者 1~2 周痊愈;重者并发肺炎、脓毒症等而危及生命。

(4)深脓疱疮:由溶血性链球菌引起或与金黄色葡萄球菌混合感染。脓疱破溃向下破坏深部组织,形成溃疡,基底有坏死组织及肉芽样损害,周围有红晕。自觉灼痛,多见于小腿,2~4 周结疤而愈。

3. 辅助检查　实验室检查可见白细胞总数及中性粒细胞可增高。脓液细菌培养为金黄色葡萄球菌或溶血性链球菌。

【护理问题】

1. 皮肤完整性受损　与脓疱壁破溃糜烂有关。

2. 睡眠形态紊乱　与夜间皮肤瘙痒有关。

3. 潜在并发症　感染。

【治疗原则】

治疗以局部疗法为主,少数皮损累及多部位或病情严重者可辅以全身疗法。

1. 局部疗法　以杀菌、消炎、干燥为原则。0.1% 依沙吖啶或 1∶5000 高锰酸钾液清洗或湿敷。亦可选用新霉素软膏、红霉素软膏外涂。对大疱,应用消毒针头吸干脓液,再搽甲紫药水。

2. 全身疗法　皮损泛发、全身症状较重者应及时使用敏感抗生素。同时注意水、电解质平衡,必要时可输注血浆或丙种球蛋白。

【护理措施】

1. 加强消毒隔离　婴儿室、托儿所、幼儿园等儿童集体单位在发现本病时,应立即消毒周围环境,消毒病儿的被褥、衣服、玩具等;同时做好床边隔离,防止交叉感染。

2. 皮肤护理　注意个人卫生,勤洗澡,勤换衣,保持皮肤清洁与干燥;避免搔抓或摩擦;尽量不使脓疱破裂,对大疱应用消毒针头吸干脓液,保护裸露创面、及时更换敷料。

3. 高热病人的护理　保持病房温湿度适宜,检测体温的变化,必要时给予物理降温。

4. 饮食护理　高热量、高蛋白质、高维生素清淡饮食,多食新鲜的蔬菜和水果。

二、浅部真菌病

浅部真菌是真菌侵犯表皮、毛发、甲板而引起的一种皮肤病,简称癣。根据感染部位不同,分为头癣、体癣、股癣、手足癣、甲癣及花斑癣等。

【护理评估】

1. 病因　浅部真菌病通过直接或间接接触而传染,如头癣是通过不洁的理发工具、梳子、枕套、帽子及接触患癣的猫、狗等家畜而感染;足癣、体癣可经接触被污染的拖鞋、浴巾、毛巾、袜子等间接传播,也可由自身感染。气候温暖炎热、环境潮湿多汗更有利于本病的发生。

2. 身体状况

(1)头癣:可分为黄癣、白癣、黑点癣 3 种。①黄癣。农村儿童多见,以黄癣痂、永久性脱发和萎缩性瘢痕为特点。初起为丘疹或小脓疱,干涸后形成以毛发为中心的碟形黄痂,伴鼠臭味。毛发干枯、无光泽、易折断而参差不齐。病程缓慢,如到成年不能治愈,毛囊被破坏后形成永久性脱发和萎缩性瘢痕,俗称“癞痢头”。自觉剧痒。②白癣。城市儿童多见,皮损早期呈灰白色鳞屑性斑片(母斑),后在其附近可出现数片较小的相同损害(子斑),境界清楚,表面覆盖白色鳞屑,病发长出头皮数毫米即折断,在发周有灰白色鳞屑呈套状包绕,称为菌套。至青春期自愈,不留瘢痕。③黑点癣。儿童及成人均可发病。皮损类似白癣,但损害小而数目多,病变露出头发即折断,呈黑点状。病久者经治愈后常留瘢痕。

(2)足癣:依皮损表现可分为 3 型。①浸渍糜烂型。趾间皮肤由于潮湿、汗液的浸渍,变软发白,起皱,表皮剥脱后露出红色糜烂面,剧痒,易继发细菌感染而有奇臭。②鳞屑水疱型。最常见,反复出现针头大小丘疱疹,聚集或散在,壁厚发亮,疱干后小片脱屑。③角化过度型。皮肤增厚,粗糙、脱屑、干燥,冬季易发生皲裂。

(3)手癣:临床表现与足癣大致相同。损害初起时常有散在大小疱,而后以脱屑为主,皮纹增厚,皮肤粗糙。界限清楚。冬天易皲裂。

(4)体、股癣:体癣多见于面部、躯干和上肢;股癣发生于腹股沟、股内侧和臀部。股癣多见于男性。典型损害为环状红斑,表皮有鳞屑,边缘有丘疹和丘疱疹,逐渐扩散,而中心消退,留有轻度色素沉着。自觉瘙痒。

（5）甲癣：多数自指甲的游离缘或侧缘开始，甲板增厚变脆，表面高低不平，甲下鳞屑堆积，范围逐渐扩大至整个指甲，呈灰白色或灰褐色虫蛀样损害，俗称"灰指甲"。

（6）花斑癣：好发于青壮年男性多汗者前胸、腋窝和背部。皮损初起是以毛囊口为中心的细小斑点，表面有细薄鳞屑，境界清楚。邻近皮损可相互融合成斑片，可呈灰白至黄棕色不等，有时多种颜色共存，状如花斑。在日晒、出汗后自觉轻度瘙痒。病程慢性，夏季多发，冬季消退。

3. 辅助检查　真菌镜检或培养。

【护理问题】

1. 自我形象紊乱　与皮肤、头发、指（趾）甲受到真菌感染有关。

2. 焦虑　与疾病的反复发作有关。

【治疗原则】

1. 局部疗法　浅部真菌病一般采用外用药物治疗，常用的抗真菌药有以下几类。①咪唑类：克霉唑、咪康唑、酮康唑等，常用浓度1%～2%。②丙烯胺类：萘替芬、布替萘芬、特比萘芬等，常用浓度1%。③传统抗真菌药：水杨酸、苯甲酸、硫黄等。④其他：如制霉菌素、环吡酮胺等。剂型有溶液、霜膏、软膏及凝胶等。

2. 全身疗法　对头癣、甲癣，顽固难治的体、股癣和手、足癣以及深部真菌病应进行系统真菌治疗。常用的药物有灰黄霉素、酮康唑、伊曲康唑、两性霉素等。

【护理措施】

1. 加强消毒隔离　在治疗的同时，应将与皮损接触的衣裤、鞋袜、生活用品等进行开水浸泡、清洗、日晒等处理，以免再接触传染。同时注意禁止玩猫、狗，避免再次感染。

2. 心理护理　热情地向病人介绍治疗方法及预防措施，以消除顾虑，积极配合治疗。

3. 头癣病人的护理　头癣病人必须强调"服、搽、洗、剃"同时进行，连续2个月。遵医嘱应用灰黄霉素及酮康唑，期间嘱病人多进脂肪性食物，以促进药物的吸收；10%硫黄软膏或3%碘酊涂搽患处，每日1次；每天用热水、硫黄皂洗头1次，以消除头皮鳞屑、痂及病发，防止继续蔓延；在治疗开始时即剃光头发，以后每周剃发1次，剃下的头发、鳞屑、痂皮等应焚烧，以消灭传染源。

4. 用药后护理　内服抗真菌药时，应注意消化道症状等不良反应，每月需查肝功能及血常规。

三、带状疱疹

带状疱疹是由病毒感染引起的一种以沿周围神经分布的群聚疱疹和以神经痛为特征的病毒性皮肤病（图22-3，彩图5）。

【护理评估】

1. 病因　本病是由水痘带状疱疹病毒引起。成年人多见，好发于春秋季节。

2. 身体状况

（1）前驱症状：多数病人出现皮疹前1～4d有全身乏力、食欲缺乏、低热及患部皮肤感觉过敏或神经痛等全身症状。

（2）皮损：好发于肋间神经及三叉神经分布区域，其次是颈部神经及腰骶神经的分布区，

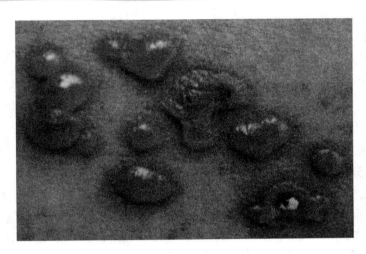

图 22-3　带状疱疹

在前驱症状后,皮肤发生红斑,继之出现群集而不融合的粟粒至绿豆大丘疱疹群。皮疹常沿一侧的周围神经呈带状分布,一般不超过体表正中线。

（3）自觉症状:神经痛可于发疹前出现,为本病的特征之一。疼痛的程度与部位和年龄有关,发生于三叉神经第一支的疼痛最重,同时常常随年龄增大而加剧,部分老年人常剧痛难忍,而且皮损消退后仍可遗留顽固性神经痛,常持续数月或更久。

带状疱疹好发部位为肋间神经、三叉神经、颈部神经及腰骶神经的分布区。神经痛为本病的特征之一。

3. 辅助检查　带状疱疹底部刮取物涂片可找到多核巨细胞和包涵体,疱液可分离出病毒。

【护理问题】

疼痛　与感觉神经受损害有关。

【治疗原则】

本病具有自限性,治疗原则是抗病毒、镇痛、消炎、防止并发症。

1. 全身疗法　①抗病毒药物:早期、足量抗病毒治疗,通常在发疹后 48~72h 开始抗病毒治疗,阿昔洛韦 800mg,每日 5 次口服;②镇痛:可酌情选用索米痛片、吲哚美辛等;③糖皮质激素:主要应用于病程 7d 以内,无其他相关疾病的老年病人,可口服泼尼松 30~40mg/d,疗程 7~10d。

2. 局部疗法　疱疹未破时可外用炉甘石洗剂、阿昔洛韦乳膏或喷昔洛韦乳膏;疱疹破溃后可酌情用 3% 硼酸溶液或 1∶5000 呋喃西林溶液湿敷,或用 0.5% 新霉素软膏或莫匹罗星软膏。合并眼部损害者可外用 3% 阿昔洛韦眼膏。

3. 物理治疗　如紫外线、频谱治疗仪、红外线等局部治疗,可缓解疼痛,促进水疱干涸和结痂。

【护理措施】

1. 一般护理　带状疱疹可接触传染,要加强消毒隔离,以避免交叉感染;保持局部清洁,减少摩擦,以免水疱破裂继发感染;指导病人选择营养丰富清淡易消化食物,避免摄入辛辣刺激性食物;保证良好的睡眠。

2. 疼痛护理　应用物理方法分散注意力,减轻疼痛,如看书、听音乐等,并坚持适量的活动锻炼。

3. 其他　指导正确用药,并观察药物作用及不良反应。

第四节　其他皮肤病病人的护理

> ### 案例分析
>
> 　　病人,男性,51岁,因"周身红斑、脱屑、瘙痒"来诊。源于4年前,无明显诱因头部皮肤出现散在红斑、丘疹,覆白色鳞屑,伴有轻度瘙痒,给予药物治疗,病情有所好转,3个月后病情复发。此后,皮损逐渐增多,瘙痒加重。护理体检:头皮、腰背部皮肤可见大小不等的红色斑块,散在分布,基底潮红,上覆灰白色鳞屑,皮损以头面部为重,Auspitz征阳性。余无明显异常。
>
> 　　请分析:病人存在哪些护理问题?护理的重点是什么?

一、银　屑　病

　　银屑病是一种常见的慢性炎症性皮肤病,其特征性损害为银白色成层鳞屑的丘疹或斑丘疹,慢性病程,易于复发(图22-4,彩图6)。

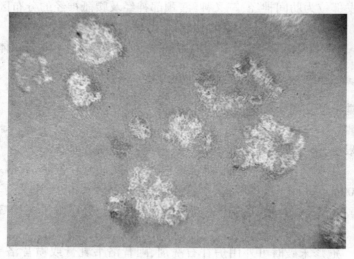

图22-4　银屑病

【护理评估】

1. 病因　尚未完全明确。目前认为是由多种因素引起的表皮细胞增殖加速、角化不全及炎症反应。遗传、感染、内分泌、免疫功能异常、代谢障碍等与发病密切相关。此外,情绪紧张、精神创伤、外伤、手术、环境、饮食等均可诱发或加重本病。

2. 身体状况　临床根据皮损特点及病情轻重分为4型,即寻常型、脓疱型、关节病型和红皮病型。寻常型银屑病最多见,占 98%。大多急性发病,好发于头皮和躯干、四肢的伸侧,最多见于肘后、膝前及腰骶部,呈对称分布。病程较长,可持续数年至 10 年。银白色鳞屑、薄膜现象和点状出血现象是寻常型银屑病的三大临床特征。其基本损害为鳞屑性斑丘疹,呈点滴状、钱币状、地图状不等,界限清楚;表面有多层银白色鳞屑,炎症明显。轻轻刮去表面鳞屑后,露出一层淡红发亮的半透明薄膜,称为薄膜现象。再刮去此薄膜则可见小的出血点,称为点状出血现象(Auspitz 现象)。

3. 心理-社会状况　因慢性病程,易于复发,有不同程度的瘙痒、皮损等引起身体不适和自我形象紊乱,病人易出现焦虑、烦躁、悲观、抑郁等心理。

4. 辅助检查　组织病理学检查可见表皮明显增厚伴角化不全,角质层内可见小脓肿,颗粒层变薄或消失,乳头部毛细血管扩张扭曲,管壁增厚,真皮上部血管周围炎症细胞浸润,乳头部水肿并向上延长。

【护理问题】

1. 皮肤完整性受损　与皮肤出现鳞屑改变有关。

2. 睡眠形态紊乱　与皮肤瘙痒有关。

【治疗原则】

1. 局部疗法　糖皮质激素霜剂或软膏有明显疗效,注意其不良反应,大面积长期应用强效或超强效制剂可引起全身不良反应。

2. 全身疗法　维 A 酸类药物适应于各型银屑病,如阿维 A 酯 0.75~1.0mg/(kg·d)口服;免疫抑制药主要适用于红皮病型、脓疱型、关节病型银屑病,常用的甲氨蝶呤;感染明显或泛发型脓疱型银屑病病人应使用抗生素类药物。

3. 物理治疗　如光化学疗法、光疗、浴疗等均可应用。

4. 中医治疗　根据中医辨证,给予清热凉血、凉血活血、活血化瘀等中药。

【护理措施】

1. 一般护理　鼓励病人进食高蛋白质、高热量、高维生素饮食,忌食海鲜、辛辣刺激性食物,禁饮酒;保持床铺的清洁干净,及时清扫皮屑,定期消毒;勤修剪指甲,尽量避免搔抓皮肤,避免机械性摩擦,衣服宜宽松;生活护理冬季适当保暖,避免寒冷刺激。

2. 皮肤护理　对于皮损严重的病人应将头发剃掉,以便药物治疗。除急性进行期外,保持皮肤清洁,可使用碱性弱的肥皂洗澡,以减少对皮肤的刺激。急性期避免日光中紫外线的照射,减少户外活动的时间,阳光强烈者应外出打伞。

3. 用药护理　①寻常型银屑病病人使用外用药前,最好用 40℃左右温水洗澡(洗澡时尽量少用肥皂并避免用力擦洗鳞屑)后搽药,以达到去除皮损处沉积的药膏和鳞屑,软化皮损,利于药物吸收的作用;②外用药物的选用,应从低浓度向高浓度逐渐过渡,急性期禁用刺激性强的外用药物;③向病人讲解正确擦药的方法和注意事项,并予以示范。

二、神经性皮炎

神经性皮炎,又称慢性单纯性苔藓,是一种以阵发性剧痒和苔藓样变为特征的慢性炎症性皮肤病,病程缓慢,易于反复。其发生与精神神经因素密切相关。

【护理评估】

1. 病因　尚不完全明确。一般认为系大脑皮质兴奋和抑制功能失调所致。精神紧张、焦虑、抑郁、饮酒或进食辛辣可诱发或加重本病。

2. 身体状况　多见于青壮年。临床上可分局限型和播散型。局限型常见,主要发生于颈后及两侧,其次是肘窝、腘窝、骶后、外阴等;播散型少见,皮损至颈部开始,蔓延至眼睑、头皮、四肢、躯干。

初起时局部有瘙痒,因不断搔抓或摩擦等机械性刺激,出现圆形或多角形扁平丘疹,稍有光泽,并迅速融合成片状或圆形大小形状不一的皮损。表面少量鳞屑,干燥粗厚,呈典型的苔藓样变,境界清楚。表面可有抓痕和血痂。自觉阵发性剧痒。病程缓慢,常迁延不愈或反复发作。

【护理问题】

1. 睡眠型态紊乱　与瘙痒难忍有关。

2. 皮肤完整性受损　与皮损、搔抓有关。

【治疗原则】

瘙痒剧烈或外用药效果欠佳者可联合应用抗组胺药,也可于睡前加用镇静催眠类药物,严重者用普鲁卡因静脉封闭。局部可用各种糖皮质激素软膏或维A酸(维甲酸)软膏,封包疗效更佳。

【护理措施】

1. 清淡饮食,禁用烟酒,限制辛辣食品及浓茶、咖啡等。

2. 建立规律的生活习惯,避免过度疲劳、精神紧张、情绪激动。

3. 保护皮肤黏膜,保持皮肤清洁,可用温水清洗患部,避免各种外界刺激,避免搔抓、热水烫洗;忌用碱性肥皂洗涤,勤换衣,衣领应柔软以减少机械性摩擦,选择透气良好的棉制品衣服。

4. 用药护理。遵医嘱睡前应用抗组胺药及镇静、安定类药物。早期局部可外用糖皮质激素类制剂;苔藓样变的皮损可采用局部封闭或贴敷肤疾宁膏;对泛发性者亦可用矿泉浴、淀粉浴等。

5. 心理护理。耐心倾听病人的主诉,跟病人讲解疾病的相关知识,使病人能树立战胜疾病的信心,积极配合治疗。

第五节　常见性传播疾病病人的护理

> **案例分析**
>
> 病人,男性,28岁,销售人员。症状:在一次去外地出差时发生不洁性行为,事后近一段时间发现尿道口红肿、灼痛,流脓液,出现尿急、尿频、尿痛,有时伴有血尿。
>
> 请分析:病人存在哪些护理问题? 护理的重点是什么?

性传播疾病(STD)是通过性接触传播的各种疾病。过去包括梅毒、淋病、软下疳、性病淋巴肉芽肿和腹股沟淋巴肉芽肿5种。目前在国内外列入性传播疾病的病种多达20余种,除了传统5种"经典"性病外,尖锐湿疣、生殖器疱疹、生殖器念珠菌病、非淋菌性尿道炎、细菌性阴道炎、阴道毛滴虫病、阴虱、乙型肝炎、艾滋病等均归属STD的范围。

引起性传播的病原体很多,包括细菌、真菌、螺旋体、衣原体、支原体、病毒、寄生虫等,传染可通过性接触而直接传染,也可通过被污染的衣服、毛巾、便盆等间接接触传染,还可以通过血液及胎盘而感染。

性病在全世界广泛流行,具有很大的危害性,患病者多为强壮年,不仅能引起个人身心健康的严重损害,而且也危害家庭,有损社会风尚,影响人口素质,性病的蔓延是对人类最大威胁之一。由于性病的危害性极大,所以一旦发病,要及时给予治疗,以免造成严重后果。

一、淋　　病

淋病是淋菌性尿道炎的简称,是由淋球菌引起的泌尿生殖系统化脓性疾病。在我国淋病的患病率居于各种性传播疾病的首位。

【护理评估】

1. 病因　人体是淋球菌的唯一天然宿主,淋病主要通过性交传染,极少数也可通过间接感染,新生儿可通过患淋病孕妇的产道而感染引起淋菌性结膜炎。

2. 身体状况　临床上有20%男性和60%的女性感染后无明显症状。潜伏期2~10d,平均3~5d。一般可分为男性淋病和女性淋病。

(1)男性淋病:以尿道炎为主,初起尿道口瘙痒、灼痛、红肿,并有稀薄透明黏液排出。1~3d后,尿道分泌物由浆液性变为黄色黏稠的脓性或脓血性自尿道口大量溢出,清晨时分泌物可糊住尿道口,称"糊口现象",尿液呈乳白浑浊样,前段尿尤其明显,并可出现排尿疼痛和排尿困难。如不及时治疗,经2周后炎症蔓延至后尿道,引起后尿道炎,出现尿频、尿急、尿痛,甚至终末血尿、血性精液等;同时常可引起前列腺炎、精囊炎、附睾炎、膀胱炎等并发症。严重时出现腹股沟淋巴结肿大及发热、头痛、乏力等全身症状。

(2)女性淋病:尿道炎症状较轻,以宫颈炎表现为主,阴道分泌物增多,白带呈脓性,常伴外阴刺痒和烧灼感。可有尿频、尿急、尿痛、尿道口红肿及脓性分泌物。宫颈充血、水肿甚至糜烂,严重时可上行感染引起盆腔炎,并出现下腹痛、寒战、高热、白细胞增多等。

3. 实验室检查　主要做涂片或培养检查淋球菌。

【护理问题】

1. 排尿障碍　与尿道淋球菌感染有关。

2. 急性疼痛　与淋球菌侵犯组织器官导致出现炎症有关。

【治疗原则】

早期诊断、及时治疗,遵守及时、足量、规则用药的原则。对淋球菌感的抗生素有青霉素、红霉素、四环素等。对病程长或有合并症者做药敏试验选择敏感抗生素。

【护理措施】

1. 消除传染源　早期发现病人,性伴侣须同时接受治疗,治疗期间应避免性生活;向病人宣传性病防治知识,切断传播蔓延;同时注意消毒隔离,病人用过的衣、被褥分开清洗、消毒,防止污染物间接传播。

2. 生活护理　适当休息,避免刺激性食物,如酒、浓茶、咖啡等,鼓励病人多饮水。

3. 皮肤护理　保持外阴部的清洁干燥,用0.1%苯扎溴铵溶液清洁会阴和尿道口,同时注意避免搔抓。

4. 用药护理　遵医嘱使用有效抗生素,注意其疗效及不良反应。

【健康教育】

注意随访,在治疗结束后2周内,在无性接触史的情况下,符合以下标准为治愈:①症状和体征全部消失;②在治疗结束后4~7d做淋球菌涂片和培养阴性。

二、梅　毒

梅毒是由梅毒螺旋体引起的一种慢性全身性传染病,主要通过性接触和血液传播,早期主要侵犯皮肤和黏膜,晚期可侵犯许多器官。梅毒螺旋体几乎可以侵犯人体所有器官,因此梅毒的临床表现极为复杂,并可通过胎盘传播引起流产、早产和胎传梅毒,危害性极大。

【护理评估】

(一)病因

病原体是梅毒螺旋体,梅毒螺旋体系厌氧微生物,离开人体不易生存。不耐温,但耐寒力强。干燥、阳光、肥皂水和一般消毒剂很容易将梅毒螺旋体杀死。人体感染梅毒螺旋体后至发病为2~3周。螺旋体先进入淋巴管,再进入血液而播散全身。

(二)身体状况

梅毒根据传染途径的不同分为后天性(获得性)梅毒和先天性(胎传)梅毒,又可根据病程分为早期梅毒与晚期梅毒。

1. 后天性梅毒　可分为早期(一期和二期)、晚期(三期)和潜伏梅毒。

(1)一期梅毒:主要表现为硬下疳。潜伏期一般为2~4周,最常见的发病部位是外生殖器,男性发生于阴茎、冠状沟、龟头、包皮及系带上,女性好发于大小阴唇、阴唇系带、子宫颈上,同性恋男性常见于肛门或直肠等处。也可发生于口唇、乳房、手指等处。硬下疳初期为浸润性丘疹,逐渐增大形成硬结。表面破溃形成溃疡,溃疡边缘整齐,周围隆起,溃疡面较清洁,软骨样硬度,无疼痛及压痛,内含大量梅毒螺旋体,传染性很强。硬下疳出现1周后,近位淋巴结呈无痛性、非化脓性肿大,能活动。如不治疗,一般经3~8周自愈。

(2)二期梅毒:一般发生在感染后9~12周。梅毒螺旋体进入血液循环,形成梅毒螺旋体血症,播散至全身,引起皮肤黏膜损害,形成二期梅毒疹。其特点是皮疹多样(可有斑疹、斑丘疹、丘疹甚至脓疱等),分布广泛而对称(躯干、四肢、面部)。

(3)晚期梅毒:除皮肤黏膜损害外,还常累及心血管、神经和骨骼系统。晚期梅毒的皮肤黏膜损害数目少,分布不对称,破坏性大,常见如下。①结节性梅毒:铜红色结节,成群不融合,呈环形、蛇形和星形,破溃后底面凹凸不平,边缘呈堤状,愈后留有羊皮纸样瘢痕。常见于头部、背部及四肢伸侧。②树胶肿:亦称梅毒瘤。出现时间较晚,为皮下结节增大后中心坏死,形成边沿锐利的溃疡,分泌带血性树胶样脓液。常单发,好发于头、面及小腿。

(4)潜伏梅毒:有感染史,梅毒血清学阳性而无临床表现。

2. 先天性梅毒　无一期梅毒症状,其他同后天性梅毒。早期先天性梅毒年龄<2岁,晚期先天性梅毒年龄>2岁。

(1)早期先天性梅毒:多在出生后3个月以内出现症状,患儿发育差,营养不良呈小老人。损害好发于口周、臀部等处,为深红色浸润性斑块,表面大片脱屑。发生在口周或肛周,常呈放射状皲裂,愈后留有放射状瘢痕。黏膜损害主要是鼻黏膜肿胀、糜烂,重者发生溃疡或坏死,鼻中隔破坏形成鞍鼻。此外还可侵犯骨髓、内脏等,全身淋巴结肿大。

(2)晚期先天性梅毒:多在2岁以后发病。除与后天三期梅毒相同外,还有三大特征:间质性角膜炎、神经性耳聋和楔状齿。

(三)辅助检查

1. 梅毒螺旋体检查　适用于早期梅毒皮肤黏膜损害,如硬下疳、湿丘疹、扁平湿疣等。暗视野检查为最常见的螺旋体检查方法;直接荧光抗体检查;涂片染色检查法。

2. 血清学检查 为诊断梅毒必需的检查方法,对无症状梅毒尤为重要。常用的非螺旋体抗原血清反应有:血清不加热反应素试验(USR);快速血浆反应素环状卡片试验(RPR);自动反应素试验(ART)等。常用的螺旋体抗原血清反应有:荧光螺旋体抗体血清试验(FTA-ABS);梅毒螺旋体血凝试验(TPHA);酶联免疫吸附试验(ELISA)等,在病史及体检不符合梅毒者,应进一步做梅毒螺旋体血清反应,以排除生物学假阳性反应。

【护理问题】

1. 焦虑 与疾病病程长及社会舆论导致心理负担加重有关。

2. 组织完整性受损 与梅毒螺旋体病毒引起皮肤黏膜皮损有关。

【治疗原则】

1. 治疗必须早期、规则、足量、足疗程。

2. 治疗后要经过足够时间定期追踪观察。

3. 传染源及其性伴侣必须同时接受检查和治疗。

4. 目前治疗梅毒的首选药物是青霉素。也可酌情选用四环素、红霉素、氨苄西林等。

【护理措施】

1. 病情观察

(1)治疗前密切观察病情变化,询问病人有无药物过敏史,并做药物过敏试验。

(2)治疗中密切观察病人对治疗的反应,出现药物反应及时报告医师,以便及时处理。如病人初次注射青霉素或其他有效抗梅毒药物 4h 内,部分病人出现不同程度的发热、寒战、头痛、乏力等流感样症状,并伴有梅毒症状和体征的加剧,这种现象称吉海反应。采用青霉素治疗前一日或同时,加服小量泼尼松(强的松)可减轻吉海反应的严重程度,但抗组胺药对吉海反应无效。

2. 一般护理

(1)早期梅毒:传染性极强,应注意隔离治疗,为病人单独安置病房治疗,加强消毒隔离措施;病人的用物单独处理,按传染病消毒方法执行;医护人员加强自我保护,按传染病隔离制度执行;对病人的每一项操作严格按照无菌技术进行,避免医源性感染。

(2)晚期梅毒:应嘱病人卧床休息,部分病人可能出现发热、疼痛、皮肤和黏膜损害,甚至精神神经症状,加强生活护理和给予对症措施。晚期病人因内脏器官受累出现一系列脏器感染和衰减症状,进行保护性隔离,加强肠外营养增加机体抵抗力,并加强生活护理。皮肤黏膜有深部溃疡出现时,加强无菌换药。

3. 心理护理 主动关心病人,尊重病人,给病人讲解疾病的知识、传播途径和治疗过程,消除病人的恐惧及羞愧心理,解除思想顾虑,取得病人的信任和合作,树立治病信心。同时鼓励病人勇敢地面对生活,积极参与各项社会活动。

【健康教育】

1. 消除传染源 病人是性病的主要传染源,要早期发现病人,性伴侣须同时接受治疗。治疗期间应避免性生活。

2. 阻断传播蔓延 告知病人要有良好的性道德观,洁身自爱,杜绝性乱,注意个人卫生与防护等,并推广使用安全套。

3. 保护健康人群,保护第二代 加强宣传,让病人、家属及全社会了解性病的危害性。梅毒病人,治愈后才能结婚或怀孕,梅毒孕妇应积极正规治疗,为了保护下一代的健康,在有条件的地区,需作 HIV 检测。

4. 定期门诊检查　梅毒常规治疗后应随访 2~3 年,第 1 年每 3 个月复查 1 次,以后每半年复查 1 次。

讨论与思考

1. 皮肤的结构是什么样的?
2. 皮肤病的原发性皮损有哪几种? 继发性皮损有哪几种?
3. 皮肤病的护理措施都包括哪些?
4. 急性湿疹与慢性湿疹在临床上有何特点?
5. 重症药疹的护理是什么?
6. 脓疱疮有何危害性? 如何正确防治及护理?
7. 头癣的病因、类型、表现及护理是什么?
8. 银屑病的临床表现是什么?
9. 神经性皮炎的临床表现及治疗要点是什么?
10. 性传播疾病基本概念、范围及目前流行情况是什么?
11. 淋病的病因、临床表现及治疗要点是什么?
12. 梅毒如何分型和分期?

(张燕凤)

《外科护理》数字化辅助教学资料

一、网络教学资料

1. 网址 www.ecsponline.com/topic.php？topic_id＝29

2. 内容

（1）教学大纲及学时安排

（2）教学用 PPT 课件

二、手机版数字化辅助学习资料

1. 网址（二维码）

2. 内容

（1）知识点/考点标注

（2）练习题：每本教材一套，含问答题、填空题、选择题等多种形式

（3）模拟试卷

三、相关选择题答案

第1章　绪论

1. D　　2. C　　3. E　　4. E

第2章　水、电解质及酸碱代谢失衡病人的护理

1. D　　2. E　　3. E　　4. D　　5. C　　6. D　　7. B　　8. C　　9. B　　10. C

11. E　　12. B　　13. E　　14. E　　15. B　　16. A　　17. D　　18. B　　19. E　　20. E

21. D　　22. E

第3章　外科休克病人的护理

1. E　　2. A　　3. D　　4. C　　5. A　　6. A　　7. C　　8. D　　9. C　　10. D

11. A　　12. C　　13. C

第4章　多器官功能障碍综合征病人的护理

1. A　　2. C　　3. E　　4. C　　5. B　　6. A　　7. C　　8. A　　9. E　　10. A

11. B　　12. C　　13. A　　14. E

第5章　麻醉病人的护理

1. A　　2. D　　3. E　　4. E　　5. A　　6. D　　7. E　　8. B　　9. D　　10. C

11. C　　12. D　　13. A　　14. D　　15. D　　16. C

第6章　围术期病人的护理

1. D　　2. B　　3. D　　4. C　　5. C　　6. A　　7. D　　8. E　　9. A　　10. C

11. C　　12. C　　13. C　　14. A

第7章　外科病人营养代谢支持的护理

1. E　　2. B　　3. C　　4. B　　5. A　　6. D

第 8 章　外科感染病人的护理

1. C	2. E	3. D	4. A	5. D	6. E	7. B	8. A	9. E	10. C
11. A	12. B	13. D	14. A	15. E	16. E	17. C	18. D		

第 9 章　损伤病人的护理

1. B	2. E	3. A	4. C	5. C	6. B	7. D	8. C	9. E	10. B
11. B	12. E	13. B	14. B	15. A	16. B	17. C	18. C	19. B	20. E
21. D	22. C	23. E	24. E	25. C	26. D	27. D	28. D		

第 10 章　肿瘤病人的护理

1. A	2. D	3. E	4. E	5. A	6. D	7. D	8. E	9. E	10. C
11. E	12. C	13. D	14. E	15. D	16. C				

第 11 章　颅脑疾病病人的护理

1. D	2. E	3. D	4. B	5. C	6. D	7. A	8. B	9. C	10. D
11. C	12. C	13. B	14. A	15. E	16. A	17. C	18. C	19. B	20. C
21. C	22. A	23. E	24. B	25. E					

第 12 章　颈部疾病病人的护理

1. A	2. C	3. C	4. D	5. C	6. C	7. D	8. C	9. B	10. E
11. C	12. D	13. B	14. C	15. E	16. D	17. D	18. D	19. E	20. D
21. B	22. A	23. E	24. E	25. C	26. A	27. E	28. C		

第 13 章　乳房疾病病人的护理

1. E	2. D	3. A	4. E	5. E	6. C	7. A	8. B	9. A	10. D
11. D	12. B	13. E							

第 14 章　胸部疾病病人的护理

1. C	2. A	3. E	4. D	5. B	6. D	7. C	8. E	9. C	10. D
11. E	12. D	13. D	14. C	15. A	16. C	17. D	18. B	19. E	20. C
21. D	22. C								

第 15 章　急性腹膜炎与腹部损伤病人的护理

1. D	2. C	3. D	4. A	5. C	6. D	7. B	8. B	9. C	10. E
11. D	12. D	13. A	14. D	15. D	16. A	17. D	18. C	19. E	20. C
21. B	22. C	23. A	24. D						

第 16 章　腹外疝病人的护理

1. E	2. C	3. C	4. B	5. C	6. A	7. D	8. B	9. B	10. D
11. A	12. D	13. E	14. A	15. D	16. C	17. A	18. C	19. E	20. B

第 17 章　胃肠疾病病人的护理

第一节　胃、十二指肠溃疡外科治疗病人的护理

1. A	2. B	3. D	4. C	5. A	6. B	7. D	8. B	9. C	10. A
11. C	12. A	13. B	14. C	15. C	16. E	17. C	18. D	19. E	20. A
21. C									

第二节　胃癌病人的护理

1. C	2. E	3. D	4. C	5. A	6. B	7. A	8. E	9. E	10. D

11. E   12. E
第三节   急性阑尾炎病人的护理
1. C   2. C   3. B   4. E   5. A   6. B   7. C   8. D   9. E   10. A
11. C   12. B   13. A   14. D   15. C   16. D   17. C   18. E
第四节   肠梗阻病人的护理
1. A   2. C   3. A   4. C   5. D   6. D   7. D   8. C   9. E   10. C
11. C   12. E   13. B   14. C   15. C   16. D   17. E   18. E   19. D   20. B
21. E
第五节   结、直肠癌病人的护理
1. E   2. B   3. A   4. E   5. B   6. A   7. C   8. C   9. E   10. C
11. B   12. C   13. E   14. D   15. B   16. B   17. A   18. D
第六节   直肠肛管疾病病人的护理
1. C   2. C   3. E   4. C   5. D   6. C   7. A   8. C   9. D   10. D
11. C   12. C   13. D   14. E   15. E   16. A   17. E   18. D   19. B   20. A
21. E   22. E   23. D   24. C   25. D   26. E   27. A   28. B
第18章   肝胆胰疾病病人的护理
1. B   2. B   3. D   4. B   5. A   6. D   7. E   8. A   9. C   10. B
11. B   12. D   13. A   14. C   15. C   16. D   17. B   18. E   19. A   20. C
21. E   22. B   23. E   24. C   25. A   26. A   27. C   28. E   29. A   30. A
31. B   32. D   33. D   34. B   35. D   36. E   37. C   38. D   39. D   40. A
41. C   42. D   43. A   44. D   45. A   46. E   47. D   48. D   49. C   50. E
51. D   52. C   53. C   54. D   55. D   56. B   57. B   58. E   59. B   60. C
61. E   62. E   63. A   64. B   65. A   66. A   67. C   68. D   69. C   70. C
71. D   72. C
第19章   周围血管疾病病人的护理
1. D   2. C   3. E   4. C   5. B   6. D   7. A   8. A   9. C   10. E
11. E   12. A   13. E   14. C
第20章   泌尿系统疾病病人的护理
1. A   2. A   3. A   4. C   5. D   6. E   7. A   8. E   9. D   10. A
11. C   12. D   13. B   14. C   15. B   16. B   17. E   18. A   19. C   20. B
21. C   22. E   23. C   24. C   25. E   26. C   27. D   28. B   29. C   30. A
31. B
第21章   骨与关节疾病病人的护理
1. A   2. C   3. D   4. D   5. E   6. C   7. C   8. E   9. D   10. D
11. C   12. A   13. B   14. B   15. D   16. C   17. C   18. B   19. A   20. B
21. A   22. A   23. C   24. D   25. A   26. D   27. E   28. B   29. B   30. B
31. D   32. D   33. D   34. D   35. B   36. E   37. B   38. C   39. A   40. C
41. B   42. E   43. D   44. B   45. D   46. A   47. A   48. D   49. D   50. C
51. D   52. E   53. E   54. A   55. C   56. A   57. D   58. B   59. A   60. D

61. E   62. B   63. B   64. D   65. C   66. D   67. B   68. B

第 22 章   皮肤、性病病人的护理

1. A   2. E   3. B   4. A   5. B   6. D   7. E   8. B   9. C   10. D

11. B   12. A

彩 图

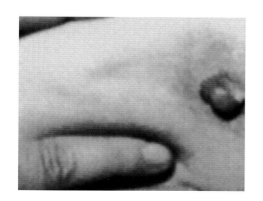

彩图 1　乳房"酒窝"征

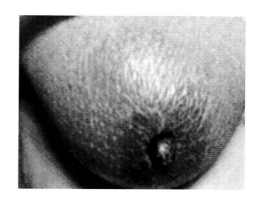

彩图 2　橘皮样改变

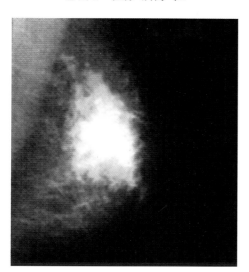

彩图 3　乳腺癌钼靶 X 线征象

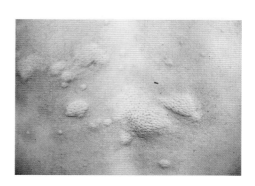

彩图 4　荨麻疹

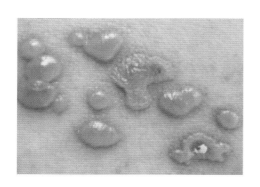

彩图 5　带状疱疹

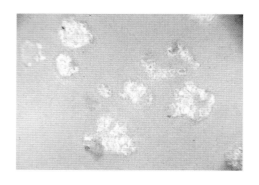

彩图 6　银屑病